MONOGRAPHIEN AUS DEM GESAMTGEBIETE DER NEUROLOGIE UND PSYCHIATRIE

HERAUSGEGEBEN VON

O. FOERSTER-BRESLAU UND K. WILMANNS-HEIDELBERG

HEFT 38

DIE FUNKTIONEN DES STIRNHIRNS

IHRE PATHOLOGIE UND PSYCHOLOGIE

VON

ERICH FEUCHTWANGER

IN MÜNCHEN

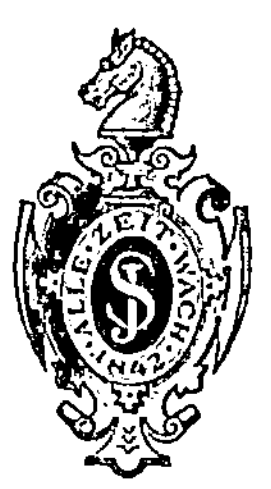

SPRINGER-VERLAG BERLIN HEIDELBERG GMBH

1923

AUS DEM
VERSORGUNGSKRANKENHAUS FÜR HIRNVERLETZTE MÜNCHEN
CHEFARZT: PROFESSOR DR. ISSERLIN.

ISBN 978-3-642-88948-6   ISBN 978-3-642-90803-3 (eBook)
DOI 10.1007/978-3-642-90803-3

SOFTCOVER REPRINT OF THE HARDCOVER 1ST EDITION 2002

Inhaltsverzeichnis.

4. Abschnitt.

(Biologische Gesetzmäßigkeit, Geschichtliches, cytoarchitektonische Abgrenzung der
Stirnhirnrinde und ihre Bedeutung für die Funktionsforschung bei Mensch und
Tier, die Rolle des Stirnhirns im ganzen Hirngeschehen und Vorsprung des Menschen
in der Tierreihe u. a.)

Einleitung.

Die großen Fortschritte, die die Erkenntnis der körperlichen und psychischen Funktionen des menschlichen und tierischen Organismus in ihrer Gebundenheit an das Gehirn und zwar an besondere topographisch abgrenzbare Hirnteile
gemacht hat, sind nicht auf dem Gesamtgebiet des betrachteten Forschungsgegenstandes in gleicher Weise gelungen. Während die „Lokalisation" von
Funktionen in bestimmte Hirnteile, wie die Zentralwindung, in Teile des Schläfenhirns, des Hinterhauptlappens, in das verlängerte Mark, in das Kleinhirn und
die subcorticalen Kerne sich immer differenzierter ausgestalten ließ, blieben gewisse Hirnteile, wie große Flächen des Scheitelhirns und das Stirnhirn (unter
Ausschluß des „Sprachzentrums") einer Zuordnung von bestimmten Funktionen
unzugänglich und galten deshalb lange Zeit als „stumme Regionen".

Was das Stirnhirn betrifft, so sind den Forschern sowohl beim Tierexperiment, wie bei der Untersuchung des pathologischen Falles Ausfallserscheinungen
auf körperlichem und psychischem Gebiete nicht entgangen. Die Symptomatik
der Ausfallserscheinungen bei Stirnhirnschädigung war ständig im Wachsen
und ließ deshalb auch die Frage nach den Stirnhirnfunktionen nie ganz ruhen.
Aber die Resultate, die man an den verschiedenen untersuchten Individuen
fand, waren wenig einheitlich, in vielen Punkten sich widersprechend, so daß
es nicht möglich war, aus ihnen eine direkte funktionale Beziehung zur Stirnhirnrinde aufzustellen, die erfahrungswissenschaftlich als begründet hätte bezeichnet werden können.

Wenige Jahre vor dem Kriege urteilte denn auch der Hirnforscher K. Brodmann in seinem Vortrage über das Stirnhirn auf dem Münchener Anatomenkongreß (1912)[1] über die „Regio frontalis", die eigentliche Stirnhirnrinde, daß
ihre „nähere Funktion für den größten Teil auch bei Menschen so gut wie unbekannt" sei.

Unter den Verwundungen, die der Weltkrieg mit sich gebracht hat, nehmen
die Verletzungen des Schädels und Gehirns zahlenmäßig keinen geringen Platz
ein. Die moderne Kriegschirurgie hat es vermocht einen größeren Teil der Verletzten, wenn auch mit Defekt, am Leben zu erhalten, als es in früheren Zeiten
gelungen war. Dem Neurologen und Psychopathologen, der diese Verletzten
nach der primären Wundheilung zur Untersuchung und Weiterbehandlung übernahm, war in der großen Zahl und Vielfältigkeit der Ausfälle, die diese Kranken
zeigten, neben der Verbreiterung der praktischen, diagnostisch-therapeutischen
Erfahrung auch ein großes Gebiet wissenschaftlicher Erforschung gegeben.

---

[1] Brodmann, K.: Neue Ergebnisse über die vergleichende histologische Lokalisation
der Großhirnrinde mit besonderer Berücksichtigung des Stirnhirns. Anat. Anz., Ergänzungsheft zum 41. Bd. 1912.

Außer der Vertiefung, die die Kenntnis der Funktionsstörungen für andere Leistungsgebiete des Gehirns (das optische, das sprachliche usw.) erfahren hat, sind auch die pathologischen Erkenntnisse über die Defekte des Stirnhirns bereichert worden. Aber trotz zahlreicher Veröffentlichungen, die eine funktionale Lokalisation im Stirnhirn versuchten, ist (abgesehen von gewissen somatischen Funktionen) insbesondere für die psychischen Leistungsgebiete eine größere Sicherheit auch nach Kriegsschluß nicht eingetreten. Über die Lokalsymptome des Stirnhirns schreibt Fr. Kramer[1]: „Was die Herdsymptome betrifft, so ist zunächst hervorzuheben, daß sie bei Verletzungen bestimmter Gegenden ganz fehlen können. Es gilt dies in erster Linie für das Stirnhirn, in dem auch recht ausgedehnte Teile völlig zerstört sein können, ohne daß irgend ein Lokalsymptom nachweisbar wäre . . .“ Goldstein und Reichmann[2], die vom neurologischen Standpunkte die Resultate der kriegsärztlichen Erfahrungen an Hirnverletzten überblicken, geben zwar eine reiche Symptomatik der Stirnhirnverletzten, halten aber die Erwartungen, die man an die Erfolge der hirnpathologischen Untersuchungen im Kriege geknüpft hat, insbesondere was die Bedeutung des Stirnhirns betrifft, „nur zum Teil“ für erfüllt[3].

Sind wir nach diesen Erfahrungen nun gezwungen, von der Behandlung des Stirnhirnproblems abzusehen und zu glauben, daß eine Ausdehnung der Gesetzmäßigkeit des Hirngeschehens und seiner funktionalen Bindungen auf das Stirnhirn nie gelingen wird? Und wenn nicht, wo liegen die Schwierigkeiten und wie können sie überwunden werden?

Wir sind wohl in Übereinstimmung mit manchen, die an dem Stirnhirnproblem geforscht haben, der Ansicht, daß die erste Frage zu verneinen ist. Die Schwierigkeit der Behandlung der Fragen liegt in mehreren Momenten. Die Vielgestaltigkeit der Symptomatik an den verschiedenen Krankheitsfällen, zum Teil der Mangel an augenfälligen Störungen, macht es zur Notwendigkeit eine möglichst große Zahl von Einzelfällen unter einheitlichen Gesichtspunkten zu untersuchen. Aus einem sehr reichhaltigen Material von Untersuchungsergebnissen heraus ist es möglich zu entscheiden, ob es übergeordnete Prinzipien gibt, in denen sich Regel- und Gesetzmäßigkeit für die Stirnhirnfunktionen zeigen lassen. Unter dem Gesichtspunkt der Analyse ist aber bisher gerade in der Stirnhirnpathologie noch kein größeres Material zusammengetragen worden. Es existiert eine Reihe von gut beschriebenen Einzelfällen, von denen aus aber eine Generalisierung auf das Gesamtgebiet mangels größerer Zahlen nicht möglich war, weshalb sich die Autoren im allgemeinen auf Wiedergabe der bis dahin ausgesprochenen älteren und neueren Theorien beschränken mußten. Wo reicheres Material verarbeitet worden ist, da erscheint es gewöhnlich unter einem einzelnen, vorher festgelegten Forschungsthema: Es werden entweder Vereisungs- und Zeigeversuche oder Reaktionsversuche oder psychologische Arbeitsversuche an

---

[1] Kramer, Fr.: Klinik der Schädelschüsse in Schmieden - Borchardt: Die deutsche Chirurgie im Weltkriege 1914—1918, 3. Kap. 1920.

[2] Goldstein, K. und Frieda Reichmann: Über die praktischen und theoretischen Ergebnisse aus den Erfahrungen an Hirnverletzten. Ergebn. d. inn. Med. Bd. 18. 1920.

[3] Die Schrift war zur Zeit der Referate von Goldstein und Foerster über die Topik der Großhirnrinde auf dem Neurologenkongreß in Halle Oktober 1922 bereits beendigt. Auf Einschlägiges aus diesen Referaten kann nur in Anmerkungen verwiesen werden.

Stirnhirnverletzten gemacht. Die Umfassung des Gesamtgebietes wird in solchen Arbeiten nicht vorgenommen.

Die zweite Schwierigkeit liegt in dem, was Goldstein und Reichmann in dem Satz ausdrücken, „daß man an den Lokalisationsversuch nur dann herantreten darf, wenn man vorher eine genaue psychologische Analyse vorgenommen hat" (l. c. S. 462). Soweit aber Stirnhirngeschädigte überhaupt unter psychologischen Gesichtspunkten betrachtet wurden, waren höchstens die (auf populärpsychologischen oder intuitiven Prinzipien beruhenden) Betrachtungsweisen der klinischen Psychiatrie, nicht aber die psychopathologischen, an die Erfahrungen der Normalpsychologie angelehnten Forschungsmethoden herangezogen worden. Gewiß sind gerade die psychologischen Hilfsmittel, die für die Analyse der Stirnhirnstörungen notwendig sind, besonders gering entwickelt. Aber die Inangriffnahme des Problems mit diesen Hilfsmitteln ist doch der einzige Weg, der vorwärts führt.

Ich habe nun an der Hand des großen Materials der Münchener Hirnverletztenanstalt den Versuch gemacht, mich dem schwierigen Problem zu nähern. Es ist zunächst meine Absicht gewesen, durch eine eingehendere psychologische Untersuchung einiger Stirnhirnverletzter ein Urteil über die gestörten Funktionen zu erhalten. Es stellte sich aber bald heraus, daß die Symptomatik zu reich, der Umfang der Möglichkeiten von Funktionsstörungen zu groß war, als daß man aus wenigen Fällen generell geltende Urteile hätte erreichen können. Es erwies sich notwendig, eine größere Zahl von Verletzten, wenn auch in kürzerer Betrachtung, in die Untersuchung einzubeziehen. Um die gestörten Funktionen zu isolieren, erschien es zweckmäßig, einen Vergleich mit den Symptomen an Nicht-Stirnhirnverletzten mit sicherer Hirnverletzung anzustellen. Dies ließ sich nur mit Hilfe einer statistischen Erfassung und Vergleichung der Symptome erfüllen.

Die Untersuchung hat zum Gegenstand die Stirnhirnteile, die als Regio praefrontalis („Regio frontalis" nach Brodmann) anatomisch abgegrenzt sind, und zwar unter Ausschluß der Brocaschen Region. Diese Abgrenzung muß für die folgenden Beobachtungen im Auge behalten werden. Die Anlage der Untersuchung ist folgende: Es sollen zunächst die in der Gruppe der Stirnhirnverletzten quantitativ und qualitativ hervortretenden Krankheitssymptome festgelegt werden. Dies geschieht an der Hand einer Statistik und einer klinisch-kasuistischen Untersuchung. Aus den in der Kasuistik sich ergebenden klinischen Typen sollen dann die gestörten Funktionen durch genauere psychologische Analyse einiger Fälle bestimmt werden, wozu die Darstellungen in der Fachliteratur herangezogen werden sollen. In einem letzten (biologischen) Teil soll die Aufstellung einer Theorie der Stirnhirnfunktionen an der Hand der pathologischen Resultate im Vergleich mit den Tierversuchen der Autoren und im Verhältnis zu den bisher aufgestellten Theorien über das Stirnhirn versucht werden.

Die methodischen Grundeinstellungen der statistischen und klinisch-pathologischen Untersuchungen sind feststehend. Nicht so ist es mit den psychologischen Methoden. Der Gegensatz innerhalb der empirisch-psychologischen Grundeinstellung zwischen der „verstehenden", intuitiv einfühlenden und der „erklärenden", kausal-genetischen Forschungsrichtung wird in bezug auf ihre

Reichweite und ihre Ziele in näherer Zukunft abgegrenzt werden müssen. Der Unterschied zwischen „verständlichen" und „kausalen" Zusammenhängen (im Sinne von Jaspers) liegt unserer Ansicht nach nicht im Gegenstande, sondern in der verschiedenen Betrachtungsweise des gleichen Gegenstandes. Mag die „verstehende Psychologie" und ihre allgemeinen Resultate in der Aufstellung von Typen für die praktische Psychologie wertvoll sein, für die Zwecke unseres psychologischen Problemes ist sie unzureichend. Gewiß wird sich auch der „kausal" eingestellte Psychologe am pathologischen Fall zunächst intuitiver Methoden bedienen müssen, um an die Psyche des Kranken heranzukommen; aber die Resultate dieser Methoden sind nur Vorstufen für die eigentliche Analyse des Gegenstandes[1]).

Bei der vorliegenden Untersuchung der psychischen Funktionen des Stirnhirns werden also die kausal-genetischen Betrachtungsweisen der empirischen Psychologie benützt werden. Das Grundprinzip ist ein synthetisch-psychologisches, d. h. auf die Gesamtpersönlichkeit des Kranken gerichtetes. Die Methode ist die der psychologischen Funktionsanalyse, d. h. die Aufklärung der in dem psychischen Gesamtkontex des Kranken primär geschädigten Funktion oder Funktionsgruppe. Daß ich mich, ohne auf selbständige Stellungnahme zu verzichten, den psychologischen Lehren Münchener Forscher anschließe, für die Psychopathologie den Lehren Kraepelins und seiner Schule, für die Normalpsychologie den Lehren von O. Külpe und seiner Schule und von Th. Lipps, wird niemand verwundern.

Zu Dank bin ich verpflichtet meinem verehrten Chef, Herrn Prof. Dr. Isserlin, dessen seit Jahren durchgeführtes Prinzip alle Fälle des Lazarettes (und nicht nur die „interessanten") nach bestimmten Grundsätzen psychologisch untersuchen zu lassen, die Arbeit erst ermöglicht hat. Weiterhin danke ich Herrn Privatdozenten Dr. M. Honecker in Bonn für die Überlassung seiner ungedruckten willenspsychologischen Arbeit und die Erlaubnis ihrer Verwertung, Herrn A. Burgard für die Mithilfe bei der Statistik und meinen ärztlichen und psychologischen Kollegen an der Anstalt, Dr. W. Eliasberg, Dr. F. Laubender, Dr. A. Schmidt, Dr. Gräfin M. v. Kuenburg, Dr. Olga Marum und Dr. H. Ruederer für die Unterstützung bei den klinischen und psychologischen Untersuchungen.

---

[1]) Vgl. Isserlin: Einleitung in O. Lipmann, Handbuch der psychologischen Hilfsmittel zur psychiatrischen Diagnostik. 1922.

Statistik der Störungen bei Stirnhirnverletzung.

Als Material für die statistische Erfassung der bei Stirnverletzten vorkommenden Symptome dienten die Befunde von 200 auf der Münchener Station behandelten sicher stirnhirnverletzten Soldaten, wie sie sich aus den in der Anstalt vorhandenen Krankenblattauszügen ersehen ließen. Dazu wurden die Befunde von 200 sicher hirnverletzten, aber mit annähernder Sicherheit nicht-stirnhirnverletzten Soldaten (als „Nicht-Stirnhirnverletzte" bezeichnet!) zum Vergleiche herangezogen. Die Zahl der in der Statistik betrachteten Verletzten ist groß genug, um Schwankungen durch die verschiedenartige Auffassung der vielen Untersucher und Unbestimmtheiten in den Befunden auszugleichen.

Es wurden von den 200 Stirnverletzten 153 Fälle herausgezählt, bei denen mit Wahrscheinlichkeit nur die präfrontalen Teile (ohne das Broca-Feld) betroffen waren oder wenigstens nach Abheilung der primären Verletzung noch geschädigt blieben. Diese Fälle wurden als „reine Fälle" von den übrigen 47 getrennt, bei denen sich Zeichen für die Mitbeteiligung anderer Hirnteile (sowohl der präzentralen Teile des Stirnlappens, als auch der seitlichen und rückwärts gelegenen Partien des Gehirns) mit Sicherheit nachweisen ließen, die sog. „komplizierten Fälle".

Von Bedeutung erscheint weiterhin die Unterscheidung der Symptome der Schädigung nach der Verteilung auf den rechten oder linken Stirnlappen. Es befinden sich unter den 200 Stirnverletzten:

Verletzung der linken Stirngegend . . . . 86 = 43,0% sämtlicher Fälle
   „   „ rechten   „   . . . . 81 = 40,5%   „   „
   „   „ Stirnmitte oder beider Stirngegenden . . . 33 = 16,5%   „   „

In der Verteilung nach „reinen" und „komplizierten" Fällen ergeben sich für die Lokalisation auf die beiden Stirnlappen folgende Zahlen:

„Reine" Fälle:
    Linke Stirngegend . . . . 56 (36,5% der reinen Fälle)
    Rechte   „   . . . . 68 (44,5% „   „   „)
    Mitte und doppelseitig . . . . . . 29 (19,0% „   „   „)

„Komplizierte" Fälle:
    Linke Stirngegend . . . . 30 (63,6% der komplizierten Fälle)
    Rechte   „   . . . . 13 (27,6% „   „   „)
    Mitte und doppelseitig . . . . . . 4 (8,8% „   „   „)

Da es sich um die Lokalisation am Lebenden handelte und eine genaue Diagnostik des Schußverlaufes und des Narbenzustandes im Sinne einer genauen Kenntnis der durch den Schaden getroffenen anatomischen Einzelheiten nicht möglich war, wurde auf eine Verteilung nach isolierter Beteiligung bestimmter Hirnwindungen etwa der vorderen, seitlichen, orbikularen usw. Region verzichtet. Eine solche Verteilung hätte sich in den meisten Fällen auf die Lokalisation des Einschusses beschränken müssen, wobei natürlich gar nichts über das Ausmaß der Schädigung hätte ausgesagt werden können.

Die Lokalisation der Verletzung bei den 200 Nicht-Stirnverletzten ist folgende:

Linke Hemisphäre	. . . .	112 = 56,0%
Rechte ,,	. . . .	65 = 32,5%
Mitte und doppelseitig	. . . . .	23 = 11,5%

Auf die hier wiedergegebenen absoluten Zahlen sind im folgenden die Verhältniszahlen bezogen.

Eine weitere Unterteilung der Gruppe der Nicht-Stirnhirnverletzten nach hirntopographisch getrennten Gebieten wurde am vorliegenden Material unterlassen, da hierbei zu kleine Zahlen entstanden wären.

Gegen die vorgenommene Einteilung in „reine" und „komplizierte" Fälle, aber auch gegen die Anordnung nach der Seite der Verletzung kann der Einwand erhoben werden, daß es nicht genau festgelegt werden kann, ob ausschließlich die Präfrontalgegend getroffen ist, ob nur die eine Seite verletzt ist, ob nicht etwa andere Hirnteile durch Mitbeteiligung an der Entzündung nach dem Schuß oder durch Einbeziehung in die Narbe oder durch violenten Gegenstoß („Contre-coup") mitverletzt sind. Die gleichen Einwände gelten natürlich auch für die Bestimmung der Nicht-Stirnhirnverletzten. Die Berechtigung der Einwände wird nicht bestritten werden können. Doch glauben wir eine so große Zahl von Fällen zu haben, daß derartige Schwankungen sich selbst interpolieren. Es ist doch anzunehmen, daß beispielsweise die Gruppe der „reinen" Fälle oder der linksseitig Verletzten als Ganzes genommen, unbeschadet der Einbeziehung einzelner unsicherer Fälle, sich durch die isolierte Beteiligung der Präfrontalgegend bzw. der linken Stirngegend vor den anderen Gruppen, die wiederum als Ganzes genommen werden, auszeichnen. Mit einer ähnlichen Schwankungsbreite wird man bei jeder Statistik rechnen müssen, wenigstens soweit sie sich auf Resultate stützt, die von verschiedenen Untersuchern gewonnen sind und deren Symptome nicht immer mit aller Schärfe herausgearbeitet werden können.

Bei der Statistik der Stirnhirnschäden muß daran festgehalten werden, daß es sich um die Verteilung von Symptomen innerhalb einer bestimmten Gruppe handelt. Das bedeutet, daß nicht die psychische Erscheinung und Funktion als realpsychische oder phänomenologische Gegebenheit, sondern das Symptom als phänomenales Faktum, wie es sich aus der Körperuntersuchung, dem Ausfall der psychologischen Versuche und dem allgemeinen Eindruck ergibt, die statistische Grundlage bildet. Das individuelle Moment, das der Kasuistik und Analyse zugrunde liegt, bleibt in der Statistik ausgeschaltet.

In den ersten Rubriken des Schemas werden die in den Krankenakten vorgefundenen hirnbedingten Störungen wiedergegeben, wie sie durch neurologische Untersuchungen gefunden werden.

Die Bewegungs- und Empfindungsstörungen (= Störungen der Körperfühlsphäre) ergeben sich ohne weiteres aus den Befunden.

Unter den Gleichgewichtsstörungen sind alle Symptome verstanden, die als Ausfälle im Bereiche des Gleichgewichtsapparates auftreten: also Störungen beim Versuch mit Fuß-Augenschluß (Romberg), abnormer Nystagmus, Störungen im Bárányschen Zeigeversuch mit und ohne calorische Reizung, abnorme Abweichungen beim Gehversuch und abnorme Fallrichtungen.

In der Gruppe der Sprachstörungen sind die Dysarthrien und Aphasien aller Art zusammengeschlossen.

Die cerebralen Sinnesstörungen umfassen die Rindenblindheit, Hemianopsien, Rindentaubheit, zentrale Störung von Geruch, Geschmack usw.

Unter den gnostischen Störungen ist die Seelenblindheit verstanden. Die Seelentaubheit prägt sich in der Regel als Teilerscheinung in der sensorischen Aphasie aus und kommt daher bei den Sprachstörungen vor.

Unter den Gedächtnisleistungen wurden die Leistungen des Merkens (unmittelbare Erfassung und Reproduktion) und des Lernens unterschieden. Im Merkversuch wurde verlangt, daß von einer Reihe von getrennten akustisch dargebotenen Zahlen mindestens 6 unmittelbar wiedergegeben werden konnten. Eine Minderleistung wurde als Störung vermerkt. Für die Lernleistung wurde eine Reihe von 6 akustisch dargebotenen, sinnvoll verbundenen Wortpaaren nach Ranschburg herangezogen, bei denen auf Nennung des ersten Wortes jedes Paares jeweils das zweite Wort genannt werden mußte (Trefferversuch). Die Reihe von 6 Wortpaaren mußte längstens nach 4 Lesungen mit richtigen Treffern reproduziert werden. Ein zweiter Lernversuch war eine Reihe von 12 sinnlosen Silben nach Ebbinghaus, die der Prüfling zu lesen und dann auswendig zu lernen hatte. Die Zahl der Lesungen bis zum völligen Behalten ergab das Maß. Die Notwendigkeit über 40 Lesungen zu vollziehen, galt als Störung. Das Wiedererlernen nach 24 Stunden wurde statistisch nicht verwertet.

Unter den Denkstörungen wurden die entsprechenden Einträge der Untersucher in den Akten verzeichnet, wie sie sich aus den Intelligenzuntersuchungen ergaben.

Die Störungen der Aufmerksamkeitskonzentration wurden aus den Resultaten des Durchstreichversuches nach Bourdon entnommen. In einem gedruckten Text von 180 Wörtern mit kleinen Anfangsbuchstaben und im ganzen 1106 Buchstaben in lateinischer Druckschrift (Antiqua), der $19^1/_4$ Zeilen lang ist, sind 195 e zu durchstreichen und 100 n zu unterstreichen. Als oberste Grenze des Normalen galten noch 15 Fehler und Auslassungen, mehr als 15 Minuten Dauer wurde als Verlangsamung angesehen. Sehr hohe Fehlerzahlen bei verhältnismäßig kurzer Dauer wurden als Überhastung gerechnet.

Neigung zu Erregungen, euphorischer Verstimmung, Witzeln, Depressionen wurde aus den Aufzeichnungen entnommen.

Die Verlangsamung konnte aus dem Durchstreichversuch, aus der Zeitmessung bei den Assoziationsreaktionen und aus sonstigen Versuchen ersehen werden.

Erhöhte Ermüdbarkeit wurde aus den Versuchen mit fortlaufenden Leistungen, den psychologischen Arbeitsversuchen (Arbeitsschreiberkurven, Kraepelinsche Additionsreihen usw.), sowie aus den Einträgen ersehen.

Für die Aufzeichnungen der Epilepsie kamen nur die Anfälle mit und ohne Bewußtseinsverlust in Betracht. Die Stimmungsäquivalente (periodischen Verstimmungen der traumatischen Epileptiker) wurden in den entsprechenden Abschnitten über Verstimmungen verzeichnet. Da dies bei den Stirnhirnverletzten und Nicht-Stirnhirnverletzten in gleicher Weise geschah, ist eine entsprechende Vergleichsbasis vorhanden. Die Ausscheidung der Stimmungsäquivalente aus den Anfällen wurde vorgenommen, weil die Auffassung der Verstimmungen, insbesondere wenn sie ohne Anfälle auftraten (selbst wenn sie periodisch waren), als epileptisch oder als dauernd hirnbedingte Ausfallsymptome für ähnlich gelagerte Vorkommnisse nicht immer einheitlich war.

Die psychogenen Störungen wurden aus den Urteilen der Untersucher, die den unmittelbaren Eindruck wiedergeben, und aus den charakteristischen Versuchsresultaten herausgeholt.

Einwände gegen die Art und Wertigkeit der aufgestellten Posten lassen sich erheben. Der Einwand aber, daß etwa ein erfahrungsgemäß hirnlokalisierter Schaden beispielsweise eine Lähmung, nicht als gleichwertiger Posten, neben eine Aufmerksamkeitsstörung oder Verlangsamung gesetzt werden kann, darf hier nicht gelten. Auf die lokalisatorische Beziehung der Symptome kann in diesem Zusammenhange keine Rücksicht genommen werden, da sie ja selbst Gegenstand der Fragestellung ist.

Um die aus den gefundenen absoluten Zahlen errechneten Verhältniszahlen richtig zu verstehen, muß beachtet werden, daß sich die hinter einer absoluten Zahl findende Prozentzahl sich auf die Gesamtzahl der Gruppe bezieht, aus der die absolute Zahl genommen ist. Wenn es also beispielsweise heißt x Komplizierte $= y\%$, so heißt dies $y\%$ der sämtlichen Komplizierten und nicht etwa der sämtlichen Stirnhirnverletzten. Wo eine andere Beziehung gesucht wird (z. B. auf die Gesamtheit der Fälle), ist dies hinter der Prozentzahl besonders vermerkt.

Tabelle 1.

Statistik von bei 200 Stirnhirnverletzten und 200 Nicht-Stirnhirnverletzten gefundenen Symptomen:

	Nicht-Stirnhirnverletzte		Stirnhirnverletzte	
	absol. Zahl	Verhältnis-Zahl	absol. Zahl	Verhältnis-Zahl
Sämtliche Fälle	200	100,0%	200	100,0%
Cerebrale Bewegungs- u. Empfindungsstörungen	92	46,0%	38	19,0%
Gleichgewichtsstörungen	72	36,0%	88	44,0%
Cerebrale Sprachstörungen	62	31,0%	22	11,0%
Cerebrale Sinnesstörungen	45	22,5%	2	1,0%
Gnostische Störungen	27	13,5%	—	—
Störungen des Merkens	71	35,5%	60	30,0%
Störungen des Lernens	102	51,0%	72	36,0%
Störungen des Denkens	32	16,0%	21	10,5%
Störungen der Aufmerksamkeit	93	46,5%	117	58,5%
Erregung und Euphorie	72	36,0%	119	59,5%
Überhastung	3	1,5%	8	4,0%
Ermüdbarkeit	52	26,0%	35	17,5%
Witzeln	1	0,5%	9	4,5%
Depression	30	15,0%	54	27,0%
Verlangsamung und Apathie	30	15,0%	76	38,0%
Epileptische Anfälle	55	27,5%	43	21,5%
Psychogene Störungen	56	28,0%	42	21,0%

In Tab. 1 sind die absoluten Zahlen der bei den zu vergleichenden Gruppen der Stirnhirnverletzten und Nicht-Stirnhirnverletzten beobachteten Symptome zusammengestellt und in ihrem Verhältnis zur Gesamtzahl der Fälle wiedergegeben. In Tab. 2 sind die gefundenen absoluten Zahlen der einzelnen Symptomgruppen bei Stirnhirnverletzten umgerechnet auf den Wert 100 bei Nicht-Stirnhirnverletzten. Die Stäbe geben also die Prozentzahlen der Symptome bei Stirnhirnverletzten im Verhältnis zu den Zahlen der nämlichen Symptome bei den Nicht-Stirnhirnverletzten wieder. Diese Art der Berechnung sieht von der tatsächlichen Häufigkeit der Symptome, die gerade bei der höchsten Verhältniszahl am niedersten ist (Überhastung, Witzelsucht usw.), ab. Bei der Beurteilung darf das Überragen bestimmter Gruppen mit kleinen absoluten Zahlen nicht zu hoch eingeschätzt werden, da die Unterschiede in den Verhältniszahlen dem Gesetz des minimalen Wertzuwachses (dem Weberschen Gesetz) folgen und mithin die gleiche Differenz bei kleinen absoluten Grundzahlen einen größeren Verhältnisunterschied ergibt als bei großen Grundzahlen. Daß aber nicht allein die kleinen Zahlen die Verhältnisunterschiede bedingen, zeigt das Zurückbleiben der Zahlen der Denkstörungen trotz ihrer geringen Größe hinter den größeren Zahlen, z. B. bei Aufmerksamkeitsstörungen, Verlangsamung usw.

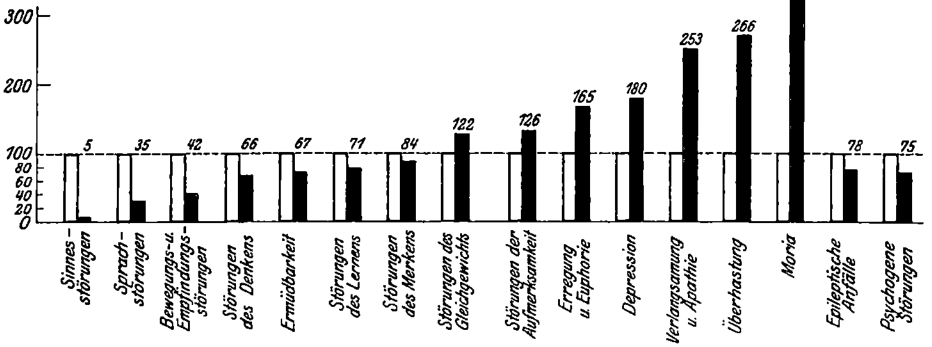

Die weißen Stäbe zeigen die auf 100 umgerechneten Symptome bei Nicht-Stirnhirnverletzten, die schwarzen Stäbe die entsprechenden Verhältniszahlen bei Stirnhirnverletzten.

Tabelle 2.

Aus den wiedergegebenen Resultaten geht hervor, daß die hirnbedingten Sinnesstörungen, Sprachstörungen, Bewegungs- und Empfindungsstörungen, Störungen der Gedächtnis- und Denkleistungen bei den zur Untersuchung herangezogenen Stirnhirnverletzten eine geringere relative Häufigkeit aufweisen als bei den Nicht-Stirnhirnverletzten. Im Gegensatze dazu treten Ausfälle bei den Gleichgewichtsfunktionen, Störungen der Aufmerksamkeitskonzentration, Erregungen und euphorische Verstimmungen, Überhastung, Witzelsucht, depressive Verstimmung, Verlangsamung in zum Teil recht erheblich höherem Maße bei den Stirnhirnverletzten auf. Dabei erscheint es bemerkenswert, daß die wenn anfallsweise auftretenden Symptome der traumatischen Epilepsie und die psychogenen (neurotischen) Symptome bei den Stirnhirnverletzten in auch nicht bedeutend) geringerer Zahl vermerkt sind als bei den Nicht-Stirnhirnverletzten.

Tabelle 3.

Statistik der Schädigungen bei 200 Stirnhirnverletzten und 200 Nicht-Stirnhirnverletzten (aber sicher Hirnverletzten) in Verteilung auf die Hirnhemisphären.

		Sämtliche Fälle	Cerebrale Bewegungs- und Empfindungsstörungen	Gleichgewichtsstörungen	Cerebrale Sprachstörungen	Cerebrale Sinnesstörungen	Gnostische Störungen	Störungen des Merkens	Störungen des Lernens	Störungen des Denkens	Störungen der Aufmerksamkeit	Erregung und Euphorie	Überhastung	Ermüdbarkeit	Witzeln	Depression	Verlangsamung und Apathie	Epileptische Anfälle	Psychogene Störungen
Stirnhirn-verletzte	l.	86	22	43	18	2	—	24	32	13	61	52	5	18	6	24	36	19	15
		100%	25,5%	50,8%	20,9%	2,3%	—	27,9%	37,2%	15,1%	70,9%	60,4%	5,8%	20,9%	6,9%	27,9%	41,8%	23,2%	17,4%
	r.	81	16	29	2	—	—	26	29	3	41	47	1	15	2	21	28	18	19
		100%	19,7%	35,9%	2,4%	—	—	32,9%	35,8%	3,7%	50,6%	58,0%	1,2%	18,5%	2,5%	25,9%	34,5%	22,2%	23,4%
	m.	33	—	16	2	—	—	10	11	3	15	20	2	2	1	9	12	6	8
		100%	—	48,5%	6,0%	—	—	30,3%	33,3%	9,1%	45,5%	60,6%	6,6%	6,6%	3,0%	27,2%	36,4%	18,1%	24,2%
Nicht-Stirnhirn-verletzte	l.	112	54	41	49	23	14	41	55	19	53	42	—	29	1	14	21	26	32
		100%	48,3%	36,6%	43,7%	29,5%	12,5%	36,6%	49,1%	16,9%	47,3%	37,5%	—	25,8%	0,8%	12,5%	18,7%	23,2%	28,5%
	r.	65	38	27	13	14	6	20	32	10	27	23	3	17	—	10	7	22	16
		100%	58,4%	41,5%	20,0%	21,5%	9,2%	30,7%	49,2%	15,3%	41,5%	35,3%	4,6%	26,1%	—	15,3%	10,7%	33,8%	24,6%
	m.	23	4	11	2	8	7	10	15	5	13	9	—	6	—	6	2	7	8
		100%	17,2%	47,8%	8,7%	34,7%	30,4%	43,4%	65,2%	21,7%	56,5%	39,1%	—	25,6%	—	25,6%	8,6%	30,4%	34,7%

Für eine Reihe von psychischen Leistungen, z. B. das Sprechen, Lesen, Schreiben, das Handeln usw., ist eine bevorzugte Zuordnung zu irgendwelchen Teilen der linken Hirnhemisphäre beim Durchschnitt der Normalen festgestellt. Andere Funktionen, wie Sehen, Hören, wahrscheinlich auch Riechen und Schmecken scheinen paarweisen angelegten Teilen der Großhirnrinde zugeordnet zu sein. Wie steht es nun mit der Zuordnung der Ausfälle, die wir auf statistischem Wege in gehäufter Weise bei Stirnhirnverletzten gefunden haben, auf die vorderen Teile der beiden Hirnhemisphären?

In Tab. 3 sind die Befunde ausgeschieden nach dem Betroffensein der linken (Abkürzung = l.), der rechten (Abkürzung = r.) Hemisphäre, sowie darnach, ob beide Hemisphären entweder in der Mitte oder durch mehrfache Verletzung affiziert sind (Abkürzung = m. = Mitte).

Kein nennenswerter Unterschied zwischen dem Betroffensein der beiden Hemisphären läßt sich bei den Gedächtnisstörungen, bei den Erregungen, den Depressionen, bei den epileptischen und psychogenen Zeichen feststellen. Dagegen zeigen die Störungen des Gleichgewichtes, der Sprache, der Denkfunktionen, der Aufmerksamkeit, die Ausfälle mit Überhastung, erhöhter Ermüdbarkeit, Witzeln und Verlangsamung erheblich größere Zahlen bei den Verletzungen der linken Hemisphäre. Bei den rechtsseitig Stirnverletzten kommen erhebliche Vergrößerungen der Verhältniszahlen gegenüber den linksseitigen nirgend vor. Das geringe Vorherrschen beim Merken und bei den psychogenen Störungen ist zu klein, um eine wesentliche Bedeutung zu haben.

Man wird nun bei der Beurteilung der Unterschiede zwischen den Hirnhemisphären auch die Verhältnisse betrachten, wie sie sich bei den Nicht-Stirnhirnverletzten ergeben. Wir sehen da, daß für die Störungen der Aufmerksamkeit, für die Überhastung, die Ermüdbarkeit, das Witzeln und die Verlangsamung auch bei den Nicht-Stirnhirnverletzten die linksseitig Betroffenen stärker beteiligt sind. Bei den Gleichgewichtsstörungen besteht freilich für die Nicht-Stirnhirnverletzten das umgekehrte Verhältnis zwischen den Hemisphären wie für die Stirnhirnverletzten. — Bei den meisten Ausfällen, die in erhöhter Weise für Verletzung des linken Stirnlappens beobachtet werden, erscheint also auch eine Erhöhung der Zahlen für die linke Hemisphäre der Nicht-Stirnhirnverletzten vorhanden zu sein. Es ist somit eine gewisse Parallelität zwischen Stirnhirn- und den übrigen Hirnteilen in bezug auf die Lateralisation der Symptome vorhanden.

Es ist zu bemerken, daß trotz der manchmal nicht unerheblichen Unterschiede der Verhältniszahlen zwischen links und rechts doch bei fast allen Symptomen noch recht hohe Zahlen auch auf der schwächeren Seite (der rechten) vorhanden sind. (Am größten ist die Differenz zwischen Verletzung des linken und rechten Stirnhirns bei den Störungen der Denkleistungen, was einen Hinweis darauf geben kann, daß bei den Beurteilungen der Denkfunktionen manchmal der Ausfall der Sprachfunktionen eine Rolle gespielt haben mag.) Die starken Differenzen der Verhältniszahlen bei der Überhastung und beim Witzeln dürfen zum Teil auf der Wirkung der kleinen Grundzahlen beruhen.

Es ist also auch bei den Symptomen, die bei den linksseitig Stirnhirnverletzten größere Verhältniszahlen aufweisen, die Überwertigkeit nicht so, daß die betreffenden Symptome in spezifischer Weise dem linken Stirnlappen zugeordnet werden könnten; etwa in gleicher Weise wie die Zuordnung der Sprachfunktionen auf die linken Präzentral- und Temporalgegenden möglich ist. Vielmehr besteht eine Parallelität mit den Zahlen der gleichen Störung bei Nicht-Stirnhirnverletzten und legt die Auffassung nahe, daß bei den erwähnten Symptomen das Vorherrschen der linken Stirngegend mit einer Überwertigkeit der gesamten linken Hirnhalbkugel, also nicht mit einer speziellen Überwertigkeit des linken Stirnlappens im Zusammenhang steht. Eine solche Überwertigkeit der linken Gesamthemisphäre ohne spezielle lokalisatorische Zuordnung ist ja auch für Symptome, die nicht in erhöhter Weise bei Stirnhirnverletzten beobachtet werden, z. B. Kraft, Geschicklichkeit der Bewegungen usw., beobachtet.

Es bleibt die Frage, welchen Einfluß diejenigen Fälle auf den Ausfall der Zahlenresultate genommen haben, die außer der „reinen" Stirnhirnverletzung noch Schädigungen anderer Hirnteile davongetragen haben, also die „komplizierten" Fälle. Zur Klärung dieser Frage wurde die statistische Ausscheidung der „reinen" Fälle von den „komplizierten" Fällen vorgenommen, allerdings nur für die wichtigsten Symptome, die in vermehrter Weise bei den Stirnhirnverletzten festgestellt sind. Über die Grenzen der Exaktheit dieser Unterscheidung ist früher schon gesprochen worden. Um über die Art der Berechnung keinen Zweifel zu lassen, werden an der Spitze in den „Gesamtzahlen" diejenigen Zahlen wiedergegeben, auf die sich die folgenden Verhältniszahlen beziehen.

Gesamtzahlen:

Sämtl. Fälle . 200 (100%)	Reine Fälle . 153 (100%)	Kompl. Fälle . 47 (100%)
Links sämtl. . 86 (100%)	Rechts sämtl. 81 (100%)	Mitte sämtl. . 33 (100%)
„ rein . . 56 (100%)	„ · rein . 68 (100%)	„ rein . . 29 (100%)
„ kompl. . 30 (100%)	„ kompl. 13 (100%)	„ kompl. . 4 (100%)

Gleichgewichtsstörungen:

Sämtl. Fälle . 88 (44,0%)	Reine Fälle . 70 (45,7%)	Kompl. Fälle . 18 (38,3%)
Links sämtl. . 43 (50,0%)	Rechts sämtl. 29 (35,9%)	Mitte sämtl. . 16 (48,5%)
„ rein . . 31 (55,4%)	„ rein . 24 (35,3%)	„ rein . . 15 (41,7%)
„ kompl. . 12 (40,0%)	„ kompl. 5 (38,4%)	„ kompl. . 1 (25,0%)

Aufmerksamkeitsstörungen:

Sämtl. Fälle . 117 (58,5%)	Reine Fälle . 88 (57,4%)	Kompl. Fälle . 29 (61,7%)
Links sämtl. . 61 (70,9%)	Rechts sämtl. 41 (40,6%)	Mitte sämtl. . 15 (45,5%)
„ rein . . 39 (69,5%)	„ rein . 38 (51,4%)	„ rein . . 14 (48,2%)
„ kompl. . 22 (73,3%)	„ kompl. 6 (46,1%)	„ kompl. . 1 (25,0%)

Erregung und Euphorie:

Sämtl. Fälle . 119 (59,5%)	Reine Fälle . 89 (58,2%)	Kompl. Fälle . 30 (63,8%)
Links sämtl. . 52 (60,4%)	Rechts sämtl. 47 (58,0%)	Mitte sämtl. . 20 (60,6%)
„ rein . . 33 (58,9%)	„ rein . 39 (57,3%)	„ rein . . 18 (62,1%)
„ kompl. . 18 (63,3%)	„ kompl. 8 (53,8%)	„ kompl. . 2 (50,0%)

Depression:

Sämtl. Fälle . 54 (27,0%)	Reine Fälle . 44 (28,5%)	Kompl. Fälle . 10 (21,3%)
Links sämtl. . 24 (27,9%)	Rechts sämtl. 21 (25,9%)	Mitte sämtl. . 9 (27,2%)
„ – rein . . 18 (32,1%)	„ rein . 17 (25,0%)	„ rein . . 7 (24,1%)
„ kompl. . 6 (20,0%)	„ kompl. 4 (30,8%)	„ kompl. . 2 (50,0%)

Verlangsamung und Apathie:

Sämtl. Fälle .	76 (38,0%)	Reine Fälle .	61 (39,8%)	Kompl. Fälle .	15 (31,9%)
Links sämtl. .	36 (41,8%)	Rechts sämtl.	28 (34,5%)	Mitte sämtl. .	12 (36,4%)
„ rein . .	25 (44,8%)	„ rein .	24 (35,3%)	„ rein . .	11 (37,9%)
„ kompl. .	11 (36,6%)	„ kompl.	4 (30,8%)	„ kompl. .	1 (25,0%)

Ermüdbarkeit:

Sämtl. Fälle .	35 (17,5%)	Reine Fälle .	21 (13,4%)	Kompl. Fälle .	14 (29,7%)
Links sämtl. .	18 (22,2%)	Rechts sämtl.	15 (18,5%)	Mitte sämtl. .	2 (6,6%)
„ rein . .	9 (16,1%)	„ rein .	11 (16,2%)	„ rein . .	1 (3,3%)
„ kompl. .	9 (30,0%)	„ kompl.	4 (30,7%)	„ kompl. .	1 (25,0%)

Wir ersehen aus den Aufstellungen ein Vorherrschen der Verhältniszahlen für die „reinen" Fälle bei den Gleichgewichtsstörungen, den depressiven Verstimmungen und den Verlangsamungen, ein Hervortreten der Verhältniszahlen für die „komplizierten" Fälle bei den Aufmerksamkeitsstörungen, den Erregungszuständen und der Ermüdbarkeit. Ein erheblicher Unterschied läßt sich jedoch nur für das Symptom der Ermüdbarkeit zwischen „reinen" und „komplizierten" Fällen feststellen. Alle übrigen Differenzen sind zu klein, als daß sie etwas bedeuten könnten.

Im ganzen macht es also keinen Unterschied aus, ob außer der Verletzung der Stirnlappen noch andere Hirnteile mitbetroffen sind. Es kann in der Folge in bezug auf die Symptomatik der „komplizierte" wie der „reine" Fall als gleichwertig betrachtet werden.

Die statistische Erfassung von bestimmten herausgegriffenen Symptomen und Symptomgruppen bei 200 sicher Stirnhirnverletzten und 200 Nicht-Stirnhirnverletzten, aber sicher hirnverletzten Kriegsbeschädigten läßt sich in folgendem kurz zusammenfassen:

1. *Es gibt Symptome, die bei Stirnhirnverletzten gegenüber den Nicht-Stirnhirnverletzten zahlenmäßig hervortreten, andere, die bei den Stirnhirnverletzten zurücktreten.*

2. *Die zahlenmäßig bei den Stirnhirnverletzten hervortretenden Symptome sind in unserer Untersuchung die Störungen der Aufmerksamkeit, die euphorischen und depressiven Verstimmungen, die Verlangsamung und Apathie, die Überhastung, die Witzelsucht und in geringem Maße auch Gleichgewichtsstörungen. Die bei Stirnhirnverletzten im Verhältnis zurücktretenden Symptome sind die Bewegungs- und Empfindungsstörungen (ausschließlich der Störungen des Gleichgewichtes), die cerebralen Sinnesstörungen, die Sprachstörungen, die Störungen der Gedächtnis- und Denkleistungen. Epileptische Anfälle und psychogene Zeichen kommen bei Stirnhirnverletzten in etwas geringerer Zahl vor als bei Nicht-Stirnhirnverletzten.*

3. *Unter den bei Stirnhirnverletzten in erhöhter Zahl gefundenen Symptome sind bei Verletzung des linken Stirnlappens in zahlenmäßigem Vorsprung die Störungen der Aufmerksamkeit, die Überhastung, die Verlangsamung, die Witzelsucht und die Gleichgewichtsstörungen. Auf beide Hemisphären in annähernd gleicher Häufigkeit verteilt sind die Erregungen und euphorischen Zustände und die Depressionen. Ein Vorsprung der rechten Hemisphäre ist bei unseren Fällen nicht konstatierbar. Der Vergleich mit den Zahlen bei Nicht-Stirnhirnverletzten macht wahrscheinlich, daß die bei linksseitiger Stirnhirnschädigung in zahlenmäßig stär-*

*kerem Grade vorgefundenen Symptome auf die Überwertigkeit der linken Gesamthemi-
sphäre, nicht auf die spezielle Zuordnung der Symptome zum linken Stirnhirnlappen zu beziehen sind.*

*4. Für die Verhältniszahlen der bei Stirnhirnverletzung hervortretenden Sym-
ptome übt das Mitbetroffensein weiterer Hirnteile zur Stirnhirnschädigung keinen
wesentlichen Einfluß aus.*

Zweiter Abschnitt.

Klinische Kasuistik und Pathologie der Krankheitserscheinungen bei Stirnhirnverletzung.

Im statistischen Teil sind die Symptome bei einer Gruppe von 200 Stirnhirnverletzten, wie sie sich in den Krankenberichten vorfinden, herausgehoben
und in ihrer Häufigkeit und Verteilung betrachtet worden, unabhängig davon,
wie sie sich qualitativ im Gestaltganzen des Krankheitsbildes am Stirnhirnkranken darbiete. Im folgenden Abschnitte sollen dagegen die Krankheitsbilder
und ihre psychische Folgerscheinung aufgezeigt werden an Hand der Betrachtung
von Einzelfällen und zwar mit Darstellung einer größeren Reihe kurzer
Krankengeschichten.

Die Verschiedenheit der Erscheinungsformen, die nach Verletzung des
Stirnhirns gesehen werden, machen eine Gliederung des Stoffes notwendig.
Die Einteilung soll nach einer in der Psychiatrie üblichen Gruppierung von Zustandsbildern geschehen, mit denen die Erscheinungsformen nach Stirnhirnverletzung die am stärksten hervortretenden Merkmale gemeinsam haben. Dies
wird in einem Teil der Fälle nicht ohne Abstraktion geschehen können, da, wie
sich zeigen wird, bei unseren Verletzten eine ganze Reihe von verschiedenartigen
Symptomen vereint vorkommen. Dies ist aber auch bei vielen Psychosen der
Fall.

I. Störungen im Gebiete der Wahrnehmungs- und Bewegungssphären.

1. Störung des Gleichgewichts.

Die hohe Zahl von Gleichgewichtsstörungen, die unsere Statistik zeigt, ist
zum großen Teil darauf zurückzuführen, daß auch unbedeutende Störungen
und Anomalien (bei Stirnhirnverletzten und Nicht-Stirnhirnverletzten) in die
Zählung miteinbezogen worden sind. Dieser zahlenmäßigen Überlegenheit
entspricht aber durchaus nicht eine Häufung von schweren charakteristischen
Krankheitserscheinungen. Sie weist jedoch allgemein auf eine Zuordnung des
Stirnhirns zum Gleichgewichtsapparat hin.

Es ist wahrscheinlich, daß in den ersten Zeiten nach der Verletzung Gleichgewichtsstörungen vorkommen, die später verschwinden. Tatsächlich ist in den
Krankenberichten vielfach von Schwindel, ataktischem Gang, Störungen beim
Fuß-Augenschluß, Spontannystagmus usw. die Rede. Es ist jedoch notwendig
miteinzurechnen, daß diese Störungen durch Schock und Diaschisis (v. Monakow) auch bei Verletzung der anderen Hirnteile vorkommen. Dies ist bei der
Ausbreitung des anatomischen Substrates für die Aufrechterhaltung des Körper-

gleichgewichtes (Vestibularbahnen, Kleinhirnapparat, fronto-temporo-ponto-cerebellare Bahn) über das ganze Gehirn hin nicht zu verwundern. Ferner ist auch, worauf verschiedene Autoren mit Recht hinweisen, die Gegenstoßwirkung nach Schußverletzung („Contrecoup") nicht zu vergessen.

Es seien zunächst die Spontanstörungen des Gleichgewichts bei Stirnhirnverletzten betrachtet, in der Folge dann die Störungen bei äußerer Beeinflussung des Gleichgewichtsapparates durch calorische Reizung des Vestibularapparates nach Bárány und dann durch die Trendelenburgsche Abkühlung des Schädeldefektes mit Chloräthyl in der Anwendung nach Szász und v. Podmaniczky.

Die Untersuchungstechnik der Spontanstörungen des Gleichgewichtsapparates beschränkt sich auf die Prüfung des Nystagmus, des einfachen Zeigeversuches mit beiden Armen und Schultergelenken und abwärts gerichteter Handfläche mit Ziel in Schulterhöhe sagittal vor dem Schultergelenk des funktionierenden Armes. Ferner wird der Versuch mit Fuß-Augenschluß (Romberg) bei gerader Kopfrichtung, bei Wendung des Kopfes nach beiden Seiten, nach vorn oder nach hinten und Neigung des Kopfes nach beiden Seiten gemacht. In einer Zahl von Fällen wurden Drehstuhlversuche gemacht. Störungen der Bewegung und der Koordination der oberen Extremitäten werden auch in ihren letzten Resten berücksichtigt (Pronationsphänomen, feinere Fingerbewegungen). Auch eine Störung der Tiefensensibilität muß ausgeschaltet sein (Stiefler).

Eine spontane Störung des Körpergleichgewichtes durch Stirnhirnverletzung (frontale Ataxie) wurden im Lazarett in mehreren Fällen beobachtet.

Fall I.

A. Li., geb. 15. VI. 1884. Familiengeschichte o. B., als Kind Masern, sonst gesund, nach der Schule landwirtschaftlicher Arbeiter, keine Geschlechtskrankheit, Frau und Kinder gesund.

24. V. 1916 verwundet, Granatsplitter, rechte Stirnschläfengegend, ½ Stunde bewußtlos, später Operation. „Fissur der Tabula externa am rechten Stirnbein, daruntergeschoben großer Splitter der Interna. Riß der Dura, intradurales Hämatom und etwa hühnereigroßer Absceß des Stirnhirns, auf dessen Grund Knochensplitter."

22. VI. Hirnwunde geschlossen.

26. VI. ... Mäßig starke Kopfschmerzen, ab und zu Schwindelgefühl, Mund kann nur wenig geöffnet werden... Rechter Arm vermag etwas über die Horizontale gehoben werden... Auf der Außenseite des rechten Oberarms leicht herabgesetzte Sensibilität.

28. VI. Reflexe normal, Romberg stark +.

29. VI. Befund der Ohrenstation: Ohrenbefund normal, Gehör normal. Beim Stehen mit geschlossenen Augen und Füßen Fallneigung nach hinten (auch mit offenen Augen). Keine Beeinflussung der Fallneigung durch Kopfdrehung. Beim Gehen mit geschlossenen Augen zuerst.Abweichen nach rechts; gibt sich dann einen Ruck und geht gerade aufs Ziel los. ... Zeigt mit beiden Händen spontan nach rechts vorbei, mit der linken stärker. Calorische Prüfung: Linkes Ohr (Wasser 17° C). Nach 320 ccm Nystagmus nach rechts; Vorbeizeigen beiderseits nach links. Fallrichtung bei allen Kopfhaltungen nach links hinten. Spülung rechtes Ohr (17° C) bei 650 ccm, ganz geringer Nystagmus nach links. Vorbeizeigen rechte Hand nach rechts, linke Hand fast kein Vorbeizeigen.

7. VII. ... Rechter Arm Pronationsphänomen ... Diadochokinesis in der rechten Hand auffallend unbeholfen. Geringer Fußklonus links. Sonst keine spastischen Symptome. Im Sitzen und beim Gehen starke Neigung nach rechts. Beim Beginn des Gehens auch Andeutung von Asynergie: Bein wird vorgesetzt, Rumpf bleibt zurück, dabei Gefahr des Umstürzens nach hinten ... Benommenheit, Absceßverdacht.

11. VII. Operation: Alte Trepanationsstelle freigelegt, nirgends Eiter entleert. Allmählich Besserung.

26. VIII. 1916. Immer noch ausgesprochene Rumpfataxie, welche ... „wegen ihrer anscheinenden Abhängigkeit vom Stirnhirn ein besonderes Interesse beanspruchen muß". Fall nicht weiter verfolgt.

Ein Fall, der spontan-ataktische Störungen noch längere Zeit nach der Stirnhirnverletzung darbot, kam kurz vor Abschluß dieser Schrift zur Beobachtung.

Fall Ia.

M. K., geb. 1895, in der Jugend nicht krank. Als Infanterist ins Feld. 17. III. 1915 Verletzung durch Infanteriegeschoß in der rechten Stirngegend. Knochen-, Dura-Hirn-verletzung. Operative Entfernung eines intracerebralen Knochensplitters. Nach chirurgischer Heilung Schrankenwärter, später Techniker. In den folgenden Jahren traten neben Kopfschmerzen anfallsweise heftige Schwindelanfälle auf, die sich immer mehr verschlimmerten. Oktober 1922 Beobachtung auf der Münchener Hirnverletztenstation. Aus dem Befund: Pulsierender Defekt r. Stirnhöcker. Nystaktische Unruhe beim Blick nach rechts. Romberg: Fallneigung nach links hinten, kein Abweichen beim Gang mit geschlossenen Augen. Vorbeizeigen links nach außen. Calorisch linker Vestibularis geringer erregbar. Nach Defektvereisung starkes Schwanken nach links hinten, starkes Vorbeizeigen links, starkes Abweichen nach links bei Gang mit geschlossenen Augen.

Der erste Fall zeigt, daß sich im Anschluß an eine schwere Verletzung des rechten Stirnhirnlappens mit Gegenstoßwirkung in der linken Zentralwindung (Schwäche und Empfindungsstörung im rechten Arm) und Mitbeteiligung der rechten motorischen Region ein Zustandsbild einstellt, das an die Rumpfataxie bei Erkrankung des Kleinhirnwurmes erinnert. Es wird eine Stirnhirnataxie angenommen in dem gleichen Sinn, wie sie von Bruns in ihrer Ähnlichkeit mit der bei Kleinhirnerkrankungen auftretenden Rumpfataxie bei Stirnhirntumoren beschrieben worden ist.

Die Fallrichtung bei „frontaler Ataxie" wird in der Literatur nicht einheitlich angenommen. Während Oppenheim (zit. nach Herter) Fallen nach der Tumorseite berichtet, zeigt der Patient von E. M. Williams („Lesion of the frontal lobes", Med. Rec. 1916) Fallen nach der Gegenseite der Verletzung.

Die Frage der ausschließlichen Bedingtheit der „frontalen" Ataxie durch den Stirnhirnschaden ist bekanntlich nicht unbestritten. Für die Theorie sprechen sich außer Bruns noch Neumann, Anton und Zingerle u. a. aus. Dagegen wendet sich Bárány, der eine Fernwirkung auf Zentralwindung und Kleinhirn annimmt. Bei Kriegsverletzten will Stiefler an Stirnhirngeschädigten keine Gleichgewichtsstörungen gesehen haben. Gerstmann[1]) hat dagegen an 6 gut beobachteten Fällen von frischer Stirnhirnverletzung schwere Störungen des Gleichgewichtes im Sinne einer Rumpfataxie beschrieben und auf die Schädigung des fronto-temporo-pontinen Systems zu beziehen versucht.

Auch der Fall Rosenfelds[2]) zeigt spontan-ataktische Erscheinungen. Unser ataktischer „Spätfall" (Fall Ia) beweist, daß die frontale Ataxie keineswegs nur als Initialsymptom bei Stirnhirnschäden vorkommt.

Eine weitere spontane Störung des Gleichgewichtsapparates nach Stirnhirnverletzung ist das Auftreten von Spontannystagmus. Wir finden einen

---

[1]) Gerstmann, J.: Zur Kenntnis der Störungen des Körpergleichgewichtes nach Schußverletzung des Stirnhirns. Monatsschr. f. Psychiatrie u. Neurol. 1916, H. 6.

[2]) Rosenfeld, M.: Über psychische Störungen bei Schußverletzung beider Frontallappen. Arch. f. Psychiatrie u. Nervenkrankh. Bd. 57. 1917.

abnormen Nystagmus nach einer Seite bei 30 Fällen unter den 200 in der Statistik zusammengefaßten Stirnhirnverletzten, das sind 15,0%. Dies entspricht ungefähr der Verhältniszahl, die v. Podmaniczky[1] in seiner Gruppe findet (16,6%)[2]. Ein charakteristischer Fall mag hier wiedergegeben werden.

Fall II.

G. Gra., geb. 7. I. 1899, Schneider, als Kind Lungenentzündung und Leistenbruch, sonst nicht krank.

17. VII. 1918 verwundet, Granatsplittersteckschuß linke Stirnscheitelgegend. Sofort bewußtlos. Operative Entfernung eines Granatsplitters, eingedrückter Knochensplitter und zertrümmerte Hirnmasse.

3. XI.1918 bis 15.VIII. 1921 Behandlung im Hirninvalidenlazarett. Neurologisch: Geringe Schwäche der rechten Körperseite und Steigerung der Reflexe rechts. Bei Blick nach rechts langsam schlagender, nicht erschöpfbarer horizontaler Nystagmus. Später stellen sich psychogene Anfälle und vasomotorische Störungen ein. Psychogener Randnystagmus mit Rotation der Augäpfel und Mitbewegung der Lidmuskulatur beim Blick nach links. Der Horizontalnystagmus beim Blick nach rechts bleibt jedoch unverändert bestehen. Projektion des Defektes auf die Hirnrinde (in dem Durchpausschema nach Goldstein) trifft die Grenze der ersten und zweiten l. Stirnwindung.

Unter den Störungen bei der Beeinflussung durch den neurologischen Versuch sei zunächst das Schwanken bei Fuß-Augenschluß (Romberg) erwähnt. Wir finden es in 62, d. i. 31,0% der Fälle, eine Zahl, die nur etwas mehr als die Hälfte der Verhältniszahl bei v. Podmaniczky (56,6%) darstellt.

Viel umstritten und in ihrer theoretischen Bedeutung noch schwach fundiert sind die Störungen der Stirnverletzten beim Zeigeversuch und bei der kalorischen Prüfung nach Bárány.

Störungen des Spontanzeigens sind nicht ausgezählt worden. Doch sind Beobachtungen nicht selten.

Kalorische Prüfungen sind unter den 200 Fällen an 45 Stirnverletzten durchgeführt worden. Unter diesen erwiesen sich nur 13 als ganz frei von Störungen des Zeigens und der Fallrichtung. In 32 Fällen (71,1%) waren Störungen vorhanden. Unter diesen waren jedoch 18 Fälle, bei denen sich gleichzeitig Erkrankungen des inneren Ohres und Labyrinthes nachweisen ließen. Ohne Störungen des Vestibularapparates waren 14 Fälle, das sind 31,1% aller Fälle. Diese Zahl stimmt ziemlich genau mit der von v. Podmaniczky wiedergegebenen Verhältniszahl überein (33,0%).

Was die Art der Vorbeizeige- und Fallrichtungsstörung bei Stirnverletzten betrifft, so läßt sich aus den Beobachtungen keine Gesetzmäßigkeit erheben. Bei einem großen Teil bleibt die zu erwartende Abweichung nach Spülung in dem Arm auf der Defektseite aus (vgl. Szász und v. Podmaniczky). Bei anderen dagegen tritt umgekehrtes Vorbeizeigen im gleichnamigen Arm, bei manchen eine falsche Reaktion oder Ausbleiben der Zeigereaktion im anderseitigen Arm auf.

---

[1] v. Podmaniczky: Stirnhirn und Körpergleichgewicht. Dtsch. Zeitschr. f. Nervenheilk. Bd. 67. 1920.

[2] Vgl. Noehte: Über Nystagmus bei Verletzung des Fußes der 2. Stirnwindung. Dtsch. med. Wochenschr. 1915, Nr. 41.

Es bedarf noch [wie Albrecht[1]) mit Recht betont] eingehender systematischer Studien zur Lösung des Problems der pathologischen Reaktion im Gleichgewichtsapparat bei Stirnschädigung durch die indirekte Reizung vom Ohr aus.

Nach den Untersuchungen von Trendelenburg[2]) ist es möglich, eine temporäre Ausschaltung von Hirnteilen durch Abkühlung der Großhirnrinde vorzunehmen. Der Versuch wurde durch Haut und Narbe hindurch an Stirnhirndefekten zuerst von Szász und v. Podmaniczky[3]) (und gleichzeitig unabhängig von ihnen von Albrecht) durch Aufspritzen von Chloräthyl durchgeführt und später von Blohmke und Reichmann[4]) und von Mann[5]) wiederholt. Unzugänglich für die Beeinflussung durch Vereisung sind natürlich die orbitalen und medianen Rindenteile.

Die Resultate der Versuche der Autoren sind sehr verschieden. Szász und v. Podmaniczky finden bei intaktem Vestibularapparat nach Vereisung doppelseitiges Vorbeizeigen nach der dem Defekt entgegengesetzten Seite, Blohmke und Reichmann berichten unter 7 abgekühlten Fällen 5 positiv reagierende, und zwar 4 mit Vorbeizeigen des gekreuzten Armes nach der entgegengesetzten Seite, 1 Fall mit Abweichen des gleichseitigen Armes nach außen. Mann findet in 6 Fällen Abweichen des gekreuzten Armes nach außen, Albrecht (l. c.) unter 7 Fällen 2 mit Vorbeizeigen des gekreuzten Armes nach außen.

Unter unseren Stirnhirnfällen[6]) war bei Abschluß dieser Schrift an 34 Fällen die Vereisung des Defektes vorgenommen worden; darunter waren 26 negative (Nichtvorbeizeigende) und 8 positive. Unter den positiven Fällen zeigten 4 mit dem gleichseitigen Arm vorbei, jedoch nicht mit dem gekreuzten, und zwar 3 nach außen, 1 Fall (auch bei mehrfacher Prüfung) nach innen. 2 Fälle hatten gekreuztes Vorbeizeigen, in 2 Fällen war Vorbeizeigen mit beiden Armen vorhanden, einmal gleichseitig nach der dem Defekt entgegengesetzten Seite, einmal divergent (nicht psychogen!)[7]).

Unter den 8 positiven Fällen hatten 2 vollkommen normales Spontan- und Reaktionszeigen, 3 Fälle normales Spontanzeigen und abnorme Bárányreaktion, 2 Fälle hatten pathologisches Spontan- und Reaktionszeigen; bei 1 Fall ist die Bárányspülung nicht gemacht worden.

In letzter Zeit wurden während der Abkühlungswirkung auch der Rombergsche Versuch und das Abweichen beim Gehen mit geschlossenen Augen geprüft. In 2 Fällen (siehe Fall Ia der Kasuistik!) zeigte sich ein deut-

---

[1]) Albrecht, W.: Über die Beeinflussung des Bárányschen Zeigeversuches vom Großhirn aus. Arch. f. Ohren-, Nasen- u. Kehlkopfheilk. Bd. 106, H. 1. 1920.

[2]) Trendelenburg, W.: Untersuchung über reizlose vorübergehende Ausschaltung am Zentralnervensystem. Pflügers Arch. f. d. ges. Physiol. Bd. 135, I. Mitteil.; Bd. 137, II. Mitteil.

[3]) Szász und v. Podmaniczky: Über die Beziehungen des Stirnhirns zum Zeigeversuch. Neurol. Centralbl. 1917.

[4]) Blohmke und Reichmann: Vorbeizeigen bei Stirnhirnläsion. Internat. Zentralbl. f. Ohrenheilk. Bd. 16, Nr. 2 und 3. 1918. — Beitrag zur differentialdiagnost. Bedeutung des Bárányschen Zeigeversuchs. Arch. f. Ohren-, Nasen- u. Kehlkopfheilk. 1917.

[5]) Mann, M.: Der Zeigeversuch bei Stirnhirnläsion. Passows Beiträge Bd. 13.

[6]) Für die Durchführung der otologischen Untersuchungen und die Unterstützung bei den Vereisungsversuchen bin ich Herrn Prof. Dr. L. Haymann und Herrn Assistenten Dr. J. Beck von der Universitätsohrenklinik in München zu Dank verpflichtet.

[7]) Ueber 50 an der Münchner Anstalt vereiste Fälle vgl. Emy Metzger, Das Stirnhirn im zentralen Gleichgewichtsapparat, Dissert. München 1922 (Maschinenmanuskript).

liches einseitiges Schwanken nach der Seite der Vereisung, das nach dem Auftauen wieder verschwand. Es ergibt sich daraus die Frage, ob eine „Frontalataxie" durch direkte Beeinflussung des Stirnhirns experimentell erzeugt werden kann.

In bezug auf die Untersuchung der vorliegenden Fragen erscheint uns die Forderung Albrechts nur solche Fälle zur Untersuchung heranzuziehen, die kein abnormes Spontan- und Reaktionszeigen haben, nicht ganz richtig. Es muß vielmehr das pathologische Spontanzeigen und die krankhafte Vestibularreaktion gegen die Vereisungsreaktion abgeglichen werden. Zur Entscheidung über die Wirkung kompensierender Einflüsse ist es wichtig zu erfahren, ob kurz nach der Verletzung, also nach Aufhören der Diaschise und vor Eintreten der Kompensation ein spontanes Vorbeizeigen (wie in dem Fall von J. H. Schultz) vorhanden war, das später wieder verschwunden ist. Zur Entscheidung der Frage über den Zusammenhang des Stirnhirns mit dem Vestibularapparat oder Kleinhirn muß die bei Kopfverletzten so häufige isolierte Schädigung des Vestibularapparates (Labyrintherschütterung, Erkrankung des inneren Ohres usw.) ausgeschaltet und von der Stirnhirnwirkung abgetrennt werden.

Unsere Ergebnisse zeigen, daß in jeder Gruppe von Stirnhirnverletzten mit Schädeldefekt, bei denen durch den Defekt hindurch das Stirnhirn durch Abkühlung beeinflußt wird, eine Zahl von Fällen mit Abweichungen des Zeigeversuches bei der Abkühlung vorhanden sind. In unserer Gruppe finden sich Fälle mit gleichseitigem, ungleichseitigem und doppelseitigem Vereisungszeigen nach der Seite des Defektes und nach der entgegengesetzten Seite. Dies spricht dafür, daß alle in der Literatur angegebenen Reaktionsformen tatsächlich vorkommen und die Verschiedenheit der Resultate nicht etwa durch einseitige Einstellung der Untersucher bedingt zu sein braucht.

Für die positiven Fälle ist der von Albrecht aufgestellte Satz richtig: Nach Vereisung kann „der Defekt im Richtigzeigen nur durch die regionäre Lähmung der abgekühlten Großhirnteile erklärt werden, gleichgültig, was sonst für Veränderungen im Gehirn vorliegen". Der Einwand gegen die spezifische Wirkung der Vereisung, daß sie nämlich Schockwirkung sei, fällt weg, weil der Schock auch bei negativen Fällen vorhanden sein müßte. Die Nähe eines Defektes an der benachbarten Zentralwindung macht für den positiven oder negativen Ausfall der Vereisungsreaktion nichts aus. Die Tendenz nach der „Gelenkmittelstellung" wie bei Vorbeizeigen nach Vereisung im Bereiche der Zentralwindung [Seng[1])] trifft für die Stirnhirnfälle nicht durchweg zu, da auch ein einwandfreier Fall mit Vorbeizeigen nach innen beobachtet ist.

Über die negativen Fälle ist ein gleich sicheres Urteil nicht auszusprechen. Zweifellos tritt in einem großen Teil der negativen Fälle deshalb keine Reaktion nach Vereisung ein, weil eben kein darunterliegendes funktionierendes Gewebe vorhanden ist, das durch die Vereisung affiziert werden kann, sondern eben nur eine Narbe. An unserem Material ist gerade auffallend, daß die Fälle mit großen und breiten Defekten auf die Vereisung nicht reagieren, während Fälle mit kleinen Knochendefekten ohne Verletzung der Dura, mit zweifelhafter Hirnläsion unter

---

[1]) Seng: Der Báránysche Zeigeversuch. Internat. Zentralbl. f. Ohrenheilk. Bd. 19. 1921.

ihrem Knochendefekt positiv reagieren. — Andererseits ist aber nicht auszuschließen, daß in einem Teil der Fälle die Haut- und Narbenbedeckung des Defektes nach Breite und Tiefe nicht genau zu bestimmen ist (Seng), und daß eine dicke Narbe die Affektion auch eines funktionierenden Rindenteiles durch die Vereisung verhindert. Ferner ist es auch nicht sicher, ob eine Vereisungsreaktion von jedem Punkt der Stirnhirnrinde aus, selbst wenn er intakt ist, ausgelöst werden kann.

Wenn also Albrecht der Ansicht ist, daß das Falschzeigen nach Vereisung bei vorherigem Richtigzeigen ausschließlich auf die Affizierung des Stirnhirns zurückzuführen ist, so ist seine Anschauung, daß „dieses Falschzeigen als die Folge einer organischen Schädigung anzusehen" ist, nur dann verständlich, wenn sie so gemeint ist, daß die organische Schädigung künstlich durch die Vereisung hervorgerufen ist, nicht dagegen, wenn man sie so auffassen soll, daß das Falschzeigen nach Vereisung das Zeichen für eine vorausgegangene Hirnläsion ist. Die positive Vereisungsreaktion, wie sie auch ausfällt, ist doch ein Beweis für die Affektion von funktionierendem Hirngewebe, mithin ein Zeichen für das Intaktsein des Stirnhirngewebes oder wenigstens für eine nur geringe Schädigung desselben durch die Verletzung. Mithin wäre eine gutachtliche Verwendung des positiven Vereisungsausfalles bei fraglichen Fällen im Sinne einer vorausgegangenen Stirnhirnläsion ein Fehler.

Die Vereisung von Stirnhirngewebe stellt also eine Art von „Blockierung" funktionierender Bestandteile an dem Gesamtapparat dar, der zur Aufrechterhaltung des Stand- und Bewegungsgleichgewichtes der Extremitäten notwendig ist. (Inwieweit das Stirnhirn auch für das Rumpfgleichgewicht von Bedeutung ist, werden erst weitere Untersuchungen zeigen müssen.) Die theoretische Frage, die auch von Blohmke und Reichmann aufgeworfen wird, ob das Stirnhirn ein übergeordneter Funktionsanteil für das Kleinhirn sei, etwa als „Großhirnstelle" desselben, oder ob sie als Großhirnstelle des Vestibularapparates zu betrachten ist, läßt sich gegenwärtig noch nicht restlos lösen. Die erste Ansicht ist enthalten in den Theorien von Anton und Zingerle und von Bruns, während für letztere Udvarhély[1]), Szász und v. Podmaniczky u. a. eintreten. Die bisherigen Untersuchungen mit dem Abkühlungsversuch scheinen sehr für die Theorie der Kleinhirnzuordnung zu sprechen. Da jeder Vestibularapparat eindeutig richtungsbestimmend für beide Körperhälften ist, so sprechen die Vereisungsreaktionen, die nur an einer Körperseite auftreten, gegen die Zuordnung des affizierten Stirnhirnteiles zu einem Labyrinth. Dagegen ist die Reaktion wohl mit der Auffassung der funktionellen Verbindungen des getroffenen Stirnhirnteiles mit einer Kleinhirnhemisphäre verträglich. Freilich stimmen die Vereisungseffekte nicht ganz mit der aus den Tierversuchen erschlossenen Theorie von Mingazzini und Polimanti[2]) überein, daß jede Stirnhirnhälfte ausschließlich mit der gegenüberliegenden Kleinhirnhemi-

---

[1]) Udvarhély, Über den ursächlichen Zusammenhang der nach Schädelverletzung auftretenden Zeigedifferenzen und der tonushemmenden Wirkung der Großhirnrinde. Dtsch. Zeitschr. f. Nervenheilk. Bd. 63. 1919.

[2]) Mingazzini und Polimanti, Über die physiologischen Folgen der sukzessiven Excision eines Stirnhirnlappens und einer Kleinhirnhemisphäre. Monatsschr. f. Psychiatrie u. Neurol. Bd. 20, H. 5. 1906.

s p h ä r e verbunden sei. Es ist wahrscheinlich, daß a u c h, wie das ungekreuzte Vorbeizeigen beweist, V e r b i n d u n g e n e i n e r S t i r n h i r n h ä l f t e m i t d e r gleichseitigen K l e i n h i r n h e m i s p h ä r e vorhanden sind (vgl. B l o h m k e und R e i c h m a n n). Ist das aber der Fall, so ist auch die doppelseitige Reaktion auf die Defektvereisung aus der ausschließlichen Affektion der Stirnhirn-Kleinhirnbahn verständlich. Es spricht also auch das doppelseitige Vorbeizeigen, das sich bei einigen unserer positiven Vereisungsfällen ebenso wie bei den Fällen von S z á s z und v. P o d m a n i c z k y ergibt, nicht unbedingt für die direkte Verbindung des Stirnhirns mit dem Vestibularapparat. Auf diese Weise wird auch die Erregbarkeit beider Labyrinthe durch thermische Reize trotz der doppelseitigen Vereisungsreaktion bei S z á s z und v. P o d m a n i c z k y leichter erklärlich. — Freilich kann die Frage nur durch weitere Erfahrungen einer Lösung nähergebracht werden.

Es bleibt noch zu untersuchen, wie die V e r e i s u n g s r e a k t i o n a m N o r m a l e n nach Trepanation der knöchernen Hirndecke (z. B. nach Stirnhöhlenoperation mit Wegnahme der hinteren Stirnhöhlenwand usw.) sich verhält. Ein solcher Fall ist uns bisher nicht zugänglich gewesen. — Weiterhin muß die Zuordnung der verschiedenen Stirnhirnteile zum Kleinhirnsystem untersucht werden. Es muß bestimmt werden, ob ein topographisch festgelegter Stirnhirnteil bei verschiedenen Individuen mit normalem Hirngewebe zu einheitlicher oder verschiedener Reaktion führt, und ob in bezug auf die positive und negative Reaktion zwischen verschiedenen Regionen der Stirnhirnrinde beim Normalen Unterschiede bestehen.

Fassen wir die vorläufigen Resultate der Untersuchungen über das Verhältnis des Stirnhirns zum Gleichgewicht kurz zusammen:

1. *Es ist sicher, daß die Stirnhirnrinde zu den funktionierenden Gliedern im zentralen Gleichgewichtsapparat gehört.*

2. *Die Zuordnung der Stirnhirnrinde zu den Funktionen des Stand- und Bewegungsgleichgewichtes der Extremitäten ist experimentell sichergestellt. Es bestehen experimentelle Hinweise darauf, daß auch das Rumpfgleichgewicht in einer Beziehung zum Stirnhirn steht. (Die Frage ist jedoch nicht entschieden.)*

3. *Die Vereisung einer Stirnhirnstelle kann gleichseitiges und gegenseitiges Vorbeizeigen nach außen und innen, ferner auch doppelseitiges Vorbeizeigen hervorrufen. Warum jeweils eine bestimmte Richtung bevorzugt ist, kann gegenwärtig nicht bestimmt werden. Vielleicht spielen topographische Differenzen in der Stirnrinde eine Rolle.*

4. *Es ist nach den Experimenten wahrscheinlich, daß die Stirnhirnrinde als übergeordneter Funktionsanteil („Zentralstelle") für das Kleinhirn, und zwar als Endglied der zu- und abführenden Stirnhirn-Kleinhirnbahn (Bruns, Anton und Zingerle) anzusehen ist und nicht als Großhirnanteil für den Vestibularapparat (Udvarhély, Szász und v. Podmaniczky).*

5. *Ob die ganze Stirnhirnrinde oder nur einzelne Teile derselben als Gleichgewichtsorgane funktionieren und in welcher Weise sie funktionieren, ist gegenwärtig nicht festzustellen.*

2. Störungen des Bewegungsapparates.

Störungen der konjugierten A u g e n b e w e g u n g e n wurden bei mehreren Stirnhirnverletzten beobachtet, und zwar meist eine Einschränkung der Augapfelbewegung nach beiden Seiten sowie nach oben und unten. Sie lassen sich auch als psychogene Fixierungen längere Zeit nach der Verletzung bei einigen Fällen nachweisen. Solche Störungen wurden in bevorzugter Weise bei Stirnhirnverletzten gefunden.

Bei Fall 1 zeigte sich nach Verletzung der linken 1. und 2. Stirnwindung eine Störung der Augenbewegung von der Form, daß Erschwerungen der Blickbewegung nach links mit besonderem Betroffensein des linken Bulbus (ähnlich einer Abducensparese) auftraten.

Über eine Zuordnung des Motoriums der Rückenmuskulatur zum Stirnhirnpol, wie sie Bruns offenbar im Anschluß an die Tierversuche von Munk behauptet, konnten an unserem Material keine Beobachtungen gemacht werden. In der Literatur findet sich eine Bemerkung von M. Mann[1]), der bei Vereisung des Stirnhirnpols den „festen Tonus der Rückenmuskulatur im Stehen in eine Menge von Einzelzuckungen" sich auflösen gesehen zu haben angibt.

Störungen der Schreibbewegungen, wie sie Rothmann und K. Goldstein (letzterer als „reine Agraphie") dem Stirnhirn zuordnen, sind von uns nicht gesehen worden. Auch apraktische Symptome, wie sie Hartmann gesehen hat, fehlen bei unseren reinen Präfrontalverletzten.

Bewegungsstörungen, die dem Bilde der Striatumerkrankungen entsprechen (Starre, Propulsion, Zwangsweinen), haben wir auf der Abteilung bei einem Fall von Tumor der linken Präzentralgegend mit Kompression der 2. Stirnwindung (neben anderen Symptomen) gesehen. Die Sektion ergab makroskopisch undeutliche Konturen im linken Linsenkernbereiche, offenbar durch Druck des walnußgroßen Sarkoms, bei der histopathologischen Untersuchung jedoch keine Strukturveränderung in den Stammganglien. O. Förster[2]) nimmt an, daß bei Schädigung der fronto-ponto-cerebellaren Leitung ein dem Pallidumsyndrom nahezu analoges oder doch recht ähnliches Syndrom (Haltungsanomalien, Dehnungswiderstände der Muskeln, kataleptisches Verhalten der Glieder, Nachdauer der willkürlichen Kontraktion), speziell bei Affektion der präzentral gelegenen Teile der 1. und zum Teil auch der 2. Stirnwindung vorkommt. Dagegen findet P. Schuster[3]) bei den Sektionen zweier Fälle von Stirnhirntumor mit striären Störungen anatomische Veränderungen im Linsenkern, die den Funktionsschaden hinreichend erklärt. Schuster glaubt auch die Parkinsonsymptome in dem Fall (Stirnhirntumor) von Boström (X. Jahresvers. dtsch. Nervenärzte 1920, Dtsch. Zeitschr. f. Nervenheilk. 1921, H. 1/3) auf den Linsenkern beziehen zu können. Bei dem Fall von Wexberg, der bei der Sektion keinen Linsenkernbefund ergab, die die striatumähnliche Bewegungsstörung erklären kann, reicht der Tumor in die Zentralgegend hinein. — Auch Dimitz und Schilder (Med. Klinik 1922, H. 9) können bei ihrem akinetischen Tumorfall mit Tremor die Striatumwirkung nicht unzweideutig ausscheiden.

---

[1]) Neurol. Centralbl. Bd. 39, S. 650. 1920.
[2]) Foerster, O.: Zur Analyse und Pathophysiologie der striären Bewegungsstörungen. Zeitschr. f. d. ges. Neurol. u. Psychiatrie Bd. 73, H. 1, S. 73. 1921.
[3]) Schuster, P.: Kann ein Stirnhirntumor das Bild der Paralysis agitans hervorrufen? Zeitschr. f. d. ges. Neurol. u. Psychiatrie Bd. 77, H. 1. 1922. Dortselbst die einschlägige Literatur. Vgl. auch Hoffmann und Wohlwill: Parkinsonismus und Stirnhirntumor. Zeitschr. f. d. ges. Neurol. u. Psychiatrie Bd. 79. 1922.

Die von Kleist beschriebene isolierte Kontraktionsnachdauer nach Willkür-
bewegungen hält auch Schuster für ein Stirnhirnsymptom.

Für die von uns beobachteten Spätfälle nach Stirnhirnverletzung sei bemerkt, daß Störungen des Bewegungsapparates
striärer oder anderer Natur nicht beobachtet worden sind. Aber
selbst wenn man Störungen der Bewegungsabläufe dem Stirnhirn zuordnet,
so dürfen doch der „Mangel an Antrieb", katatonische Symptome usw. bei
Stirnhirnschädigung noch nicht zu den Bewegungsstörungen gerechnet werden.
— Es besteht unserer Auffassung nach vorläufig die Ansicht Schusters zu
Recht, daß man „den Mangel an Antrieb bei den Stirnhirnaffektionen als einen
mehr psychischen, dagegen bei Paralysis agitans als einen mehr somatischen"
bezeichnen kann. Die psychologische Abgrenzung wird später erfolgen.

3. Reflexstörungen.

Das von J. H. Schültz[1]) beschriebene Fehlen des einen Bauchdeckenreflexes bei frischen Stirnhirnverletzungen konnte in nicht häufigen Fällen auch
bei solchen Kranken festgestellt werden, die erst längere Zeit nach der Verwundung untersucht wurden.. Die Herabsetzung oder Aufhebung des Reflexes
war allerdings nicht in allen Fällen gleichseitig mit der Verletzungsstelle am
Schädel, sondern wurde auch auf der anderen Seite beobachtet[2]).

Bei dem im dritten Abschnitt beschriebenen Fall M. Jb. ließ sich diese
Differenz des Bauchdeckenreflexes lange Jahre nach der Verletzung bei vielen
Untersuchungen konstant nachweisen. Eine Erklärung dieses Phänomens ist
nicht möglich. Über Hyporeflexie einer Körperseite (gleich- oder gegenseitig)
nach Stirnhirnschaden ist an unserem Material nichts in Erfahrung gebracht
worden.

4. Geruchsstörungen.

Anosmie, ein- und doppelseitig, ist bei einem Teil der Fälle vorhanden.
Der (für die Tumordiagnose wichtige) Ausfall ist hervorgerufen entweder
durch eine Schädigung der peripheren Teile des zentralen Geruchsapparates,
also der Geruchsfäden bei ihrem Austritt aus dem Siebbein, oder des Bulbus
oder Tractus olfactorius. Bei den Verletzungen ist zumeist eine Fraktur der
Schädelbasis an dem Schaden die Ursache. Über die Beziehungen zu der Geruchs-
rinde bei diesen Verletzungen geht aus unseren Erfahrungen nichts hervor.

5. Vasomotorische Störungen, Triebstörungen u. a.

Vasomotorische Hyporeflexie, wie sie J. H. Schultz an seinem Falle
gesehen hat, sind uns bei Spätfällen nicht in besonderer Weise aufgefallen. Dagegen kommen in verschiedenen Fällen erhebliche vasomotorische Störungen
in Form von ständiger blauer Verfärbung des Gesichtes, der Hände und Füße
mit erhöhter Neigung zu Schweißen usw. häufig vor, ohne daß eine Mitbeteiligung der Zentralgegend oder anderer Teile des zentralen oder peripheren Nerven-

---

[1]) Schultz, J. H.: 5 neurologisch bemerkenswerte Hirnschüsse. Monatsschr. f. Psychiatrie u. Neurol. Bd. 38. 1915.

[2]) Vgl. auch Sittig (Med. Klinik 1916, Nr. 41) und Allers: Über Schädelschüsse.
Berlin 1916. Fehlen des dem Stirnhirnschaden kontralateralen Bauchdeckenreflexes wird
schon von Grainger-Steward (The Lancet 1906; zit. nach Oppenheim) beschrieben.

systems festgestellt wurde, oder die Symptome auf psychogene Einflüsse zurückgeführt werden konnten.

Über Polyphagie und sexuelle Impotenz, die bei Stirnhirnschädigung beobachtet sind, siehe spätere Ausführungen (S. 140f.). Die von Langelaan und Beyerman beschriebenen Atemstörungen bei Stirnhirnaffektion sind bei unseren Fällen bisher nicht gesehen worden.

6. Amusische Störungen.

Störungen amusischer Natur sind in der Literatur mehrfach auf das Stirnhirn bezogen worden. L. Withney[1]) hat bei einem Fall von großem Endotheliom des Stirnhirns bei einem musikalischen Menschen außer sonstigen Störungen auch einen Verlust seiner musikalischen Fähigkeit bemerkt. An Hirnverletzten haben L. Mann, K. Mendel, M. Mann, H. Förster, Rohardt[2]) „amusische Störungen" gefunden, und zwar ausschließlich bei Verletzung der rechten Stirn- bzw. Scheitelgegend. K. Mendel[3]) sucht die Lokalisation dieser Störung, die „motorische Amusie" genannt wird, im Fuß der rechten 2. Stirnwindung. Die Kranken dieser Art verlieren nach Angaben der Autoren bei erhaltenem Musikverständnis die Fähigkeit zur Reproduktion und Produktion musikalischen Besitzstandes. Rohardt will die musikalische Leistungsherabsetzung durch Chloräthylvereisung der rechten 2. Stirnwindung durch den Defekt hindurch noch vergrößert haben.

Auch bei uns ist eine Störung der musikalischen Produktion durch Untersuchung gefunden worden. Es ist dies der Fall A. Ra., dessen psychischer Zustand im dritten Abschnitt genauer analysiert wird. Die besonderen Umstände bei diesem Kranken ließen jedoch eine vollkommene Analyse der Störung nicht in hinreichendem Maße zu. Doch konnte immerhin nicht nur eine Unfähigkeit in der Produktion von Liedern, sondern auch in der Bildung von einfachen rhythmischen Gestalten (Klopfrhythmen) festgestellt werden.

Die Zuordnung zur rechten Hemisphäre ist jedoch nicht ganz unbestritten. S. E. Henschen[4]) kommt nach einer Untersuchung, die sich über 100 Sektionsfälle erstreckt, zur Anschauung, daß Störungen des Singens durch Schädigung im Fuß der linken 3. Stirnwindung, etwas fronto-ventral vom Brocaschen Zentrum erfolgt, während „instrumentale Amusie" mit Verletzung des Fußes der rechten 2. Stirnwindung in Verbindung gebracht wird. Nun wird eine psychologische Erfassung des Gegenstandes sich, wenn sie einen Rückfall in die alte „Vermögenslehre" vermeiden will, nicht mit der Lokalisation der musikalischen Produktion nach ihren Einzelleistungen in ein „Gesangszentrum" (Störung: Avokalie nach H.) und in ein „Zentrum für instrumentale Musik" (Störung: Musikapraxie nach H.) bescheiden. Doch bleibt an den Untersuchungen Henschens immerhin bedeutungsvoll, daß die Gesangsproduktion, wohl die

---

[1]) Whitney, L.: Worcester hosp. papers 1912/1913.

[2]) Rohardt: Ein Fall von motorischer Amusie. Neurol. Centralbl. 1919. Dortselbst Angabe und Besprechung der Literatur.

[3]) Mendel, K.: Neurol. Centralbl. 1916, S. 354. — Mann, M.: Neurol. Centralbl. 1917, S. 149. — Förster, H.: Neurol. Centralbl. 1918, S. 432.

[4]) Henschen, S. E.: Über Sprach-, Musik- und Rechenmechanismen und ihre Lokalisation im Großhirn. Zeitschr. f. d. ges. Neurol. u. Psychiatrie Bd. 52. 1919.

Leistung, an der durchweg die Prüfung auf „motorische Amusie" durch die früheren Forscher vorgenommen worden war, hier gerade der li nke n Hemisphäre zugeordnet wird.

Gegen ein vollkommenes Losgelöstsein der musikalischen Leistung von den Sprachfunktionen spricht ja auch der Umstand, daß in der Umgangssprache eine Reihe von musischen Momenten vorhanden sind, so Melodik, Rhythmus, Dynamik usw.[1]). Bevor aber ein pathologischer Sammelbegriff wie die „motorische Amusie" festgelegt werden kann, der auch psychologisch etwas bedeuten soll, müssen die Untersuchungen über die mit Sprache verbundenen musikalischen Leistungen (Singen) hinausgehen und sich auch auf die rein musikalischen Momente gesondert erstrecken, z. B. auf Takt und Zeitmaß, Töne, Klänge, Geräusche, Konsonanz, Konkordanz, Akkordbildung, melodische Gestalten, Komplexe in der Kontrapunktführung usw., also auf musikalische Gestalt- und Komplexbildung, wie sie durch die Forschungen von C. Stumpf und F. Krueger eingeleitet worden sind. Der Problemumfang ist groß, die Untersuchungen aber besonders schwierig, weil die musikalische Eignung und die Vorbildung des zu untersuchenden „Amusischen" vor der Schädigung bekannt sein und beim Ausfall der Reaktionen Berücksichtigung finden müssen. Ein geeigneter Fall, der eine eingehendere Analyse verdient hätte, ist unter unserem Material nicht vorhanden gewesen.

Zusammenfassend läßt sich über die bisher besprochenen Funktionsstörungen bei Schädigung der Stirnhirngegend (unter Ausschaltung der Region für Sprechen und Handeln), soweit sie sich an Hirnverletzten erschließen lassen, sagen, daß mit Sicherheit eine Beziehung der Stirnlappen zum Gleichgewichtsapparat und der Blickstatik und -bewegung anzunehmen ist, daß aber die Einordnung der musischen Funktionen und der Bewegungen der Rückenmuskulatur sowie sonstige Bewegungsstörungen als unsicher betrachtet werden müssen. Was die Reflex- und Gefäßstörungen sowie die Störungen der Triebe (Polyphagie, Impotenz) nach Stirnhirnverletzung betrifft, so lassen sie noch keine räumliche Zuordnung innerhalb der Großhirnrinde zu. Inwieweit nun freilich alle diese Funktionsstörungen nicht nur mit dem Stirnhirn im grob anatomischen, sondern mit dem im cytoarchitektonischen Sinne (vgl. 4. Abschnitt) im Zusammenhang stehen, bleibt späteren Forschungen überlassen.

II. Hypomanieähnliche Verstimmungen.
Fall III.

A. Gr., geb. 6. VII. 1898. Vater an Rippenfellentzündung gestorben, Mutter lebt, gesund. 6 gesunde Geschwister. Keine Nerven- und Geisteskrankheiten in der Familie. Keine Kinderkrankheiten, mäßiger Schüler, nach der Schule das Maurerhandwerk erlernt. Nach der Lehrzeit als Maurer bei 4 Firmen beschäftigt, konnte stets gut arbeiten, war nie ernstlich krank. Hat öfter einen Rausch gehabt, war nie geschlechtskrank. Auszug aus dem Strafregister ergibt 14tägige Gefängnisstrafe wegen Vergehens des Nötigungsversuches.

1. XII. 1917 als Pionier ins Feld.

Dez. 1917 3 Wochen wegen „Lungenerkrankung" in Revierbehandlung.

29. IV. 1918 verwundet durch Granatsplitter an der rechten Stirnseite. Sofort 10—15 Min. lang bewußtlos. Verband durch Kameraden. Auf der Hauptkrankensammelstelle erneuter Bewußtseinsverlust, angeblich 8 Tage lang gedauert.

---

[1]) Vgl. Einschlägiges in Schriften von A. Pick über Aphasie; ferner Isserlin, M.: Psychologisch-phonetische Untersuchungen. Allg. Zeitschr. f. Psychiatrie Bd. 75.

15. IV. bis 5. V. 1918 Feldlazarett. Aus dem Befund: In der Mitte ein Querfinger über der Stirnhaargrenze eine 8 cm lange, 4 cm breite, klaffende Wunde, aus der sich Blut, Gehirnmasse und Knochensplitter in großer Menge entleeren. Pat. ist klar. Gibt normale Antworten. Keine Lähmung.

29. IV. 1918 Operation. Erweiterung der Knochenwunde. Entfernung einer großen Menge von Knochensplittern aus der Tiefe.

5. V. 1918 „... krampfhafte Anfälle".

10. V. 1918 Prolaps.

25. V. 1918. Pat. hat gestern abend unter sich gehen lassen.

27. V. 1918. Wunde sieht sehr gut aus, Gehirn etwas vorgewölbt, gut pulsierend. Läßt immer noch unter sich gehen und beschmutzt mit Bösartigkeit das Bett.

1. VII. 1918. Prolaps vollkommen zurückgegangen.

19. VII. 1918. Wunde mit Schorf bedeckt.

24. VII. 1918. In ein Heimatslazarett überwiesen.

10. I. 1919 (1 Jahr, 1 Monat nach der Verwundung) als kriegsuntauglich entlassen. E.-B. 40%.

26. III. 1919. Erster epileptischer Anfall. Lazarettaufnahme. In der Folge mehrfach epileptische Anfälle.

1. IV. 1919. Wiederholt Aufregungszustände, verläßt das Bett, schlägt um sich. Es zeigt sich die Notwendigkeit, ihn in eine Isolierzelle zu verbringen.

25. IV. 1919. Operation. Ausschneidung der Hautnarbe, die mit Dura und Gehirnoberfläche fest verwachsen ist. Plastische Deckung des Knochendefektes. Epileptische Anfälle in der Folgezeit nicht mehr aufgetreten. Doch ist Pat. seit der Operation sehr leicht erregbar.

25. X. 1919. Geheiratet. Frau angeblich unterleibsleidend. Mehrere Abgänge, keine Kinder.

13. II. 1920. Von einer Emailfabrik trotz monatlicher Kündigung auf der Stelle entlassen, angeblich, weil er mit einem Vorgesetzten in einen Wortwechsel geraten ist. Arbeitet wieder als Maurer.

4. IX. 1920. Gibt die Arbeit als Maurer wieder auf, weil er in der Kälte im Freien nicht gut arbeiten kann.

22. VIII. 1921. Vom Versorgungsamt wegen hochgradiger Nervosität und Kopfschmerzen dem Krankenhaus für Hirnverletzte in München zugewiesen.

Aus dem Befund: Der größere Teil der rechten Stirnhälfte von einer breiten 9 : 7,5 cm großen Narbe eingenommen, die mit dem Knochen verwachsen ist. Nach dem Röntgenbefund ein fast handtellergroßer Defektschatten mit einer größeren Anzahl von Knochenschatten aus dem Transplantat. Innere Organe o. B., neurologisch nichts Besonderes. Bei Prüfung des Gleichgewichtsapparates keine Spontanerscheinungen von seiten des Vestibularis. Drehversuch normal. Bei kalorischer Prüfung geringe Herabsetzung der Erregbarkeit vom linken Ohr aus, undeutliches Vorbeizeigen links, deutlich rechts nach außen. Rechtes Ohr normale Erregbarkeit, ganz geringes Vorbeizeigen nach rechts. Bei Vereisung des Defektes nach Szász und Podmaniczky kein Vorbeizeigen.

Aus dem psychischen Verhalten fällt auf, daß der Mann dauernd in einer leichten heiteren Erregung ist. Er ist geordnet und orientiert, dem Arzt gegenüber stets zugänglich, spricht rasch mit lauter Stimme in etwas polterndem Tonfall, oft wie in verhaltenem Grimm. Mit den Mitpatienten verträgt er sich im allgemeinen gut. Bei geringer Reizung gerät er in heftigen Zorn, ist aber dann auf suggestives Zureden oft momentan zu besänftigen und zeigt dann keine Nachwirkung der vorausgegangenen Erregung. Einmal erscheint er bei dem Schreiber, erzählt ihm, daß er um Urlaub bitten müsse, da er einen Brief von seiner Frau erhalten habe, daß sie sein ganzes Mobiliar zu Hause verkaufen und selbst zur Arbeit gehen müsse. Er müsse unbedingt Urlaub haben, da er seiner Frau das Messer in den Leib rennen müsse. Als der Arzt erschien, war er noch in lebhaftem Affekt, war aber sofort besänftigt und damit einverstanden, daß seine Frau bestellt werde, um die Sache vernünftig zu regeln.

Ein andermal äußert er auf die Frage, ob er gut aufgelegt sei, „jawohl, da muß man schon lustig sein, wenn man verheiratet ist und sich so viel ärgern muß". Über sein Verhältnis zu seiner Frau äußert er sich später einmal, daß sie ja viel mit ihm auszufressen gehabt habe, aber gewiß selber nicht schuldlos sei.

Bei der klinisch-psychologischen Untersuchung zeigt Gr. sich intellektuell nicht geschädigt, hat eine rasche und gute Auffassungsgabe. Gedächtnis und Denkleistung normal, Aufmerksamkeitsversuch sehr gut. Es fällt auf, daß der Kranke bei Aufgaben, die ihm momentan schwer erscheinen, zunächst in plötzlicher Aufwallung die Lösung ablehnt und sagt, das könne er nicht, auf Zureden die Leistung aber ohne weiteres vollbringt. Wenn ihn der Versuch interessiert, ist er sehr willig, wenn nicht, aufgeregt.

Zusammenfassend ständige heitere und gelegentlich zornmütige Grundstimmung. Neigung zu plötzlichen heftigen Zornaffekten mit sehr raschem Abfall ohne Nachwirkung. Starke fremdpsychische Beeinflußbarkeit.

Fall IV.

P. Schr., geb. 5. VII. 1888. Vater an Kehlkopfleiden gestorben, Mutter gesund. 5 gesunde Kinder. Als Kind Masern und Lungenentzündung, normale Entwicklung, in der Schule gut gelernt. Nach der Schule zunächst Kaufmann, dann Anstellung beim Magistrat seiner Vaterstadt. Nichtraucher, Alkohol sehr mäßig. Geschlechtskrankheiten verneint; ledig. Nach Aussagen einer Schwester auch früher schon heiterer Natur, als Knabe lebhaft, später sehr religiös, Naturfreund, Redner, Sänger, guter Arbeiter.

19. IX. 1916 als Infanterist ins Feld.

13. X. 1916 verwundet durch Gewehrgranate. In der linken Stirngegend hart neben der Mittellinie (1. Stirnwindung). Sofort einige Minuten bewußtlos. Hat das Gefühl gehabt, als wenn er in die Luft fahren würde. Keine Lähmung, keine Sprachstörung.

14. X. Feldlazarett, dort Operation.

26. III. 1917. Als Armierungssoldat wieder an die Front. Alsbald wegen Unfähigkeit, Schanzarbeiten zu leisten, wieder in die Heimat zurück.

30. XI. 1917. Entlassung aus dem Heere mit einer E.-B. von 60%.

Am 4. III. 1918 erster epileptischer Anfall. In der Folge sehr häufige epileptische Zustände.

6. IV. 1921 stellt er sich, auf einer Erholungsreise begriffen, im Lazarett für Hirnverletzte in München vor. Er gibt an, daß er seinen Beruf als Magistratsassistent seit seiner Verletzung nicht mehr ausübe, keine Lust und keinen Trieb zum Arbeiten habe, daß er bei seiner Mutter von seiner Rente lebe, sich mit Lesen, Spaziergängen, religiösen Erbauungen beschäftige. In letzter Zeit habe er bemerkt, daß seine Phantasie lebhaft sei, die Gedanken strömen ihm mehr zu wie früher beim Lesen eines Dichterwortes, Sinnsprüchen und Lebensweisheiten. Es interessiere ihn besonders das Religiöse, insbesondere die Stellung des Menschen dem Göttlichen gegenüber. Er sei ein großer Freund der Natur und interessiere sich im ganzen für Pflanzen, Vögel und Naturerscheinungen aller Art. Er habe sich Atlanten angeschafft, um sich belehren zu können, die Freude erwachse ihm besonders in der Schönheit der Natur nach ihren Farben und Formen. Diese Naturliebe entspreche teilweise seiner religiösen Einstellung, seinem Bildungsideal, das eine möglichst erschöpfende Kenntnis der Natur erforderte. Er habe diese Interessen auch früher schon bei sich bemerkt, finde aber, daß sie seit seiner Verwundung in viel höherem Grade hervortreten. — Seine Gefühle dem Mitmenschen gegenüber seien seit seiner Verwundung lebhafter geworden. Seine Zuneigung und Liebe erstreckt sich nicht nur auf seine Mutter und Verwandten, sondern auf alle Menschen. Man habe ihm schon gesagt, er sei in seinen Gefühlen anderen Menschen gegenüber der reine Verschwender. Er sei wohl früher heiter gewesen, aber jetzt sei er „sozusagen glücklicher".

Bei seinen Äußerungen auf das eigene Leiden stark eingestellt. Appetit seit der Verwundung nicht gut: „Essensunlust, manchmal sogar Essensabneigung."

Aus dem Untersuchungsbefund: In der linken Stirngegend großer, wie mit einem Stanzeisen ausgeschlagener runder Defekt von 4 zu $4\frac{1}{2}$ cm Größe und bis zu $2\frac{1}{2}$—3 cm Tiefe nahe der Mittellinie und in der Höhe der Haargrenze. Narbe gut verschieblich. Sohle des Defektes weich, beim Pressen Vorwölbung in die Defekthöhle hinein. Die Vorwölbung tritt auch spontan für einige Stunden auf; Stimmung dann weniger gut. Innere Organe o. B., neureulogisch spastische Reflexe rechts angedeutet. Sonst nichts Abnormes. Allgemeiner Körperzustand ziemlich reduziert. Gesichtszüge zeigen die Zeichen der Heiterkeit mit einem Zug ins Schwärmerische, oft Verzückte. Der Mann ist stets zugänglich, zuvorkommend, freundlich und zu allen Auskünften bereit. Gelegentlich nicht so heiter, besonders bei körperlichem Unwohlbefinden (epileptisches Äquivalent?), doch nie depressiv.

Zusammenfassung: Verletzung linker 1. Stirnwindung, großer Substanzdefekt, leichte Pyramidensymptome, Appetitlosigkeit, epileptische Zustände, hypomanische Verstimmung, paranoide Einschläge.

Fall V.

J. Ra., geb. 11. X. 1896. Mutter an Magenkrebs gestorben, Vater gesund, 9 gesunde Geschwister, keine Nerven- und Geisteskrankheiten in der Familie. Keine Kinderkrankheiten, kein Bettnässen, normale Entwicklung, in der Schule mittelmäßig, nicht durchgefallen. Nach der Schule Dienstknecht in landwirtschaftlichen Betrieben. Hat immer gut arbeiten können, war nie ernstlich krank. Alkohol- und Nikotingebrauch mittelmäßig. Geschlechtskrankheiten verneint, ledig, keine Vorstrafen.

1914. Bruch des rechten Unterschenkels.

15. VII. 1916 als Infanterist ins Feld.

12. IX. 1917 verwundet durch M.-G.-Schuß; wurde in die Höhe geschleudert, fiel zu Boden, ging dann selbst zum Verbinden in den Sanitätsunterstand und hierauf 3 Stunden weit bis zum Bataillonsarzt. Erinnert sich selbst später nicht mehr an die Zeit nach seiner Verwundung, glaubt 3—4 Tage bewußtlos gewesen zu sein.

Aus dem damaligen Befund: In der linken Stirngegend nahe der Mittellinie 2 Finger unterhalb der Haargrenze linsengroße Wunde. Eine zweite etwas größere in der rechten Schläfengegend fingerbreit oberhalb des rechten äußeren Augenbrauenrandes (Durchschuß). Wundgegend stark geschwollen. Bulbus unverändert, Bewußtsein klar, keine Lähmung, keine Hirndruckerscheinungen.

17. IX. 1917. Bewußtsein immer erhalten. Ist immer etwas schläfrig.

29. IX. 1917. Ist den ganzen Tag auf, Wunden geheilt. Stimmung euphorisch.

1. X. bis 6. XI. 1917. Heimatslazarett. Klagen über Kopfschmerzen, sonst o. B. Mit 14tägigem Erholungsurlaub als k. v. zum Ersatztruppenteil entlassen.

26. IV. 1918 das zweitemal ins Feld, als Offiziersbursche verwendet.

1. X. 1918 bis 24. IX. 1919 in englischer Gefangenschaft. Nach der Rückkehr mit einer Begutachtung unter 10% aus dem Heer entlassen.

30. XII. 1920. Wegen Leidensverschlimmerung und Auftreten von epileptischen Anfällen um Lazarettaufnahme nachgesucht ($3^1/_4$ Jahre nach der Verwundung).

24. III. 1921. Aufnahme im Versorgungskrankenhaus für Hirnverletzte in München.

Aus dem Befund: Gesicht stets etwas kongestioniert. Wunde normal geheilt, Narbe in der rechten Schläfengegend ziemlich stark druckempfindlich. Innere Organe o. B., neurologisch o. B. Romberg geringes Schwanken.

Pat. ist dauernd in heiterer Stimmung, neigt zu derben Späßen und zu lauten Äußerungen. Auch zu Zeiten, in denen er an starken Kopfschmerzen leidet, ändert sich diese heitere Stimmung nicht; äußert auf Befragen immer, daß es ihm gut gehe, daß seine Schmerzen schon wieder vergehen werden. Ist stets gutmütig, verträgt sich gut mit den Kameraden, niemals Zornaffekte. Bei der klinisch-psychologischen Prüfung sind seine Leistungen mittelmäßig, gelegentlich sogar unternormal. Der Erfolg der Versuche ist aber stark beeinflußt durch die besondere Art der Einstellung des Kranken. Er sieht in den Versuchen Spielereien und macht sich an die Aufgaben wie etwa an Rätsel. Der Gang der Lösung ist beständig durch vulgäre Bemerkungen unterbrochen (z. B. „des is was G'spaßigs!"; „des is aber schwer 'gangen" usw.). Arbeitet in der Lazarettmalerei. Ist nach dem Urteil des Werkstättenleiters schlampig und hudelig und nur schlecht zu brauchen. Leidet an häufigen schweren epileptischen Anfällen, von denen alle 1—3 Wochen einer auftritt. Einleitung ohne Aura, plötzliches Umfallen, Blauwerden, Schäumen, Röcheln und Zungenbisse. Vollständige Erinnerungslosigkeit an den Anfall. Die euphorische Stimmung setzt auch unmittelbar nach dem Anfall wieder ein. Pat. fängt bereits zu lachen an, bevor er noch völlig orientiert ist. In einem solchen Verwirrtheitszustand, kurz vor dem Wiedererlangen des Bewußtseins, lehnt er jegliche Hilfe ab, verlangt vom Pförtner Zigaretten zu kaufen, läuft lachend davon. Ein andermal, unmittelbar nach dem Anfall, zieht er sich nackt aus und sagt schelmisch lachend: „So geh i jetzt auf den Karlsplatz."

Zusammenfassung: Dauernd heitere Verstimmung und traumatische Epilepsie nach Durchschuß beider Stirnlappen.

Fall VI.

B. Rü., geb. 6. V. 1892. Familiengeschichte und Kindheit o. B. Beruf Kunstmaler.
10. IX. 1914 als Kriegsfreiwilliger eingerückt.
4. XII. 1914 als Feldartillerist ins Feld.
26. VI. 1916 durch Artilleriegeschoß in der rechten Stirngegend verwundet. Nach der Verwundung bei vollem Bewußtsein, kein Erbrechen.

Zunächst Kriegslazarett. Aus dem Wundbefund: Zwei Finger breit über dem rechten Augenbogen eine von oben nach unten verlaufende 4 cm lange, 1 cm breite trichterförmige Wunde. In der Mitte derselben zeigt sich ein etwa zehnpfennigstückgroßer Defekt im Schädelknochen, in der Tiefe das mit Granulationen bereits bedeckte Gehirn. Keine Ausfallserscheinungen von seiten des Gehirns.

28. VII. bis 6. X. 1916 Heimatslazarett. Wunde geheilt, gelegentlich leichte Zuckungen im linken Arm. Romberg +.

Psychisch ist Pat. seit seiner Verwundung sehr reizbar geworden und regt sich über Kleinigkeiten sehr leicht auf. Kein Intelligenzdefekt. Muß wegen der Folgen seiner Hirnverletzung seinen Beruf als Kunstmaler aufgeben und arbeitet als Reisender in einem kaufmännischen Betrieb.

Okt. 1921 zur Umanerkennung dem Versorgungskrankenhaus für Hirnverletzte zugewiesen. Klagt über Kopfschmerzen, besonders bei Erschütterungen des Schädels. Merkt, daß er seit seiner Verletzung viel „fideler" sei als früher. Ernste Sachen kommen ihm lächerlich vor. So müsse er öfter bei Geschäftsangelegenheiten, bei Leichenbegängnissen sich zusammennehmen, um nicht plötzlich herauszulachen. Während seine Frau in Geburtsschmerzen war und als später sein Kind in Fraisen lag und dabei Gesichter schnitt, mußte er das Zimmer verlassen, weil ihn heftiges Lachen überfiel. In Gesellschaft gelte er als „Urviech". Besonders habe er Neigung zu zotigen Witzen. Oft müsse er von seiner Frau und seinen Bekannten hören, daß ihm gar nichts heilig sei. Bei allen Unternehmungen habe er starken Optimismus, was öfter zu Enttäuschungen führe. Ihm selber sei dieser Zustand oft recht unangenehm, er könne sich aber nicht helfen. Geschlechtlich zunächst momentan starke Aufregung, jedoch rasches Abflauen. Im ganzen geschlechtliche Betätigung gegen die Zeit vor der Verwundung stark herabgesetzt.

Bei der klinisch-psychologischen Untersuchung sind die intellektuellen Leistungen ohne Störung, es besteht Neigung zu Überhastung. Bemerkenswert war bei einem Arbeitsversuch, daß er plötzlich verlegen wurde, laut zu weinen anfing, was 10 Minuten dauerte. Nach diesem Zustand keine weitere Nachwirkung. Pat. äußert, daß ihm das sehr unangenehm gewesen sei, weil er befürchte, daß ihm ein ähnlicher Vorfall auch einmal im Geschäft usw. passieren könne.

Zusammenfassung: Dauernd heitere Verstimmung mit Neigung zu Witzen und emotive Schwankungen nach Verletzung des rechten Stirnlappens.

Fall VII.

J. Schl., geb. 19. V. 1890. Eltern gestorben, keine Krankheit in der Familie. Kinderkrankheiten verneint. Normale Entwicklung. In der Schule gut gelernt. Nach der Schule Landwirt. Nie krank. Hat gut arbeiten können. Alkohol- und Nikotingebrauch mäßig. Geschlechtskrankheiten verneint.

16. V. 1915 als Infanterist ins Feld.
15. II. 1918 Verletzung durch Minensplitter in der linken Stirngegend.

Aus dem Befund: Linke Stirngegend, dicht am Haaransatz, eine 8 cm lange querverlaufende Wunde, aus der blutiges, zertrümmertes Hirn, vermischt mit Liquor, hervordringt. In der Wunde steckt ein Geschoßsplitter, der sich sofort herausziehen läßt. Druckpuls. In der Folge bildet sich ein Prolaps.

5. IV. 1918 Erbrechen, das bald wieder verschwindet.
10. IV. 1918 Bewußtsein unklar, Orientierung beschränkt.
25. IV. 1918 Schwäche der rechten Körperseite, Verlust der Sprache bei vorhandenem Sprachverständnis.
13. V. 1918 Kopfwunde geschlossen, Bewegungsfähigkeit des rechten Armes und Beines gebessert. Sprache kommt allmählich wieder.
14. VI. 1918 2 Krampfanfälle mit Beginn von Zuckungen im rechten Arm.

26. VI. 1918 vollkommen verwirrt, desorientiert und aufgeregt.

28. VI. 1918 heitere Erregung, ist jetzt in traurige Erregung übergegangen. In der Folge häufige epileptische Anfälle.

31. V. 1919 Aufnahme im Fachlazarett für Hirnverletzte in München.

Aus dem Befund: Narbe linke Stirnhälfte pulsierend. Spastische Reflexe rechts, grobe Kraft im rechten Arm und rechten Bein herabgesetzt.

Im klinisch-psychologischen Befund sind die Zeichen einer motorischen Aphasie in Form von Wortfindungsstörungen und Paragraphien und Störungen des akusto-motorischen Gedächtnisses vorhanden. Im Assoziationsversuch Verlängerung der Zeiten und häufige Perseverationen, während der Untersuchung Neigung zu läppischen Witzen. Trotz der sehr häufigen epileptischen Anfälle und trotz der heftigen Kopfschmerzen trug der Kranke stets ein heiteres, freundliches, zuvorkommendes Wesen zur Schau. Niemals war während der Stationsbeobachtung traurige Verstimmung, niemals Reizbarkeit und Stumpfheit zu beobachten. Pat. war wegen seines freundlichen Wesens bei allen Lazarettangehörigen sehr beliebt. In der Lazarettschule und der Invalidenschule legte er großen Fleiß an den Tag.

9. XI. 1920 im Status epilepticus gestorben.

Zusammenfassung: Schußverletzung des linken Stirnlappens unter Mitbeteiligung der linken Präzentral- und Zentralgegend. Die Grundstimmung des Kranken entspricht der eines Normalen mit heiterem Temperament, ist aber in Anbetracht der Schwere des Leidens als heitere Verstimmung leichten Grades aufzufassen.

Bei den Fällen mit heiterer oder zornig-affektiver Grundstimmung ist es notwendig, nicht nur die deutlichen Exaltationen zu berücksichtigen, sondern es muß, wie im Fall J. Schl., auch das Gehaben im Verhältnis zu der allgemeinen Lebenslage dieser Verletzten, die bei den Hirngeschädigten gewöhnlich eine entsprechende Reaktion in affektiver Hinsicht nicht vermissen läßt, beachtet werden. Auf diese Weise wird dann eine Abgleichung solcher für sich allein genommen zunächst als normal imponierender Gemütszustände gegenüber den wirklich Normalen möglich sein.

Was die prämorbide Persönlichkeit der Kranken betrifft, so ist bei 2 von den 5 wiedergegebenen Fällen von Natur aus heiteres oder lebhaftes Temperament festgestellt. Für die anderen war ein entsprechender Befund nicht zu erreichen.

Aus der Literatur über Stirnhirnverletzte ist in die besprochene Gruppe einschlägig der Fall, der von Leonore Welt („Über Charakterveränderungen des Menschen infolge von Läsionen des Stirnhirns", Arch. f. inn. Med. Bd. 42; 1888) in der Züricher chirurgischen Klinik (Krönlein) beobachtet worden ist. Ein von Natur aus „gutmütiger, leichtlebiger" Mann wird nach Zertrümmerung des Stirnbeins mit Verletzung der unterliegenden Hirnteile durch Sturz aus dem Fenster „zänkisch, boshaft, schadenfroh". Dieses Bild zeigte sich in den ersten Monaten nach der Verletzung, später wurde der Mann schweigsam und stumpf.

Aus der Kriegsliteratur ist ein Fall von Blohmke und Reichmann (Arch. f. Ohren-, Nasen- u. Kehlkopfheilk. 1917) zu erwähnen.

Abnorm heitere oder zornige Erregungen bei Stirnhirngeschwülsten sind häufig beobachtet. Eine größere Zahl von Fällen wird von P. Schuster („Psychische Störungen bei Hirntumoren 1902, S. 20ff.)" gebracht.

Hypomanische Erscheinungen im Gefolge von Stirnhirnverletzung werden auf den Hirnverletztenstationen häufig beobachtet. K. Goldstein und Frieda Reichmann (Ergebn. d. inn. Med. u. Kinderheilk. Bd. 18, S. 512) äußern sich über derartige Spätzustände: „Die älteren Fälle zeigen durchwegs ein leicht submanisches Verhalten mit auffallend geringem Krankheitsgefühl." Wir möchten dieses Urteil für unsere Beobachtungen dahin einschränken, daß sich solche psychischen Veränderungen, wenn auch häufig genug, doch nur bei einem Teil der Stirnhirnverletzten finden. Was die Beeinträchtigung des Krankheitsgefühles betrifft, so können wir für unsere Fälle dem erwähnten Urteil beistimmen, wenn es in dem Sinn einer mangelhaften gemütlichen Reaktion auf die dem Verletzten sehr wohl bewußte Krankheit verstanden wird.

III. Verstimmungen mit wechselndem Gefühlston.

Fall VIII.

X. Ha., geb. 5. II. 1895. Vater an Magenkrebs gestorben, Mutter gesund, 2 gesunde Brüder, keine Nervenleiden in der Familie. Selbst keine Kinderkrankheiten, normale Entwicklung, in der Schule gut gelernt. Nach der Schule Landwirt geworden, hat immer gut arbeiten können. Alkohol- und Nicotingebrauch sehr gering. Geschlechtskrankheiten verneint, keine Vorstrafen, ledig.

Angeblich vor der Verwundung immer heiter gewesen.

September 1915 als Infanterist ins Feld.

5. V. 1917 durch Artilleriegeschoßsplitter an der rechten Schädelseite verwundet.

6. V. 1917 Krankenblatt des Feldlazaretts: In der rechten Stirn- und Scheitelgegend 6 cm lange, 2 cm breite Haut-Weichteil-Knochen-Gehirnverletzung. Zertrümmerte Gehirnmasse quillt aus der Wunde heraus. Pat. gibt auf Fragen Antwort. Nach Revision der Wunde zeigt sich, daß eine große Splitterfraktur der Schläfengegend vorliegt. Ein breiter Riß geht nach der Gegend der Felsenbeinpyramide, ein anderer zieht orbitalwärts. Knochen in Handtellergröße entfernt, bis ein 4 cm langer, 2 cm breiter Riß in der Dura frei liegt.

2. VI. 1917 Hirnprolaps.

3. VI. 1917 Prolaps von etwa Halbapfelgröße ringsum mit der Haut verwachsen. Keine Lähmungserscheinung, sieht auf dem rechten Auge schlechter.

23. VI. 1917 (Heimatslazarett): Prolaps plötzlich fast vollständig zurückgetreten. Guter Heilungsverlauf.

29. VIII. 1917 kr. u. aus dem Heere entlassen. E.-B. 75%.

18. III. 1921 Versorgungskrankenhaus für Hirnverletzte München zur Begutachtung eingewiesen. Klagen: Dauernde Kopfschmerzen bei Hitze und Witterungswechsel und beim Bücken. Kein Schwindel. Stimmung im allgemeinen heiter. „Immer gut aufgelegt.“

Aus dem Befund: In der rechten Stirn- und Schläfengegend ein etwa citronengroßer Defekt am Schädel, der in einer Linie senkrecht oberhalb der Mitte des rechten Augenbogens scharf abschneidet und von da weg nach hinten führt. Hinterer Rand des Defektes in der Senkrechten oberhalb des rechten vorderen Ohrmuschelansatzes. Größte Tiefe auf etwa 2 cm zu schätzen. (Größter im Münchner Hirnverletztenlazarett bisher beobachteter Hirndefekt.) Pulsation vorhanden, Vorwölbung beim Pressen und bei Stauung der Halsgefäße. Keine Störung der Bewegungsfähigkeit, Sensibilität auf der ganzen linken Körperseite, in der Mittellinie abschneidend, mäßig herabgesetzt. Die Herabsetzung nimmt gegen die lateralen Teile sukzessive zu. Keine Gleichgewichtsstörung bei Vereisung des Defektes, keine Veränderung der normalen Zeigerichtung. Im klinisch-psychologischen Befund zeigen sich inhaltlich keine Ausfallserscheinungen, eine gute geistige und verringerte körperliche Leistungsfähigkeit.

Aus dem allgemeinen psychischen Befund ist eine stete leicht gehobene Stimmung zu bemerken. Dies fällt besonders auf, wenn der Mann angesprochen und angelacht wird. Er fängt dann sofort zu lachen an, geht vor allem auf Scherze ein und beantwortet sie in gleicher Weise. Auch in Zeiten, in denen er über heftige Kopfschmerzen klagt, ändert sich gewöhnlich diese heitere Stimmung nicht. Auf die Frage, ob er denn bei solchen Kopfschmerzen immer so lustig sei, antwortet er: „Da kann man nix machen, man kann net woan (weinen)!“ Neigt im Umgang mit den Mitpatienten und Lazarettpersonal zu derben Späßen. Arbeitet in der Lazarettwerkstätte mit anderen Patienten zusammen. Doch ist seine Leistung nach Aussage des Werkstättenleiters wegen beständigen Spaßmachens und der unernsten Arbeitsauffassung herabgesetzt. Kann er allein arbeiten und hat keine Gelegenheit zum Spaßmachen, so ist seine Leistung wesentlich besser.

Es kommt aber von Zeit zu Zeit vor, daß Pat. unter heftigen Kopfschmerzen plötzlich in seiner Stimmung umschlägt. Er klagt dann heftig, gibt selbst an, daß es jetzt mit seiner Stimmung nichts mehr sei, äußert, daß er am liebsten tot sei, meint, daß es das Beste wäre, wenn man ihn mit einem Knüppel auf den Kopf schlüge; dann wisse er nichts mehr von seinem Elend. Auf die Frage, wie es ihm gehe, macht er einmal nur die Bewegung des Halsabschneidens. Dieser Zustand dauert gewöhnlich nicht lange, geht dann meist unter Erleichterung der Kopfschmerzen wieder in die heitere Stimmung über.

Zusammenfassung. Großer Defekt des rechten Stirnlappens, der rechten Schläfengegend, zentrale Sensibilitätsstörung. Dauerverstimmung heiterer Art mit gelegentlichen Depressionen.

Die Art der Verstimmungen bei den Kranken mit periodischem Stimmungswechsel ist ganz anders, als die für die Epileptiker charakteristischen Stimmungsschwankungen, die bei epileptischen Stirnverletzten ebenso häufig beobachtet werden als bei anderen epileptischen Hirnverletzten. Von den Epileptikern unterscheidet sich Ha. nicht allein durch den ständigen heiteren Grundton seiner Stimmung, sondern auch durch die leichte Weckbarkeit heitergemütlicher Äußerung, überhaupt durch die erhöhte Affizierbarkeit, durch äußere, insbesondere fremdpsychische Einflüsse, wie dies bei einem großen Teil der Stirnverletzten zu beobachten ist. Ha. hat im übrigen auch keinerlei epileptische Zeichen gezeigt.

IV. Moria und „sexueller Erethismus".

Wir fassen unter dem Begriff Moria (nach Jastrowitz) nicht allein die Fälle mit ausgesprochenem witzelnden Verhalten, sondern auch diejenigen, die eine unernste Einstellung gegenüber den Inhalten des Lebens haben, auch wenn sie keine ständige heitere Verstimmung zeigen.

Fall IX.

H. Wi., geb. 30. IX. 1881, Rheinpfälzer. Nach Angaben der Frau des Wi. sind in der Familie keine Nerven- oder Geisteskrankheiten vorgekommen, der Vater sei ein Alkoholiker gewesen und sei an der Schwindsucht gestorben, ein Bruder, Friseur von Beruf, sei als „Stromer" bekannt. In seiner Jugendzeit habe Wi. keine Krankheiten durchgemacht, habe in der Schule mittelmäßig gelernt, sei einmal sitzengeblieben, habe das Friseurhandwerk gelernt, später geheiratet, habe 5 Kinder. Im Gegensatz zu seinem Vater und seinem Bruder sei er in seinem Berufe sehr tüchtig und sparsam gewesen, habe nicht viel getrunken und geraucht, sei im übrigen aber stets zu einem Witz bereit gewesen.

Im Jahre 1915 als Kanonier ins Feld.

7. IV. 1917 durch Infanteriegeschoß in der Gegend beider Augen verwundet. Aus dem 1. Befund: Rechtes Auge blutunterlaufen und angeschwollen. Auge gereizt. Pupille verzogen. Größere Netzhautblutung nicht wahrnehmbar. — Linkes Auge: Riß durch die Augenhöhle im unteren äußeren Quadranten 1 mm vom Hornhautrand durch die Lederhaut: Pupille nach dem Riß hin verzogen, in dem Riß ist Gefäßhaut eingeklemmt; aus dem Glaskörper blutroter Reflex. Granatsplitter im Gesicht, Schußverletzung linker Unterschenkel.

28. IV. 1917. Linkes Auge gleichmäßig gerötet, mit den Zeichen beginnender Schrumpfung. Kein Lichtschein mehr. Herausnahme des linken Auges in Chloroformäthernarkose.

28. VIII. 1917. Bindehaut des linken Auges zeigt starke Entzündung. Operative Entfernung eines Narbenstranges in der äußeren Hälfte des Bindehautsackes.

21. X. 1917. Künstliches Auge kann getragen werden.

Langsame Wundheilung im Bereiche des linken Unterschenkels.

13. XII. 1917 aus dem Heeresdienst entlassen mit einer E.-B. von $33^1/_3\%$.

In der Folgezeit nach kurzer Lazarettbehandlung zu Hause auf der Post beschäftigt, zum Teil auch in seinem eigenen Betriebe.

Februar 1919 „Schlaganfall". Nach Angabe der Frau hat Wi. in den ersten Tagen nicht sprechen und später nur mühsam und undeutlich sich verständigen können. Außerdem war die ganze rechte Seite gelähmt.

Aus dem Befund des Krankenhauses Ludwigshafen a. Rh.: Linkes Auge fehlt, Zeichen der Halbseitenlähmung rechts. Keine Lähmung der Sprachmuskulatur. Pat. spricht die vorgesprochenen Worte ohne besondere Mühe nach, vermag dagegen vorgehaltene Gegenstände nicht zu benennen. Pat. ist sehr kindisch, lacht gewöhnlich, wenn nach seinem Befinden gefragt wird.

Wird disziplinarisch entlassen, weil er einen anderen Patienten geschlagen und mit dem Messer bedroht hat.

In der nächsten Zeit unbeschäftigt zu Hause.

August 1920. Wird durch Fürsorgestelle Ludwigshafen a. Rh. dem Versorgungskrankenhaus für Hirnverletzte in München zur Schulung und Berufsberatung überwiesen.

Aus dem Befund: Mittelkräftiger Körperbau, dickes Fettpolster, verhältnismäßig kleiner Gehirnschädel mit stark zurückliegender Stirne. Kleinste Splitter in der Haut des Gesichtsschädels, Augenhöhle des fehlenden linken Auges leichte Eiterung. Linke Nasen-Lippenfalte verstrichen, Zunge weicht nach rechts ab, Zeichen rechtsseitiger spastischer Schwäche, Fistel im Bereiche des linken Unterschenkels. Keine grobe Sensibilitätsstörung, keine Gleichgewichtsstörungen. Wassermannsche Reaktion negativ. Blutdruck 85/125 mm Hg, Urin Spuren von Eiweiß, sonst o. B. Keine apraktischen Störungen. Zeichen von Wortfindungsstörungen, kein Stottern, Wortablauf nicht verändert.

Psychisches Verhalten: Von außen unbeeinflußt, ist der Mann nicht wesentlich auffällig. Im Verkehr mit Mitpatienten, insbesondere aber mit den Ärzten und den Lehrern, kommt ein läppisches, kindisches Wesen zutage. Seine Aufmerksamkeit ist sehr stark ablenkbar, er zeigt sich undeterminiert und greift sofort auf, was ihm gerade in die Augen fällt. Stets zu einem lauten ungezügelten und dem Inhalt nicht entsprechenden Lachen geneigt. Ist oft schwer dazuzubringen, seine Aufmerksamkeit einer Frage zuzuwenden. Ist dies doch gelungen, so zögert er zunächst mit der Beantwortung, platzt dann mit lauter Stimme und häufig unter kreischendem Lachen die Antwort heraus. Verläßt dann meist sofort den Gegenstand der Frage und wendet sich selbst anderen Dingen zu. Der Inhalt seiner Antwort ist dumm witzelnd.

Bei der Visite wird er vom Chefarzt angeredet:

(Ist es schön auf der Welt?) Ja.

(Warum ist es schön?) Weil es regnet.

(Der Schnee ist blau, nicht wahr?) Du bist auch blau.

(Der Kaminkehrer ist weiß, nicht wahr?) Der ist weiß, aber du bist schwarz.

(Wie heißen denn Ihre Kinder?) Anna, Anna, ... Heinerle und Maja und, und ... und ich wees gar nimme.

Fängt plötzlich zu grinsen an und sagt von selbst: Du hast ja e Platte.

(Sie haben ja auch keine Haare mehr!) Die hab ich — — die hab ich — die hab ich verlore, ich hab, ich hab im Feld immer die Mütze gehabt. Aber gel, du warst nit im Feld?

(Herr Wi., mir ist gesagt worden, Sie haben 100 Mark gestohlen!) So, so. Nee-nee ... nee-nee!

(Ja, Sie sollen es gestohlen haben!) Is nit wahr, ich hab, ich hab, ich hab kein Geld gestohle.

(Sie werden jetzt eingesperrt, das kostet Ihnen den Kopf!) Des macht nix, wenn der Kopf weg is, hat der Arsch Feierabend.

(Sie werden aber doch eingesperrt!) Keine 6 Monat, ich schlag alles zusammen.

(Wieviel ist 3 × 5?) Ich wees nimme.

(Sie schwindeln bloß, wieviel ist 3 × 5?) Ich wees nimme!

(Wieviel haben Sie Finger an einer Hand?) Fünfe!

(An zwei Händen?) Zehne.

(An drei Händen?) Zählt 12, 13, 14, 15; grinst.

(Wieviel ist 4 × 5?) Langes Besinnen, dann 20.

Zum Besuch der Hirninvalidenschule ist er nur sehr schwer zu bringen, verlangt, daß man seinen rechten Arm gesund machen solle. Mit dem linken wolle er nicht schreiben. Erst als man ihm droht, seine Rente zu kürzen, geht er zur Schule. Geht zunächst an jede neue Aufgabe heran mit einem: „Das kann ich nicht." Ist aber mit einiger Mühe dazu zu bringen, und kommt schließlich zu ganz anständigen Lösungen. Während er zunächst z. B. kaum einige Worte lesen zu können angibt, liest er nach einiger Zeit das Gedicht „Erlkönig" ohne jede Schwierigkeit. Beim Lesen des Gedichtes „Der reichste Fürst" fängt er plötzlich laut zu singen an und singt das Lied ohne Fehler zu Ende. Wenn er im Zuge ist, schreibt er ganz fleißig und ohne wesentliche Fehler. Beim Rechnen kommen gelegentlich Resultate vor, die an ein „Vorbeireden" (Ganser) erinnern, z. B. die Lösung $2 \times 4 = 9$. Zu anderen Zeiten rechnet er aber mit größeren Zahlen ganz richtig. Eine klinisch-psychologische Untersuchung mußte die starke Ablenkbarkeit der Aufmerksamkeit und die Schwierigkeit ihn zu einer Aufgabe zu bringen, stets berücksichtigen. Die Resultate, die in der bestmöglichen intentionalen Verfassung des Kranken erzielt wurden, lassen Reste von motorischer Aphasie und eine gewisse Einschränkung des gesamten intellektuellen Verhaltens ersehen.

Außerhalb des Lazarettes zeigt er sich häufig übermütig. Es wird erzählt, daß er auf der Straße Damen belästigt, in Nahrungsmittelgeschäften Dinge mitgenommen habe. Dabei war er stets in Begleitung von Mitpatienten, denen gegenüber er dann oft großsprecherisch von seinen eigenen Erlebnissen erzählt. Einmal wird er von der Polizei festgenommen. Bei seiner Rückkehr ins Lazarett erzählt er, daß er irrtümlicherweise an einem falschen Hause geläutet habe, dann mit den Hausbewohnern Streit bekommen habe, mit einem Schutzmann, der hinzugekommen sei, in Streit geraten sei, der ihn schließlich festgenommen habe. Er sagt dann u. a., daß er „den Schutzmann richtig gewackelt habe". Als der Arzt ihm entgegnet, daß er das nicht glaube, sagt er: „Dann läßt es bleiben!" — Als er den Chefarzt einmal auf der Straße Montag vormittag trifft, sagte er zu ihm: „Gell, du machst heut blau!"

Eine genaue Beobachtung des Kranken ergibt aber, daß er keineswegs immer so läppischheiter in seinem Wesen ist. Insbesondere findet er sich in der Stadt allein zurecht, sucht Bekannte auf, mit denen er in normaler Weise verkehrt. Geht der Untersucher zunächst auf die Späße des Kranken nicht ein, so ist es alsbald möglich, ihn zu einem sachlichen Gespräch zu bringen. Das starke Schwanken der Aufmerksamkeit hört dann auf, er spricht dann ganz ernst über den Inhalt, der das Gespräch bildet, und zeigt sich in bezug auf Kenntnisse und Behandlung des Gesprächsstoffes oft ganz normal. Dies dauert gewöhnlich nicht lange und Wi. verfällt wieder in seinen alten Ton und sein gewöhnliches Gebaren.

Zusammenfassung. Einige Jahre nach schwerer Verletzung des linken Auges, die zu einer Herausnahme des Auges führte, rasch auftretender schwerer Hirnprozeß, der wahrscheinlich nicht als Blutung, sondern als Folge einer rasch sich entwickelnden Thrombose der Augengefäße (Art. ophthalmica, Carotis int.?) und als Erweichungsherd, der wohl die Gegend des linken Pyramidensystems, der linken vorderen Teile der Balkenstrahlung und des Markes des linken Stirnlappens umfaßt, aufzufassen ist. In seiner Folge Halbseitenlähmung, motorische Aphasie, reaktive (nicht-hysterische!) Störung der Gesamteinstellung im Sinne eines läppischen und witzelnden Verhaltens und Aufmerksamkeitsstörung. Intellektuelle Dispositionen außer den Bewegungs- und Sprachstörungen nicht wesentlich beeinträchtigt.

Fall X.

W. Thu., geb. 24. IV. 1887. Familiengeschichte o. B., selbst keine Kinderkrankheiten, normale Entwicklung, Schule sehr gut (Schulzeugnisse!), Beruf Versicherungsinspektor, hat diesen Beruf gut ausüben können. Alkohol- und Nicotingebrauch mäßig, Geschlechtskrankheiten verneint.

10. VIII. 1914 als Unteroffizier der Infanterie ins Feld.

23. III. 1918 Verwundung an der rechten Stirnseite. Nicht sofort bewußtlos, erst am Abend das Bewußtsein verloren, die Nacht über bewußtlos. Sofort auf der ganzen linken Seite gelähmt. Keine Sprachstörung.

24. III. 1918 Feldlazarett.

Aus dem Befund: In bewußtlosem Zustand eingeliefert. Dicht rechts von der Medianlinie an der Stirnhaargrenze bohnengroße, in die Tiefe führende Wunde. Leichter Bluterguß in den Augenlidern. War besinnungslos, hat erbrochen. Es besteht vollkommene Lähmung auf der linken Körperseite. Röntgenbefund: In der Mittellinie in der Nähe des Hinterhauptes intracerebraler Metallsplitter. In Lokalanästhesie Spaltung und Ausschneiden der Wunde. Ausräumen einiger Splitter.

2. X. 1918 bis 26. VI. 1919 Hirnverletztenlazarett München. Von dort wegen der schon oben beschriebenen Störung (Splitter im Gehirn, spastische Halbseitenlähmung links,

allgemeine nervöse Beschwerden) als kriegsuntauglich mit einer E.-B. von 70% und 2 Verstümmelungszulagen entlassen.

Juni 1919 Nachuntersuchung.

Aus dem Befund: Stimmung fast immer gut. Bei der klinisch-psychologischen Untersuchung häufig unmotiviertes Lachen, intellektuelle Leistungen recht gut.

Mai 1921 erneute Nachuntersuchung. Stimmung sehr gut, euphorisch-optimistische Auffassung seiner Lebenslage, sehr gesprächig. Neigt zu gespreizten, witzelnden Redensarten, spricht von seiner Frau, mit der er bereits in Scheidung lebt, nur von seiner Gemahlin. Äußert bei der Ausfüllung des psychologischen Fragebogens: „Dieses Zeug ist mir zu dumm; da ist es ja schade, wenn man etwas hinschreibt, da müßte man schon ganz spinnen, wenn man das nicht wüßte." Erzählt heiter lächelnd von seinen Kopfschmerzen, die er gerade hat, spricht von seinen epileptischen Anfällen, daß „es ihn vom Stängerl gehauen", daß er „wieder einmal den Boden geküßt habe". Gebraucht platte Redensarten wie „Vorsicht ist die Mutter der Porzellankiste" usw., gleichgültig, in welcher Situation und wem gegenüber er sich befindet.

Gesamteindruck etwas läppisch, gespreizt, oft taktlos.

Zusammenfassung. Moriahafter Zustand ohne Störung der intellektuellen Fähigkeiten. Halbseitenlähmung. Intracerebraler Metallsplitter nach Verletzung des rechten Stirnhirns und Mitbeteiligung anderer Teile der rechten Hirnhemisphäre.

Fall XI.

Th. Ri., geb. 18. X. 1894. Familie o. B. Kindheit o. B. Landwirtschaftlicher Dienstknecht. Täglich 1—2 l Bier getrunken, 10 Zigaretten geraucht.

8. VIII. 1914 als Feldartillerist ins Feld.

30. IX. 1918 Verletzung durch Artilleriegeschoß in der rechten Stirngegend, nahe der Mittellinie. Sofort bewußtlos. Operation: Umschneidung der Wunde. Deprimierte Knochensplitter aus dem Stirnhirn herausgeholt, rechte Stirnhöhle eröffnet. Guter Heilungsverlauf der Wunden.

2. VI. 1919 Aufnahme im Fachlazarett für Hirnverletzte. Klagen: Kopfschmerzen, Schwindelgefühl, Schmerzen im Nacken. Während des Lazarettaufenthaltes Beschäftigung in der Hirninvalidenschule und Arbeitsversuch in der Landwirtschaft.

Aus dem Befund: Neurologisch nichts Absonderliches. Im klinisch-psychologischen Befund keine Ausfallserscheinungen auf intellektuellem Gebiet. Stimmung angeblich etwas gedrückt. Allgemeines Verhalten während der Untersuchung stets unauffällig. Bemerkenswert ist folgender Lebenslauf, den der Mann ohne Beisein des Untersuchers abgefaßt hat:

„Am 18. Okt. 1894 zu Sielenbach geboren, dort bis zu meinem 13. Lebensjahr die Volksschule besucht. Als ich dann von Schule entlassen, kam ich in Dienst zu Bauern in meiner Umgebung, diente bis zu meinem 19. Lebensjahr, stellte mich dann 1913 als Zweijährig-Freiwilliger zu Militär. Am 21. Okt. 1913 bin ich dann von Habesried aus, wo ich zur damaligen Zeit diente, eingerückt, zum 1. b. Feld Art. Regt. nach München. Habe dann als Kanonier die schöne Rekrutenzeit zu meinem bewundern ohne mich aufzuhängen, den verfluchten Drill, gut durch gemacht u. noch dazu ohne beim Franzl [1]) gewesen zu sein, einfach unglaublich. Aber jetzt kam erst das schönste, als die schlimste Zeit vorbei gewesen wäre, schon die letzten Tage da wir noch im Schiesssplatz Grafenwöhr sein sollten, jetzt geht der eckelhafte Krieg los, damit ich ja von dem Baraß, wo ich ja eine so höllische Freude dran hatte, recht lang nicht los werden sollte, u. Gott sei Dank kam es auch so. Bin dann volle 4 Jahre im Krieg mitgehupft ohne wenigstens einmal einige Wochen weg zu sein, bis ich dann zu guter letzt noch am 30. Sept. 1918 noch eine ganz richtige auf den Kohlrabi [2]) kriegt hab mit der ich mein Leben lang zufrieden sein, ich wünsch mir auch sicher keine zweite mehr. Ja das sind meine Erlebnisse der Kukuck soll eine solche Vergangenheit hollen."

Fall XII.

L. Gse., geb. 13. V. 1890. Vater an Herzschlag gestorben, sonst Familie o. B. Selbst immer gesund. Von Beruf Schlosser, früher nicht nervös.

11. VIII. 1914 als Infanterist ins Feld.

---

[1]) „Franzl", bayrischer Soldatenausdruck für Arrest.
[2]) Altbayrischer Soldatenausdruck für „Kopf".

16. III. 1916 Granatsplitterverletzung Stirnmitte. Angeblich nur kurze Zeit bewußtlos, starker Blutverlust. Keine Lähmung und Sprachstörungen.

Aus dem Krankenblatt eines Kriegslazarettes: Keine Anfälle, Zittern, viel Schwindel, dabei unsicherer Gang, Kopfweh, schlechter Schlaf.

Heimatslazarett: Besserung des Schwindels, leicht aufgeregt. Dann in ein Reservelazarett nach München, dort Erregungszustand, gespannter, unfreier, leicht traumhaft befangener Eindruck, einmal eingenommene Körperhaltung wurde unverändert beibehalten.

29. VII. 1916. Erholungsheim bei München: Besserung im Allgemeinbefinden und in der Stimmung, doch Eindruck immer noch phlegmatisch. Stille Natur, Gesichtsausdruck etwas ängstlich, teilnahmloses, befangenes Wesen.

3. XI. 1916 Verlegung auf die Hirnschußstation.

Aus dem Befund: Keine Veränderung der Motilität und Sensibilität, leichtes Schwanken beim Sitzen mit geschlossenen Augen, verstärkt bei seitlich gestreckten Armen, beim Stehen mit geschlossenen Augen ständiges Abweichen nach links. Fallrichtung wegen starker psychogener Überlagerung nicht zu verwerten.

Aus dem klinisch-psychologischen Befund: Merkfähigkeit etwas herabgesetzt, sonstige Gedächtnisleistungen gut. Allgemeine Intelligenz gut, im Arbeitsversuch psychogene Zeichen. — Im allgemeinen still, willig und fleißig, gelegentlich stark erregbar. Während der Prüfung manchmal eigenartige Stimmung und Stellungnahme, vorlautes, plattes Witzeln, schnippisches Wesen.

Während der Lebenslauf ganz korrekt in bezug auf Orthographie, Wortsatzbau und Sinngebung angelegt wird, zeigen sich bei der Ausfüllung eines Fragebogens folgende Antworten, zum Teil in altbayrischem Dialekt mit witzelndem Inhalt:

(Warum erfriert die Saat unter dem Schnee nicht?) Der Saat ist's zu kalt.

(Warum wachsen Bäume in der Stadt schlechter als auf dem Lande?) Der Boden ist zu schlecht.

(Warum bleibt der Schnee in den Bergen länger liegen als in der Ebene?) Weils da kälter is.

(Warum muß man Steuern bezahlen?) Das da Staat schulden zahln ko.

(Warum darf man sein eigenes Haus nicht anzünden?) Weil's sonst brennt.

(Was hat man für Pflichten gegen seine Mitmenschen?) Du sollst deinen Nächsten lieben wie dich selbst, und im Krieg daschissn (= erschießen).

(Ist man den Eltern unbedingt Gehorsam schuldig?) Dös werd jeder selber wissn.

(Nennen Sie mir ein Beispiel von Undankbarkeit!) Wenn mir von der Front z'rukkomen sind und sind mir die Bauanlackl wieda gwen (= wieder gewesen).

22. III. 1917 mit E.-B. von 45% entlassen.

Später Besserung des psychischen Befundes.

Zusammenfassung. Verletzung der Stirnhirnmitte. Gleichgewichtsstörungen, apathisch-abulisches Wesen, Witzelsucht.

Fall XIII.

J. Ka., geb. 10. VIII. 1883. Eltern leben, sind gesund, 6 Geschwister gesund. Selbst bis zur Verwundung nie krank gewesen. In der Schule gut, nach der Schule landwirtschaftlicher Arbeiter, dann vorübergehend in einem Braunkohlenbergwerk gearbeitet. Später in einer chemischen Fabrik, dann wieder in der Landwirtschaft.

7. IX. 1914 als Infanterist ins Feld.

9. V. 1915 Verletzung linke Stirnseite an der Haargrenze senkrecht über dem linken Auge. Sofort bewußtlos. Angeblich 4 Wochen lang. — Lähmung der linken Körperseite (Gegenstoß!). In verschiedenen Lazaretten in Behandlung, normale Heilung der primären Verletzungsstelle.

4. XI. 1916 Einweisung auf die Kopfschußstation.

Aus dem neurologischen Befund: Leichte Parese der linken Gesichtshälfte. Grobe motorische Kraft in den Fingern der linken Hand herabgesetzt. Spastische Reflexe auf der ganzen linken Körperseite. Nach abwärts zunehmende Hypalgesie der linken Extremitäten. Romberg leichtes Schwanken. Untersuchung nach Bárány nach allen Richtungen normal.

Aus dem psychologischen Befund: Eigentliche Intelligenz primitiv, aber nicht schlecht. Im Vordergrund stehen emotive Störungen. K. geht unwillig an die Untersuchung heran, nörgelt herum, ist oft sehr ironisch. Während der Untersuchung wiederholtes Lächeln. Gibt an, daß er seit seiner Verletzung, sobald ihn jemand anspreche, lächeln muß. Er betont, daß dabei seine Stimmung ganz niedergedrückt sei und er an nichts mehr Freude habe (Zwangslächeln). Bei den Prüfungen zeigt er öfters Fehlleistungen von einem Grad und einer Form, die auf absichtliches Versagen hindeuten. Z. B. bei Beantwortung des Fragebogens:

(Unterschied zwischen Baum und Strauch?) Baum größer; ich weiß nicht was Strauch ist. (Was hat man für Pflichten gegen seine Mitmenschen?) Da hat man keine.

(Was würden Sie tun, wenn Sie eine Börse mit 500 Mark fänden?) Die würd i versauffen, in's Wirtshaus neingehn und nicht mehr rausgehn bis es all ist.

3. III. 1917 Entlassung aus dem Heere mit E.-B. 90%.

Zusammenfassung. Verletzung linke Stirnhirnseite mit Gegenstoß der rechten Zentralgegend, Halbseitenlähmung links. Ironisches, nörgelndes, witzelndes Verhalten.

Eine unernste Einstellung auf die Lebensinhalte mit Neigung zu platten Witzen und Späßen als Ausfluß einer allgemeinen „hypomanieähnlichen" Verstimmung konnte schon bei der früheren Gruppe in einzelnen Fällen beobachtet werden. In der vorliegenden Gruppe wurde eine Reihe von Fällen wiedergegeben, bei denen der Mangel an Ernst mit anderen psychischen Veränderungen im Zusammenhang steht. Die angeführten Fälle könnten vielleicht im Hinblick auf ihre psychische Grundstörung mit besserem Rechte in anderen Gruppen untergebracht werden. Es sollte aber gerade die Kombination des Symptoms der Moria mit anderen Störungen durch Zusammenfassung in eine Gruppe bezeichnet werden.

Im Falle Wi. ist die Moria eines der Hauptsymptome des psychischen Verhaltens des Kranken. Zusammen mit ihr bestehen noch andere wesentliche Störungen, insbesondere der Aufmerksamkeit und der Willensdeterminationen. Das ganze Bild ist aber mit einem reaktiven Einschlag behaftet, der je nach der Situation, in der sich der Kranke befindet, wechselt und ganz offenbar in Abhängigkeit von der Selbstbeachtung des eigenen Schadens steht. Gelegentlich werden auch echte hysterische Erscheinungen (Vorbeireden) beobachtet. Nichtsdestoweniger ist der psychische Zustand nicht durch Hysterie zu erklären, sondern die Störung ist als direkter Ausdruck des organischen Hirnprozesses aufzufassen.

Ri. und Gse. haben gemeinsam, daß sie (im Gegensatz zu Wi.) ihre unernste Einstellung nicht in Gegenwart des Untersuchers zeigen, daß sie also durch die autoritative Persönlichkeit des Untersuchers innerhalb der normalen Einstellung gebunden bleiben. Sie äußern ihre Späße in Schriftstücken, bei deren Verfassen sie allein und unbeobachtet sind. Bemerkenswert ist bei beiden, daß sie zunächst, wohl unter der Nachwirkung der vorausgehenden Instruktion, ihre Schriftstücke ernst, sachlich und in gehöriger Schreibweise abfassen und erst allmählich in ihre Witzeleien unter gleichzeitigem Übergang in Dialektschreiben hineinfallen. Bei Gse. verbindet sich diese Störung mit einem apathisch-abulischen Wesen. Der Fall erinnert in dieser Beziehung an den Stirnhirnverletzten, den Kramer erstmalig dargestellt hat und der später von E. Forster[1]) nachuntersucht und beschrieben wurde. Dieser hat in seinem schwer akinetischen Zustand, in dem er Stuhl und Urin unter sich gehen ließ, immer „Witze im Kopf gehabt". — Ri. hat außer dem beschriebenen Lebenslauf niemals Anzeichen von Moria gezeigt und ist sonst psychisch ganz „normal". Bei solchen Fällen wie Ri. kann ge-

---

[1]) Forster, E.: Die psychischen Störungen der Hirnverletzten. Monatsschr. f. Psychiatrie u. Neurol. Bd. 46, S. 86. 1919.

schwankt werden, ob man die Äußerung überhaupt als krankhaftes Zeichen auffassen will oder als Ausdruck der Lust zu Spaßmachereien, wie sie als „physiologische Moria" (vgl. auch 3. Abschnitt, S. 92) in der Pubertät und auch in den nachfolgenden Jahren (als Werbespiel) bei beiden Geschlechtern auftritt. Die Beachtung solcher Zustände im Übergang zum Normalen sind für die Beurteilung der „negativen" Stirnhirnfälle von Bedeutung.

Die Besprechung der Kombination von unernster Gegenstandsauffassung mit andersartigen Grundstöruugen scheint uns deshalb wichtig, weil uns das, was im allgemeinen als Moria oder Witzelsucht in der klinischen Literatur auftritt, psychologisch genommen nicht als einheitlicher Symptomzusammenhang gilt, der sich bei Affektion des Stirnhirns als Ganzes dem bisherigen psychischen Zustand zuaddiert. Es handelt sich vielmehr um Defektzeichen psychischer Art, die in Abhängigkeit von dem bisherigen Gesamtzustand diesen als Ganzes verändert und in jedem Einzelfall etwas anderes bedeutet.

In der Literatur über Kriegsverletzte wird die Moria oft erwähnt. So berichtet z. B. Brodmann bei Stirnhirnverletzten von Witzeln, Poppelreuter findet Neigung zu Zoten, Chatelin[1]) spricht von einer „tendence à la jovialité" und „extrême puerilité" bei solchen Verletzten.

Im übrigen ist die Moria (Jastrowitz) und Witzelsucht (Oppenheim) als Stirnhirnsymptom in dem Maße in die diagnostischen Lehrmeinungen der Neurologie und inneren Medizin übergegangen, daß es nicht notwendig erscheint, aus der sehr großen Reihe von Fällen in der Tumorliteratur Belege herbeizutragen. Es mag noch bemerkt werden, daß die eindeutige Zuordnung der Moria zum Stirnhirn nicht unbestritten ist und daß Moria auch bei Schädigungen (speziell durch Tumoren) anderen Hirnsitzes beobachtet wird (E. Müller, Pfeifer, Redlich). Demgegenüber mag an das Ergebnis unserer Statistik erinnert werden, das für ein ganz spezifisches Auftreten der Moria bei Stirnhirnverletzten (Spätfällen) spricht. Bei Hirntumoren anderen Sitzes ist eine Fernwirkung auf das nicht primär-affizierte Stirnhirn nicht auszuschließen, und zwar auch dann nicht, wenn der Tumor weit entfernt sitzt und wenn auf dem Sektionstisch eine anatomische Schädigung des Stirnhirns nicht nachweisbar ist.

Vom „sexuellen Erethismus" als spezifische Zeichen nach Stirnhirnschädigung stehen uns aus der Zahl der Kriegshirnverletzten keine typischen Fälle zur Verfügung. Zwar kommen als Begleiterscheinung hypomanischer und psychopathieähnlicher Zustände sexuelle Übererregungen nicht allzuselten bei Stirnhirnverletzten vor. Doch sind sie dann eben nur als Begleitumstände der Hauptstörung aufzufassen.

Doch werden in der chirurgischen Literatur einige charakteristische Fälle beschrieben. Friedrich[2]) schildert folgenden Fall:

48jähriger Mann, intellektuell und moralisch völlig intakt, Vorsteher einer Fabrik mit 600 Arbeitern, erkrankt mehrere Jahre nach zweimaligem Anstoßen der rechten Stirngegend an einem Tumor in der Gegend der 1. und 2. Stirnwindung. Psychisches Verhalten: Läppisch, gleichgültig; bleibt plötzlich auf der Straße stehen und hat auf die Frage, warum er es tue, nur ein blödes Lächeln.

---

[1]) Chatelin, Ch.: Les blessures du cerveau. Paris 1918.
[2]) Friedrich: Mitteilungen zur Hirnpathologie, insbesondere zur Pathologie des Stirnhirns. Dtsch. Zeitschr. f. Chirurg. Bd. 67. 1902.

Macht in kurzer Zeit widersprechende Angaben, lacht explosiv auf. Gibt an, daß er wenig widerstandsfähig gegen hübsche Mädchen sei, daß er Lust habe, der Pflegeschwester an die Brust zu greifen, seine Gespräche drehen sich nur um Demimonde und Nuditäten. Legt einen anhaltenden sexuellen Zynismus an den Tag. — Der Tumor wurde operativ entfernt. Es bestanden dann $2\frac{1}{2}$ Wochen lang wahnhafte Zustände. Hierauf wurde der Mann vollkommen klar und normal und blieb es, solange die Beobachtung des Arztes dauerte (1 Jahr 4 Monate und wahrscheinlich darüber hinaus).

Einen weiteren Fall hat Borchardt[1]) beschrieben. Ein 8jähriges Mädchen hatte einen Hufschlag auf die linke Stirnseite mit Hirnzertrümmerung erlitten. $3\frac{1}{2}$ Monate nach der Verletzung (nach primärer Heilung) fing das Kind an, sich vor den Spiegel zu stellen, Grimassen zu schneiden, sich Papierzigaretten zu drehen, um sie zu rauchen. Es lief einem unverheirateten Mann nach, begleitete ihn in sein Wohnzimmer, beleuchtete und befühlte dessen Geschlechtsteile und blieb längere Zeit bei ihm. Es erlitt, noch während es bei dem Mann (der dann polizeilich verfolgt wurde) war, einen Krampfanfall, wurde auf die chirurgische Station eingeliefert. Dort wurde ein walnußgroßer Absceß des Stirnhirns entleert. Nach 2 Tagen war das Kind wieder ruhig und normal. Während der folgenden Jahre war das Mädchen schul- und arbeitsfähig, nur bekam es, sobald sich eine Vorwölbung an dem Stirndefekt zeigte, mehrmals sein moriahaftes Wesen (Grimassenschneiden, Papierzigarettenrauchen) für kurze Zeit.

Die Fälle sind deshalb instruktiv, weil der Effekt der chirurgischen Behandlung dem Zusammenhang der psychischen und körperlichen Störung hohe Wahrscheinlichkeit verleiht.

Auch Brodmann[2]) berichtet über einen Fall von doppelseitigem Stirnhirntumor mit „schwerer Charakterveränderung", Laszivität, Reizbarkeit, koprolalischem Schimpfen, „sexuellen Delirien".

Besprechung des „sexuellen Erethismus" vom psychologischen Standpunkt siehe 3. Abschnitt (S. 140 f).

V. Depressive Zustände.

Fall XIV.

J. Sa., geb. 6. VIII. 1884. Vater an Herzschlag, Mutter an unbekannter Krankheit gestorben. 4 gesunde Geschwister, keine Nerven- und Geisteskrankheiten in der Familie. Selbst keine Kinderkrankheiten, kann sich nicht erinnern, Angstzustände gehabt zu haben, keine Abneigung gegen bestimmte Gerüche und Speisen. Sei als Kind etwas empfindlich gewesen, habe sich leicht zurückgesetzt gefühlt. Sei mit seinen Geschwistern immer gut ausgekommen, habe rechtzeitig laufen und sprechen gelernt. Keine Krämpfe, kein Bettnässen. In der Schule laut Schulzeugnissen sehr gut gelernt. Nach der Schule landwirtschaftlicher Arbeiter im elterlichen Anwesen. Konnte stets diese Arbeiten verrichten, war nie ernstlich krank, kein Alkohol- und Nicotinmißbrauch. Keine Geschlechtskrankheiten, keine Vorstrafen.

1908 das elterliche Anwesen übernommen.

1909 geheiratet, 4 gesunde Kinder, kein Abgang.

20. VIII. 1914 als Infanterist ins Feld.

---

[1]) Borchardt: Über psychische Störungen bei einem Stirnhirnabsceß. Ber. über den 33. chirurg. Kongreß. Berlin 1904.

[2]) Brodmann, K.: Physiologie des Gehirns. Neue dtsche. Chirurg. Bd. 11, S. 248. 1914.

10. V. 1915 verwundet durch Granatsplitter an der linken Schädelseite. Sofort bewußtlos.

18. V. 1915 Kriegslazarett. Aus dem Krankenblatt: Über dem linken Teil des Stirnbeins und auf das linke Scheitelbein übergreifend 8 cm lange, 2 cm breite Eröffnung des Schädels, so daß das pulsierende Gehirn vorlag. Nahezu komplette Sprachlähmung. Ausgesprochener Druckpuls. Lähmung des rechten Armes und Beines.

Allmählich Besserung des Sprachvermögens und der Bewegungsfähigkeit der rechten Körperseite.

1. X. 1915. Gesichtsausdruck ist eigentümlich starr. Die Sprache ist nicht mehr ganz so langsam und die Worte für die Begriffe stehen ihm rascher zur Verfügung.

11. X. 1915 Heimatslazarett. Aus dem Befund: Starkes Schwindelgefühl, daß Pat. manchmal hinfällt.

21. II. 1916. Angeblich epileptischer Anfall.

I. VII. 1916 wegen Hemiplegie mit motorischer Aphasie und Anzeichen beginnender traumatischer Epilepsie aus dem Heeresdienst entlassen mit einer E.-B. von 100%.

17. VII. 1921 zur Behandlung und Umanerkennung dem Vorsorgungskrankenhaus für Hirnverletzte München überwiesen.

Klagen: Kopfschmerzen, Schwäche der rechten Körperseite, Schwindelanfälle, Stimmung traurig.

Aus dem Befund: Im linken Stirnwinkel tiefe pulsierende Eindellung mit oberflächlicher reizloser Narbe. Keine Reflexänderung, grobe Kraft und Geschicklichkeit der Bewegungen der rechten oberen Extremität herabgesetzt. Rechter Arm kühler und feuchter als der linke. Sensibilität am rechten Arm herabgesetzt, distalwärts zunehmend, Muskelsinn im Bereiche der Finger herabgesetzt mit Ausnahme des rechten Kleinfingers. Klinisch-psychologisch sind Reste motorischer Aphasie mit Wortfindungsstörungen, Paragraphien, herabgesetzte Gedächtnisleistungen, starke psychische Hemmungen festgestellt.

Der allgemeine psychische Befund war folgender: Betritt zögernd das Zimmer, setzt sich auf Aufforderung langsam und umständlich nieder. Bleibt dann unbeweglich mit starrer Mimik und wenig lebhaftem Gesichtsausdruck. Lidschlag fehlt fast völlig, keine unwillkürlichen Bewegungen der Glieder, außer einigen Verlegenheitsbewegungen mit dem linken Daumen. Über seine Landwirtschaft befragt, gibt er zögernd Antwort. Besitzt 50 Tagwerk Grund und 12 Stück Vieh. Spricht darüber, ohne besonderes Interesse für sein Geschäft zu zeigen. Gibt an, daß seine Frau seit der letzten Geburt unterleibsleidend sei, macht sich Sorgen, daß, wenn er nicht mehr arbeiten könne, dann auch sie es nicht mehr könne. Befürchtet, daß dann das Haus verkauft werden müsse. Äußert Todesgedanken, denkt, es sei nicht mehr lange, bis er „abkratzen" werde. Auch sein Vater sei so früh gestorben. Er wolle doch am Leben bleiben, bis seine Kinder wenigstens so weit wären, daß sie selbst etwas verdienen können. Dabei kommen ihm Tränen in die Augen. Auf eindringlicheres Befragen gibt er zu, daß ihn das Leben nicht mehr freue, daß er auch Selbstmordgedanken habe, aber niemals Selbstmordversuche gemacht habe. Macht sich Sorgen wegen seiner Frau, glaubt, daß sie sterben müsse, da auch eine Schwester derselben an der Geburt eines Kindes gestorben sei (Kindsbettfieber), gibt dann zu, daß seine Frau gesund aussehe, „dick und voll sei". Kann aber von seinen Befürchtungen nicht abgebracht werden. Auch vor der Erkrankung seiner Frau, die erst vor kurzer Zeit erfolgt sei, sei er schon verstimmt gewesen. Wegen seines Geschäftes mache er sich Sorgen, sein Knecht gehe wöchentlich 3—4 mal ohne Erlaubnis weg. Gibt aber dann zu, daß der Knecht tüchtig und arbeitsam sei, doch sei neulich ein Ochse erkrankt, nachdem ihn der Knecht in der Hitze getränkt habe. Gibt aber an, daß diese Dinge nicht die Ursache seiner Verstimmung seien. Er meint, zu Hause wieder besser aufgelegt zu sein, wenn er seine Beschäftigung habe. Liest wohl die Zeitung, interessiert sich nur für das Landwirtschaftliche, Politik ist ihm Nebensache. Auf die Frage, was denn gegenwärtig in der Politik die Gemüter bewege (oberschlesische Frage), gibt er zunächst keine Auskunft. Bei eingehenderem Befragen ergibt sich jedoch, daß er im allgemeinen über die Probleme gut Bescheid weiß. In Gesellschaft gehe er wenig, er gehöre dem Veteranenverein an und besuche gelegentlich die Versammlungen. Beschäftigt sich mehr mit religiösen Sachen wie früher (Protestant). Denke oft an den Tod, mache sich viele Gedanken, könne jedoch nicht beten. Glaubt aber, daß Gott ihm doch gnädig sein werde. Versündigungsideen werden nicht geäußert. Doch mache er sich leicht Selbstvorwürfe. Bei seinen Entschlüssen sei er immer schwerfällig, bei allen Käufen und Verkäufen frage er seine Frau.

Habe immer Bedenken und Befürchtungen. Vor der Verwundung sei er immer gut aufgelegt gewesen, sei nie längere Zeit verstimmt gewesen. Habe Sinn für Vergnügungen, Tanz und dergleichen gehabt. Sei mit Kameraden gegangen, habe nie heftigen Streit mit jemand gehabt, außer bei seiner aktiven Militärzeit habe er seine Heimat nie verlassen. Während der ganzen Untersuchung häufiges Zucken in den Mundwinkeln und gelegentlich Ausbrechen in Tränen, jedoch ohne heftiges Weinen.

Der Fall kam einige Monate nach seiner ersten Entlassung zur Nachuntersuchung wieder ins Lazarett. Er bot hier wieder das gleiche Bild.

Differentialdiagnostisch kommt ein endogener Depressionszustand in Betracht. Doch sprechen die lange Dauer, das Gleichbleiben des Bildes, insbesondere aber der Anschluß an die Verletzung für die direkte traumatische Verursachung.

Zusammenfassung. Nach Schußverletzung des linken Stirnhirnlappens motorische Aphasie, rechtsseitige Halbseitenlähmung, schwerer Depressionszustand nichtreaktiver Art.

Fall XV.

Chr. Vo., geb. 19. IX. 1881. Eltern leben, gesund, 3 gesunde Geschwister, keine Nerven- und Geisteskrankheiten in der Familie. Selbst keine Kinderkrankheiten, normale Entwicklung, in der Schule gut gelernt, nach der Schule in der Lehre in einer Versicherungsagentur, hat immer gut arbeiten können, nie nervös gewesen, Alkoholgebrauch mäßig, Nichtraucher, Geschlechtskrankheiten verneint, ledig.

Juli 1915 als Infanterist ins Feld, Dienst ohne Beschwerden.

April 1918 verwundet durch Infanteriegeschoß in der Mitte des Schädels, keine Erinnerung an die Verwundung selbst, angeblich einige Zeit bewußtlos, erste Erinnerung wieder am gleichen Tage bei Gelegenheit des Verbandes an einer Sanitätsstelle. Sei zunächst aufgeregt gewesen, keine Lähmung oder sonstige Ausfälle.

In der folgenden Kriegslazarettbehandlung keine Operation. In einem Heimatlazarett operiert, welcher Art, nicht bekannt. In Lazarettbehandlung bis Ausbruch der Revolution, November 1918 freiwillig entlassen. Bei der Entlassung hatte Vo. Empfindungsstörung am linken Fuß; er „hatte den Eindruck, als wenn er immer auf zwei verschiedenen Gegenständen mit dem linken Fuße stehen würde". Gelegentlich Zucken im linken Arm, besonders bei Aufregungen. Die Stimmung war um diese Zeit, wie er angibt, durch den Einfluß zahlreicher schreckhafter Erlebnisse während der langen Dienstzeit bereits etwas gedrückt.

Verweigerte November 1918 wegen der Revolutionsverhältnisse die Einweisung in ein Lazarett und wurde Dezember 1918 vom Heeresdienst ohne Versorgung entlassen. Versorgung auch weiterhin nicht beansprucht.

Januar 1919 trat Vo. wieder in den Dienst der Versicherungsgesellschaft. War damals schon gedrückter Stimmung. Insbesondere deprimierte ihn der Umstand, daß in dem Betriebe über die Verdienste im Felde hinweggegangen wurde, und daß die Leistung als Soldat unterschätzt, ja sogar verachtet wurde. In den Aufgaben seines Arbeitsbereiches fühlte sich Vo. nicht mehr so sicher wie früher. Verrechnete sich öfter, ohne es zu bemerken, fand aber die Fehler später bei der Nachkontrolle. Die Stimmung wurde bei der Arbeit zunehmend gedrückter, angeblich unter dem ständigen Eindruck der Zurücksetzung. Mit zunehmender Depression wurde Vo. appetitlos, hatte häufig ein Übelkeitsgefühl. Fühlte sich verlassen der Außenwelt gegenüber, besonders wenn er allein war. Bekam dann einen Streitfall mit einem jüngeren, ihm aber trotzdem dienstlich vorgesetzten Kollegen, von dem er sich zurückgesetzt fühlte. Bei Gelegenheit einer Äußerung sollte ihm Vo. Abbitte leisten, was er als eine Demütigung empfand. Konnte sich dazu nicht entschließen, wußte sich nicht mehr zu helfen, suchte den Rat des Chefarztes des Versorgungskrankenhauses für Hirnverletzte München auf.

Aus dem Befund: In der rechten Stirn-Scheitelgegend muldenförmige Einsenkung, Knochendefekt und Pulsation. Die Projektion des Defektes auf die Hirnoberfläche nimmt die oberen Teile der ersten Frontalwindung und die vorderen Teile der Zentralwindung ein. Innere Organe ohne Besonderheiten, Tricepsreflex links stärker wie rechts, sonst keine Veränderung der Reflexe, feinere Fingerbewegung mit der linken Hand wesentlich ungeschickter als rechts, Sensibilität überall vorhanden, Herabsetzung der Berührungsempfindlichkeit im linken Unterschenkel distalwärts zunehmend. Schmerz- und Temperaturempfindung überall normal. Romberg geringes Schwanken.

Psychisch: Während der Untersuchung ist Vo. sehr aufgeregt, das Gesicht rötet sich, er bekommt Tränen in den Augen, allgemeiner Eindruck depressiv.

Zusammenfassung. Schußverletzung der rechten Stirn-Scheitelgegend mit geringem Betroffensein des Pyramidensystems und der sensiblen zentralen Apparate der linken Körperseite. Depressionszustand von der Form der konstitutionellen Verstimmung mit reaktiven Steigerungen.

Depressive Verstimmungen ohne periodischen Charakter und ohne epileptische oder hysterische Zeichen nach Verletzung des Stirnhirns sind auf unserer Abteilung öfters beobachtet worden, und zwar auch ohne Mitbetroffensein der Zentralgegend (wie in den beiden dargestellten Fällen). In der Literatur über Kriegsverletzte wird von Depressionen nach Stirnverletzung nicht gesprochen. Dagegen trägt P. Schuster (l. c. S. 14ff.) 14 Fälle von Stirnhirntumoren aus der Literatur zusammen, bei denen depressive Zustände im Vordergrund der Erscheinungen stehen. 5 davon sind über 50 Jahre alt.

Bezieht man die periodischen Depressionen nach Stirnhirnverletzungen, die als epileptische Zustände vorkommen, mit in die Betrachtung herein, so übertreffen sie, wie unsere Statistik zeigt, die Depressionszustände bei Verletzungen anderer Hirnteile um ein Beträchtliches.

VI. Apathische, abulische, akinetische Zustände.

Fall XVI.

J. Fe., geb. 6. VII. 1890. Vater an Gehirnschlag gestorben, Mutter gesund, 6 gesunde Geschwister, keine Nerven- oder Geisteskrankheiten in der Familie. Selbst als Kind Scharlach, normale Entwicklung, in der Schule mittelgut gelernt, nach der Schule Schmied. Keine wesentlichen Erkrankungen, Alkohol täglich 1 l Bier. Nicotingebrauch mäßig. Geschlechtskrankheiten verneint, ledig, keine Vorstrafen.

4. XI. 1914 als Infanterist ins Feld.

18. II. 1915 durch Handgranatsplitter am linken Auge und Kopf verwundet. Sofort 10 Minuten bewußtlos, angeblich Blut erbrochen, auch auf dem gesunden Auge nicht mehr gesehen. Konnte die erste Zeit nicht gleich sprechen. Keine Lähmung, keine Krämpfe, keine Anfälle.

19. II. 1915 Feldlazarett: Linkes Auge zum Teil sehr stark vorgewölbt, Hornhaut über die Mitte einen strichartigen Riß, am Oberlid kleine eckige Wunde.

21. II. 1915. Sehr apathisch, schläft viel, gibt auf Befragen richtige Antworten. Hirndruckpuls.

23. II. 1915. Enucleation des linken Auges.

5. III. 1915. Heimatslazarett: Kunstauge verordnet.

3. V. 1915. Die Röntgenaufnahme ergibt einen quergestellten, etwa 9 cm langen, in stumpfem Winkel geknickten drahtförmigen Fremdkörper im Stirnhirn (beide Hirnlappen). Pat. gibt dort an, daß er keine Veränderung in bezug auf Verstand und Gemütsverfassung wahrgenommen habe, auch das Gedächtnis habe nicht gelitten.

31. I. 1916. Als d. u. mit einer E.-B. von 100% aus dem Heeresdienst entlassen.

Juli 1921. Zur Nachuntersuchung dem Fachlazarett für Hirnverletzte zugewiesen. Dort gibt er an, daß er Kopfschmerzen beim Bücken habe, insbesondere beim Witterungswechsel, sowie beim Schauen nach oben. Bei Anstrengung Unwohlbefinden und Schwindelzustände. Die Stimmung sei nie heiter. Findet seit seiner Verletzung an nichts mehr Freude, ohne eigentlich traurig zu sein. Vor seiner Verwundung sei er der Lustigste von seinen Geschwistern gewesen und war bei allen heiteren Gelegenheiten dabei. Jetzt könne er sich auch in der Stadt München an keiner Vergnügung mehr erfreuen.

Aus dem Befund: Linkes Auge fehlt, Bindehautsack etwas gerötet. Pupillenreaktion des gesunden Auges normal, Augenbewegungen frei. Innere Organe ohne Besonderheiten, neurologisch nichts Besonderes, Romberg leichtes Schwanken.

Psychisch: Äußerlich geordnet, besonnen, orientiert, affektives Verhalten etwas gedrückt, starke Ermüdung nach der kurzen Untersuchung. Bei der klinisch-psychologischen Untersuchung zeigen sich die intellektuellen Leistungen normal, jedoch bei verschiedenen Prüfungen sehr schwankend. Im Aufmerksamkeitsversuch starke Verlangsamung, sehr viele Fehler. Im psychologischen Arbeitsversuch sehr niedrige Leistung, von Tag zu Tag sehr schwankend.

Zusammenfassung. Schwere Verletzung beider Stirnhirnlappen durch großen drahtförmigen Fremdkörper. Verlust des linken Auges. Intelligenzleistung annähernd normal, allgemeine Verlangsamung und schwankendes Verhalten bei allen Leistungen. Apathisches Wesen.

Fall XVII.

K. Eu., geb. 4. X. 1878. Familie o. B. Selbst keine Kinderkrankheiten, normale Entwicklung, in der Schule mittelmäßig, angeblich nie krank, früher immer lustig und munter gewesen, Geschlechtskrankheiten verneint, Alkohol mäßig, Nicotin mäßig.

16. VIII. 1916 als Infanterist ins Feld. Wegen Schwellung der Beine in die Heimat. Mai 1917 wiederum ins Feld. Dienst angeblich nur mit Beschwerden.

20. X. 1917 durch Granatsplitter an der rechten Stirnseite schwer verwundet. Sofort bewußtlos, keine Erinnerung an die Verwundung, erste Erinnerung Heimatslazarett.

20. X. 1917 Feldlazarett: Über der rechten Stirne eine markstückgroße, bis aufs Gehirn reichende Wunde. In der Zertrümmerungshöhle des Gehirnlappens zahlreiche Knochensplitter. Operative Reinigung der Wunde und Entfernung der Knochensplitter.

30. X. 1917. Walnußgroßer Hirnprolaps.

10. XI. 1917 Heimatslazarett: Prolaps bildet sich allmählich zurück. Abstoßen einiger Knochensplitter. Starrer, schläfriger Blick, eintöniges Mienenspiel. Geistige Funktionen herabgesetzt.

5. III. 1918 Aufnahme im Lazarett für Hirnverletzte München. Klagen über stechende Kopfschmerzen, Schwindelgefühl mit Brechreiz, schlechtes Sehen auf dem rechten Auge, Unsicherheit bei allen Bewegungen, stockende langsame Sprache, schlechtes Gedächtnis.

Aus dem Befund: An der rechten Stirn-Schläfengegend fünfmarkstückgroßer Knochendefekt mit deutlicher Pulsation. Neurologisch: Knie- und Achillessehnenreflex links stärker als rechts, Schmerzgefühl am ganzen Körper herabgesetzt, Romberg schwankend nach links. Zeigeversuch: Von beiden Seiten beiderseits nach rechts. Unsicherheit. Psychisch gedrückt, stumpf, schwerfällig. Verlangsamung sämtlicher Leistungen. Bei allen Prüfungen schwerfälliges Verhalten und dürftige Resultate. Reaktionszeiten beim Assoziationsversuch stark verlängert (durchschnittlich 20 Sekunden). Aufmerksamkeitsversuch: Stark verlängertes, sehr fehlerhaftes Arbeiten. Keine Zeichen für agnostische und aphatische Störungen. Augenbefund normal. Keine epileptischen Zeichen.

17. I. 1919 Entlassung als d. u. aus dem Heere mit einer E.-B. von 85%.

Zusammenfassung. Verletzung des rechten Stirnhirns mit geringem Betroffensein des Pyramidensystems der linken Körperseite. Allgemeine Verstumpfung und dadurch bedingte Herabsetzung der Intelligenzleistungen.

Fall XVIII.

G. Po., geb. 23. IV. 1893. Familie o. B. Selbst keine Kinderkrankheiten, normale Entwicklung, Schule angeblich gut, nie sitzengeblieben, nach der Schule landwirtschaftlicher Arbeiter bei seinen Eltern, gibt an, Oktober 1913 Lungenentzündung gehabt zu haben. Angeblich nie geschlechtskrank, nicht vorbestraft.

20. I. 1915 als Infanterist ins Feld.

Vom 1. III. 1916 bis 27. III. 1916 wegen Darmkatarrh und Neurasthenie in Lazarettbehandlung. Mehrmals oberflächliche Verwundungen, 3 mal wieder ins Feld.

12. IV. 1918 dritte Verwundung durch Artilleriegeschoß. Verletzung am linken Stirnwinkel. Granatsplitter in Narkose entfernt.

2. IV. 1918. Kleines Stück der knöchernen Schädeldecke fehlt, Pulsation deutlich sichtbar.

26. IV. 1918 Heimatslazarett: Geringe rechtsseitige Armparese und leichte Blasenstörung (Harnträufeln). Psychisch grobe Merkfähigkeitsstörungen, allgemeine Verlangsamung.

21. IX. 1918 ohne Versorgung entlassen. Nach Erhebung der Versorgungsansprüche, am 22. III. 1920 in das Versorgungskrankenhaus für Hirnverletzte eingewiesen.

Klagen: Sprache seit der Verwundung undeutlich. Kopfschmerzen beim Bücken und schweren Arbeiten, Gedächtnis beeinträchtigt. Sei früher lustiger gewesen, habe mehr Humor gehabt.

Aus dem Befund: Im linken Stirnwinkel kleiner Defekt mit Pulsation. Reflexe nicht verändert. Grobe Kraft der Hand, rechts deutlicher herabgesetzt. Romberg leichtes Schwanken. Keine epileptischen Zeichen.

Psychisch: Sitzt bei Aufnahme der Vorgeschichte bewegungslos da, starrt vor sich hin, kann sich an die Daten seiner Verwundung nicht mehr erinnern, erkennt sie aber als richtig an, wenn sie ihm vorgesagt werden. Klinisch-psychologisch: Spontansprache und Nachsprechen etwas undeutlich, ebenso Lesen. Einprägen, Reproduzieren für alle Qualitäten etwas herabgesetzt, im Reaktionsversuch sehr verlangsamte Reaktion; im Aufmerksamkeitsversuch lange Zeit, mittlere Fehlerzahl. Denkleistungen nicht wesentlich herabgesetzt. Mit E.-B. von 55% entlassen.

Zusammenfassung. Nach Verletzung des linken Stirnhirns geringe Reste aphatischer Sprachstörung, Herabsetzung der groben Kraft rechts, allgemeine Verlangsamung bei allen Leistungen.

Fall XIX.

J. Me. Mutter gichtleidend, ein Onkel geisteskrank, gestorben. Sonst keine Nervenleiden in der Familie. Selbst nie ernstlich krank, auch nicht nervös. Angeblich normale Entwicklung, in der Schule einmal sitzengeblieben, sonst mittelmäßig. Wegen verbotenen Waffentragens einmal 4 Tage Haft, täglich 2—3 l Bier, 15—20 Zigaretten, keine Geschlechtskrankheiten.

6. VIII. 1914 als Pionier ins Feld.

20. V. 1917 Granatsplitterverletzung linke Stirnseite. Angeblich nicht bewußtlos, hat selbst zum Verbandsplatz gehen können. Auf dem linken Auge angeblich mehrere Tage nichts gesehen, keine Sprachstörung.

21. V. 1917 Feldlazarett: Nach Entfernung von Internasplittern quillt reichlich Gehirnbrei vor.

4. VIII. 1917 Aufnahme in der Abteilung für Hirnverletzte München. Klagen: Kopfschmerzen, Schwindel, leichte Erregbarkeit. Während der Lazarettbehandlung Besserung aller Beschwerden, die zum Teil ganz verschwinden.

Aus dem Befund: Pulsierender Defekt linke Stirngegend, Projektion im Durchpausschema nach Goldstein entspricht den hinteren Teilen der 1. und 2. linken Stirnwindung. Neurologisch nichts Besonderes, beim Romberg leichtes Schwanken.

Psychisch (in der ersten Zeit nach der Verletzung): Stimmung gut, aufgewecktes Benehmen. Intelligenzleistungen auf keinem Gebiete unternormal, etwas schwankend. Keine gröberen Ausfallserscheinungen. Mit einer E.-B. von 60% entlassen.

19. VII. 1921 zur Nachuntersuchung in das Versorgungskrankenhaus München für Hirnverletzte. Hat Unglück in der Ehe gehabt, kann nicht mehr so arbeiten, hat Schulden machen müssen, klagt jetzt über gelegentliche Kopfschmerzen bei Hitze, starke Gedächtnisschwäche, so daß ihm die naheliegendsten Gegenstände nicht mehr einfallen. Der allgemeine Eindruck ist sehr der eines stumpfen hilflosen Menschen, dessen Interesse für seine eigene Zukunft nicht im adäquaten Maße rege ist.

Bei der klinisch-psychologischen Prüfung ist er besonnen, geordnet, orientiert, die Gemütslage ist stumpf, die Reaktionen sind verlangsamt. Sprachfunktionen o. B. Bei allen intellektuellen Leistungen zeigt sich anfänglich schlechter Erfolg, allmählich aber Hineinsteigern in die Schwierigkeit der Aufgabe, so daß schließlich normale Erfolge erzielt werden können. Im Merkversuch versagt er zunächst, kommt aber schließlich zur Durchschnittsleistung. Beim Lernversuch mit sinnlosen Silben leistet er Normales, die Ersparnis beim Wiedererlernen ist gut. Im Assoziationsversuch sehr lange Reaktionszeiten, sinnvolle Reaktionen, ohne wesentliche Perseverationen. Im Bourdonschen Aufmerksamkeitsversuch lange Zeit ohne Fehler. Im Arbeitsversuch mit fortlaufenden Leistungen niedrige Leistungshöhen, starke Dispositionsschwankungen. Mit einer E.-B. von 60% entlassen.

Zusammenfassung. Verletzung des linken Stirnhirns, zunächst keine Störungen, nach mehreren Jahren allgemeine Abstumpfung. Herabsetzung aller Leistungen durch die Einstellungsstörungen.

Fall XX.

J. Ra., geb. 5. III. 1891. Mutter mit 50 Jahren an unbekannter Krankheit gestorben, sonst Familie o. B. Selbst keine Kinderkrankheiten erinnerlich, bis zum 14. Lebensjahr Bettnässen, mittelmäßiger Schüler, nie sitzengeblieben, Beruf Fabrikarbeiter, ziemlich viel getrunken, mäßiger Raucher, nie ernstlich krank, keine Geschlechtskrankheit. Seit 1914 verheiratet. 2 gesunde Kinder, 1 Kind seit dem 2. Lebensjahre ein Bein gelähmt.

7. XI. 1914 als Infanterist ins Feld.

25. V. 1916 verwundet durch Artilleriegeschoß am Kopf (Stirn und hinter dem rechten Ohr). Angeblich 1 Stunde bewußtlos. Ging dann selbst zum Verbandsplatz, dort sei er bewußtlos geworden, erst im Lazarett aufgewacht, habe sich dann gar nicht ausgekannt.

27. V. 1916 Feldlazarett: Linsengroßer Einschnitt über dem rechten Augenbrauenrand, aus dem etwas Gehirnmasse herausquillt. Starker Bluterguß in die Augenlider. Mehrere Weichteilwunden auf der rechten Schädelseite und hinter dem rechten Ohr. Außerdem Weichteilwunden am rechten Schulterblatt und rechten Oberarm. Operative Entfernung von zahlreichen Knochensplittern und zerstörter Gehirnmasse. Rechtsseitige Recurrensparese, außerdem rechts deutliche Hornersche Trias. Pat. ziemlich hinfällig, spricht wenig, Schlucken erschwert. $1/4$ Jahr Schonung, dann zum Ersatzbataillon.

Oktober 1918 zum Armierungsbataillon wieder ins Feld.

17. XI. 1918 aus dem Heere entlassen, damals keine Versorgungsansprüche erhoben, da ihm gesagt worden sei, daß er sie innerhalb 10 Jahren noch erheben könne. Er habe sich weiter nichts gedacht und erst als er heftige Kopfschmerzen bekam, Versorgungsansprüche gestellt. Zunächst mit einer E.-B. von 20% begutachtet.

Ende Mai 1921 zur fachärztlichen Untersuchung ins Versorgungskrankenhaus für Hirnverletzte München. Klagen: Kopfschmerzen der rechten Stirnseite, sehr häufig schwindlig, besonders bei warmer Witterung. Schnelles Ermüden im rechten Arm. Schluckbeschwerden.

Aus dem Befund: Rechte Stirnschläfengegend rinnenförmiger Defekt mit Pulsation im vorderen Teile. Rechtes Auge eine Spur zurückgesunken, rechte Pupille enger wie die linke, rechte Lidspalte nicht verändert. Reflexe, Bewegung und Sensibilität nicht verändert. Keine Gleichgewichtsstörung. Beim Finger-Nasenversuch überlegt Pat. erst lange, sucht erst seinen Zeigefinger durch Abtasten heraus, führt dann den Versuch richtig aus. Kniehakenversuch wird richtig ausgeführt, aber erst nach einer Zwischenzeit von 7 Sekunden. Rechtes Gaumensegel etwas tiefer wie das linke, mäßige Vokalisparese rechts.

Psychisch: Erweckt während der ganzen Lazarettbeobachtung den Eindruck ungewöhnlicher Langsamkeit im Denken und Handeln. Spricht langsam ohne Betonung, scheint für die eigene Lebenslage und die Zukunft recht uninteressiert. Beim klinisch-psychologischen Versuch sind alle Intelligenzleistungen verlangsamt, die Antworten dürftig, bei der Ausfüllung des Fragebogens wird fast alles mit „Ich weiß nicht!" beantwortet. Im Assoziationsversuch lange Zeiten, inhaltlich dürftige Antworten mit vielen Perseverationen. Beim Aufmerksamkeitsversuch nach Bourdon ziemlich lange Leistungszeit, mäßige Fehlerzahl. Im Arbeitsversuch niedrige wechselnde Leistungen. Mit einer E.-B. von 50% entlassen.

Zusammenfassung. Nach Verletzung des rechten Stirnhirns und im Bereiche des rechten Schulterblattes (unteres Cervicalganglion) Recurrensparese, Hornerscher Symptomenkomplex, allgemeine Verlangsamung und Herabsetzung sämtlicher Leistungen. Interesselosigkeit für die eigenen Angelegenheiten.

Fall XXI.

A. Ba., geb. 29. VIII. 1898. Eltern gesund, 7 gesunde Geschwister, keine Nerven- und Geisteskrankheiten in der Familie. Selbst keine Kinderkrankheiten, angeblich Bettnässen bis zu 9 Jahren, normale Entwicklung, in der Schule mittelmäßig (Schulzeugnisse!), nach der Schule Schreiner, hat immer gut arbeiten können, nie ernstlich krank gewesen. Alkohol- und Nikotingebrauch angeblich mäßig, Geschlechtskrankheiten verneint, ledig, keine Vorstrafen.

12. XII. 1917 als Pionier ins Feld.

9. IX. 1918 durch Maschinengewehrgeschoß in der linken Stirn bis ins rechte Auge verwundet. Angeblich 4 Tage bewußtlos, auf dem rechten Ohr nichts mehr gehört,

rechtes Auge verloren, keine Sprachstörung, keine Lähmung, keine Krämpfe. In den Lazaretten im Feld keine Operationen.

Dezember 1918 in ein Lazarett nach München verlegt, in der Folge 3 Operationen im Bereiche des rechten Auges. Bei der folgenden Operation wurde eine Infanteriekugel, die im Nasenbein gesteckt haben soll, durch die rechte Augenhöhle entfernt (Krankenbericht hierüber liegt nicht vor).

29. X. 1919 entlassen mit einer E.-B. von 40% und Verstümmelungszulage.

4. XI. 1920 auf Einspruch der Begutachtung des Versorgungskrankenhauses für Hirnverletzte München eingewiesen. Klagen: Häufige Kopfschmerzen, besonders bei schwierigen Arbeiten in der Schreinerei, gelegentlich Schwindel, besonders in der Wärme, Stimmung angeblich gelegentlich etwas gedrückt, ohne Grund. Im allgemeinen gleichmäßig.

Aus dem Befund: In der Gegend des linken Stirnhöckers linsengroßer Knochendefekt mit sichtbarer Pulsation (Einschuß). In der Gegend des rechten unteren Augenlides am inneren Augenwinkel reaktionslose Operationsnarbe. Rechtes Auge zu Verlust gegangen, Augenhöhle etwas gereizt, gutsitzendes Glasauge. Neurologisch nichts Abnormes, spontane Gleichgewichtsprüfung o. B., bei Vereisen des Defektes Vorbeizeigen mit dem linken Arm nach außen, ganz geringes Vorbeizeigen mit dem rechten Arm nach außen.

Psychisch: Im Umgang mit den Ärzten und mit den Mitpatienten vollkommen unauffällig. Er macht den Eindruck eines ganz normalen Menschen. Bei der psychologischen Untersuchung sind die Leistungserfolge innerhalb des Normalen. Beim Aufmerksamkeitsversuch nach Bourdon ist die Zeit etwa um das Doppelte verlängert, die Fehlerzahl sehr gering. Beim psychologischen Arbeitsversuch mit fortlaufenden Leistungen fehlen die Dispositionsschwankungen, sonst ist die Leistung normal.

Wird als Arbeiter in der Lazarettschreinerei beschäftigt. Hier zeigt sich, daß er sein Fach gut versteht. Die Arbeiten, die er selbständig liefert, sind gewissenhaft und technisch gut ausgeführt. Dagegen fällt auf, daß er zu einem Werkstück eine enorme Zeit braucht: 10 Wochen zu einem Schrank, 12 Wochen zu einem Schreibtisch bei etwa 6 Stunden täglicher Arbeit. Er selbst gibt als Grund an, daß er bei jeder Handlung sich wieder neu besinnen müsse und oft wegen mehrerer nacheinander notwendiger Tätigkeiten, die er früher auf einmal erledigt habe, jetzt mehrmals laufen und jedesmal von neuem ansetzen müsse.

Bewirbt sich einmal um die Leitung der Lazarettschreinerei. Aber selbst der Einfluß des Wettbewerbes beschleunigt sein Arbeiten in keiner Weise.

Zusammenfassung. Durchschuß linker Stirnlappen in der Polgegend, Verlust des rechten Auges, normale Intelligenzleistungen, starke Verlangsamung aller Leistungen.

Fall XXII.

Johann Fre., geb. 24. III. 1893. Beruf Schäffler. Vater lebt, ist gesund, Mutter durch Unglücksfall gestorben, 3 gesunde Geschwister, keine Geistes- und Nervenkrankheiten in der Familie bekannt. In der Volksschule angeblich gut, nach der Schule in der Schäfflerwerkstatt seines Vaters gearbeitet. Nicht verheiratet, nicht vorbestraft, Alkoholgenuß verneint. Angeblich keine Geschlechtskrankheiten.

1913 aktiv zu einem Infanterieregiment eingerückt.

1914 zum erstenmal verwundet am linken Handgelenk und am linken Unterschenkel. Heilung ohne Funktionsstörung. Dann wieder ins Feld.

Juli 1916 Infanterie-Schußverletzung linke Wade. Normale Heilung.

Oktober 1916 wieder ins Feld.

November 1916 Granatsplitterverletzung der rechten Kopfseite und am linken Unterschenkel.

Aus dem Befund des Feldlazarettes: Bewußtsein eingeengt. Reagiert auf energisches Anreden und Sprechen. Auf dem Operationstisch Erbrechen. 3 Querfinger nach außen vom rechten äußeren Orbitalrand, etwa in der Mitte zwischen dem Ende der Augenbrauen und dem rechten oberen Ohransatz, haselnußgroße Einschußöffnung; aus derselben quillt Gehirnmasse. Ohrmuschel durchschossen, rechte Nackengegend breitklaffende, 6—7 cm lange, 3 cm breite Wunde. Breiter, horizontal auslaufender Knochensprung in der rechten Stirnschläfengegend.

(Eine später vorgenommene Projektion des Schusses auf die Hirnrinde mit Hilfe des Durchpausschemas nach Goldstein ergibt, daß der Einschuß im Bereiche der 3. Stirnwindung rechts, der Knochensprung im Bereiche der 1. Schläfenwindung sich befindet. Die Verbindung der Einschußstelle mit der Ausschußstelle in der rechten Nackengegend läßt darauf schließen, daß das Geschoß nahe der Einschußstelle die Schädelbasis durchbohrt und die Schädelkapsel verlassen hat.)

12. I. 1916 Operation, aus der Tiefe mehrere Knochensplitter entfernt.

27. XII. 1916. Keine Erscheinungen von seiten des Zentralnervensystems.

5. I. 1917 Kopfwunde verheilt. Apathisch-gedrückter Eindruck, Sprache zögernd; liegt teilnahmlos im Bett, klagt über keinerlei Beschwerden oder Schmerzen.

Februar 1917 Vereinslazarett Hannover. Gedrückt, gehemmt, wortkarg; läßt alles willenlos mit sich geschehen. Antwortet auf alle Fragen gut und sachgemäß mit langsamer Rede und mit monotoner Stimme. Weiß keinen Grund für sein gedrücktes Wesen anzugeben. „Ihm tut nichts weh." Kümmert sich nicht um die Umgebung. Die ihm nachgesandten Briefe nimmt er langsam; es dauert lange bis er sie öffnet und liest.

März 1917 Reservelazarett München, Nervenstation. Linkes Bein erheblich magerer als das rechte, beim Romberg sofort Umfallen nach hinten, beim Gehen taumelt er und schleppt das linke Bein nach. Keine spastischen Erscheinungen. Bárány-Spülung rechts negativ. Liegt teilnahmlos im Bett, macht den Eindruck großer Schwäche und Hinfälligkeit, schwerfällige Antworten mit leiser Stimme, läßt sich „jede Antwort abkaufen". Keine Katalepsie, Abwehrbewegungen bei Versuch ihm in die Zunge zu stechen. Allmählich Besserung. Besucht die Hirninvalidenschule, später die Lazarettwerkstätte.

August 1918 Entlassung mit einer E.-B. von 85% wegen Beeinträchtigung der geistigen Leistungsfähigkeit und allgemein nervösen Störungen nach schwerer Hirnverletzung. Nimmt eine Stelle als Hausdiener in Donauwörth an.

In den nächsten Jahren ist er zu Hause mit Korbmacherarbeiten beschäftigt. Bei seiner Nachuntersuchung im März 1922 gibt er an, daß ihm seine Arbeit nicht recht von der Hand gehe, daß die Arbeitszeit sehr unregelmäßig sei. Er muß oft schon nach 1 Stunde die Arbeit wegen heftiger Beschwerden aufhören. Tagesverdienst angeblich nur bis zu 7 Mark, also vollkommen ungenügend zum Leben. Hat dabei noch einen alten Vater zu ernähren. Stimmung ist im allgemeinen nicht verändert, manchmal sei er wegen seines schlechten Verdienstes „etwas schwermütig".

Bei der Untersuchung sind die Wundverhältnisse nicht ungünstig. Die Gesichtszüge sind schlaff, affektlos, Lidschlag selten, die Pupillen recht weit, Lichtreaktion wenig ausgiebig, Konvergenzreaktion vorhanden, psychische Pupillenreaktion vorhanden, keine Entrundung der Pupillen, Augenbewegung aus der starren Mittellage heraus nach beiden Seiten hin nur wenig ausgiebig. Kein Nystagmus. Würgreflex und Hornhautreflex ist vorhanden. Keine abnormen Reflexe, grobe Kraft der Muskulatur der linken unteren Extremität etwas herabgesetzt. Beim Romberg Fall nach hinten. Zeigeversuch normal. Die Röntgenuntersuchung ergibt im rechten Schläfenbein einen stark umrandeten Defekt in der Größe eines Fünfmarkstückes.

Bei der psychologischen Untersuchung ist der Mann besonnen, geordnet, über Raum, Zeit und eigene Person gut orientiert. Läßt man ihn in Ruhe, so sitzt er oft lange Zeit mit starrem Blick und stark verringerten unwillkürlichen Bewegungen da. Andeutung von Katalepsie ist gelegentlich vorhanden, niemals jedoch Befehlsautomatie. Pat. ist gut anregbar, geht willig an alle Aufgaben heran, keine Sperrung, keine psychogenen Ausweicherscheinungen. Affektlage ruhig, nicht indifferent. Alle Bewegungen und Leistungen verlangsamt, Durchführungen genau. Macht alles trotz Ermüdung mit und gibt nie spontan an, daß er ermüdet sei und nicht mehr weiter könne. Dabei ist die Ermüdbarkeit objektiv erhöht.

Sprachfunktionen ohne Besonderheiten, Auffassung und unmittelbares Behalten für akustisch gegebene Stoffe verlangsamt, Leistung mäßig herabgesetzt (unmittelbare Reproduktion nur bis zu einem Komplex bis zu 5 Ziffern, ausnahmsweise bis 6. Beim Einprägen von 12 selbst gelesenen sinnlosen Silben nach Ebbinghaus in 30 Lesungen nur 7 Silben gelernt, beim Wiedererlernen nach 24 Stunden in 30 Lesungen alle 12 Silben gelernt. Bei den Assoziationsreaktionen stark verlängerte Reaktionszeichen, starke Streuung der Zeitwerte, sinnvolle Reaktionen, keine Perseverationen. Der Bourdonsche Durchstreichversuch wird wegen Ermüdung vorzeitig abgebrochen, Leistung sehr verlängert, Fehlerzahl erhöht.

Im psychologischen Arbeitsversuch zeigt Fre. sehr niedere Leistungen. Beim Kraepelinschen Additionsversuch 8—9 Additionen in der Minute, die Zehnminutenkurve fast ohne Schwankungen („wurmförmig"); Pausenwirkung angedeutet. Am Weilerschen Arbeitsschreiber sehr niedere Anfangsleistung (30 Hexaden), dabei doch noch abfallende Kurve und ganz deutliche Erholungswirkung nach der Pause. Die Gesamtleistungshöhen schwanken von Tag zu Tag. Auch beim fortlaufenden Auffassungsversuch niedere Leistung, Übungswirkung von Tag zu Tag jedoch angedeutet. (Keine neurotischen Zeichen beim Arbeitsversuch!)

Reaktionsversuche (Reaktionen mit einfacher Zuordnung optischen Reizes):

1. Versuchstag:

$M. W. = 0,392 \, \sigma$ $M. V. = 0,109 \, \sigma$ $= 28,0\%$ d. M. W.

2. Versuchstag:

$M. W. = 0,508 \, \sigma$ $M. V. = 0,087 \, \sigma$ $= 17,0\%$ d. M. W.

3. Versuchstag:

$M. W. = 0,587 \, \sigma$ $M. V. = 0,098 \, \sigma$ $= 16,8\%$ d. M. W.

Unterscheidungsreaktionen (optische Reize):

1. Versuchstag:

$M. W. = 0,836 \, \sigma$ $M. V. = 0,262 \, \sigma$ $= 32,0\%$ d. M. W.

2. Versuchstag:

$M. W. = 0,942 \, \sigma$ $M. V. = 0,155 \, \sigma$ $= 16,5\%$ d. M. W.

3. Versuchstag:

$M. W. = 1,025 \, \sigma$ $M. V. = 0,214 \, \sigma$ $= 20,9\%$ d. M. W.

(Weitere Besprechung siehe 3. Abschnitt, S. 145 f.)

Zusammenfassung. Schußverletzung des rechten Stirnlappens in der Gegend der 3. Stirnwindung, schweres akinetisches Zustandsbild.

Aus der neueren Literatur ist bemerkenswert ein Fall, den Br. Müller[1]) beschreibt. Dieser Mann hat einen Durchschuß durch beide Frontallappen erlitten und zeigt später gänzliche Aspontaneität, hochgradigen Mangel an Willensantrieb bis zu stumpf-euphorischem Hinbrüten mit stereotypem Lächeln und zeitweiliger Betonung des subjektiven Wohlbefindens. „Der Mangel an Antrieb täuscht eine hochgradige Demenz vor." Ob und wieweit eine wirkliche Demenz vorliegt, läßt sich nach der Beschreibung nicht mit Sicherheit beurteilen. Es sind „Störungen der Urteilsfähigkeit, besonders der eigenen Person gegenüber, vorhanden, Gedächtnis und Merkfähigkeit zeigen Lücken, Orientierung und Auffassung leidlich".

Ein Fall mit Durchschuß beider Stirnlappen, der von Schob[2]) beschrieben ist, zeigt den Mangel an Initiative, war stumpf-euphorisch, bisweilen läppisch, harmlos, flüchtig. Später zeigte er sich über Kleinigkeiten gereizt, war sehr leichtsinnig, lief gedankenlos herum, versuchte sich auf jede Weise Zigaretten zu verschaffen, trieb sich tagelang außerhalb des Hauses herum, wußte kein rechtes Motiv dafür anzugeben (vgl. J. Vö., Fall XXXII, 3. Abschnitt!). Die prämorbide Persönlichkeit war schwach begabt, schwatzhaft, flatterhaft, unaufmerksam, kindisch.

---

[1]) Müller, Br.: Über einen Fall von Stirnhirnverletzung. Arch. f. Psychiatrie u. Nervenkrankh. Bd. 64, S. 206. 1921.

[2]) Schob: Über psychische Störungen nach Durchschuß beider Stirnlappen. Allg. Zeitschr. f. Psychiatrie Bd. 77. 1921.

Die psychische Veränderung nach frischer Stirnhirnverletzung wird von R. Veit[1]) beschrieben. Ein 17jähriger Mann, von jeher scheu, über leicht auslösbare Verstimmungszustände schwer hinwegkommend, erleidet eine Revolverschußverletzung durch die Pole beider Stirnhirnlappen. Nach Abklingen der initialen Erscheinungen (Wechsel zwischen apathischem und deliriösem Verhalten), zeigt er ein verändertes Wesen: starrt mit düsterer Miene vor sich hin, gibt keine sprachlichen Äußerungen spontan von sich, ist jedoch ansprechbar. Zeigt Fehlen jeden Antriebs, ist initiativlos, trägt automatenhaftes, dösiges, scheues Wesen zur Schau. Erschreckt dann plötzlich seine Mitpatienten durch unmotiviertes blödes Lachen. Bei den Prüfungsversuchen fällt auf, daß ihm Inhaltsrekapitulationen nicht recht gelingen und er stets an Einzelheiten haften bleibt. Physiologisch ist das Auftreten vasomotorischer Störungen an den Extremitäten zu erwähnen (vgl. diesen Abschnitt I e).

Bemerkenswert ist der Fall, den H. Richter[2]) beschreibt. Eine wegen Alkoholismus ins Spital eingelieferte Frau erkrankt einige Jahre nach der Einlieferung im Alter von 42 Jahren an allmählich zunehmender Sprachverarmung bis zu vollkommener Stummheit; auch die Fähigkeit zum Schreiben geht verloren. Sprachverständnis erhalten. Es tritt eine allmählich zunehmende gemütliche Verstumpfung und schwere Störung der Aufmerksamkeit ein. Die Kranke kümmert sich nicht mehr um die Umgebung, insbesondere um die eigenen Kinder, wird unreinlich, läßt unter sich gehen, wühlt mit den Händen in den Speisen; muß gewaltsam gefüttert werden. Die Fähigkeit zu Handarbeiten war ihr allmählich vollkommen verlorengegangen, die Intelligenz hat schwer gelitten. Unter dem Bilde vollkommener Verblödung kommt die Kranke 7 Jahre nach Beginn der Erkrankung zum Tode. Die Sektion ergibt eine Atrophie der Hirnsubstanz des linken Stirnhirnlappens, insbesondere der Brocaschen Gegend, mit scharfer Absetzung gegen die Zentralwindung; am rechten Stirnhirnlappen ist vor allem die erste Windung von dem Schwund betroffen. Die histologische Untersuchung ergibt eine allgemeine Erkrankung aller Elemente ektodermalen Ursprungs in den betroffenen Stirnhirnteilen. — Der Autor faßt die Funktionsstörung zusammen als „Zustand von hochgradiger psychischer Demenz, welche hauptsächlich durch den Verlust der Fähigkeit zur Aufmerksamkeit, Willensanregung, Erinnerungs- und Hemmungsstätigkeit sowie Gefühlsregungen, also all jener Komponenten bedingt ist, welche die Grundlagen für die eigentlichen geistigen Verrichtungen bilden[3])". Für die Auswertung im funktionstheoretischen Sinne muß allerdings das Mitergriffensein der Sprachregion betont werden.

In die apathisch-akinetische Gruppe gehören noch Fälle, die wegen Kombination ihrer hypokinetischen und apathischen Erscheinungen mit anderen Symptomen in anderen Gruppen (z. B. Moria, hysteroide Zustände usw.) gebracht werden.

---

[1]) Veit, R.: Zur Kasuistik der Stirnhirnverletzungen. Dtsch. med. Wochenschr. Jg. 48, Nr. 44. 1922.

[2]) Richter, H.: Eine besondere Art von Stirnhirnschwund mit Verblödung. Zeitschr. f. d. ges. Neurol. u. Psychiatrie Bd. 38. 1917.

[3]) Vgl. weiterhin den Fall v. Dziembowskis: Stirnhirnverletzung mit psychischen Ausfallserscheinungen. Dtsch. med. Wochenschr. 1916, Nr. 2.

Die in dieser Gruppe angeführten Veränderungen finden sich sehr häufig bei den Verletzungen des Stirnhirns, und zwar als Dauersymptome lange Zeit nach der Verletzung. Sie sind dann oft bei „leichteren" Fällen nicht in jeder Situation offensichtlich und treten nur bei genauer Betrachtung zutage. Im gewöhnlichen Leben zeigen sich solche Stirnhirnverletzte in ihrem Wesen ganz normal, arbeiten auch ganz tüchtig, zeigen keine Stimmungsänderungen. Bei genauem Zusehen sind aber alle ihre Äußerungen, alle Bewegungen und Handlungen langsam, behäbig, „pomadig". Diese Leute, die, in Ruhe gelassen, ihre Aufgaben korrekt erledigen, sind kaum zu größerer Eile und stärkerer Anspannung ihrer Kräfte zu bringen. Andere leichte Fälle machen dauernd den Eindruck der Unfrische und Gleichgültigkeit, ohne daß man Zeichen für gemütliche Depression oder Apathie sieht. Die Angaben dieser Leute, daß sie gegenüber früher „keine rechte Freude mehr an etwas hätten", brauchen nicht als Stimmungsherabsetzung aufgefaßt werden. Es fehlt ihnen eben die normale Lebhaftigkeit, die „Antriebe" den Ereignissen und Situationen der Außenwelt gegenüber. — Nicht unwesentlich erscheint das häufig herabgesetzte Interesse gegen die eigenen Lebensgüter. Solche Verletzte kommen unter günstigen äußeren Verhältnissen ganz gut fort. Sind die äußeren Bedingungen dagegen ungünstig, so tritt eine Verschlechterung ihrer Lebenslage in unverhältnismäßiger Weise ein. Sie geraten leicht in mißliche Umstände, bekommen Schwierigkeiten in Ehe und Beruf, kommen in Schulden, ohne daß sie so recht die Fähigkeit besitzen sich den Widrigkeiten zu entwinden. Auffallend ist häufig die Nichtbeachtung von Rechten und Vorteilen für sich, die Ansprüche auf Rente, Steuererleichterungen, Beratungen und Unterstützungen öffentlicher Art.

Bei der Untersuchung zeigen solche auf den ersten Blick normal ausschauende Stirnhirnverletzte neben einer Herabsetzung der natürlichen Lebhaftigkeit oft ein übermäßig bereitwilliges Eingehen auf die Absichten des Untersuchers und lassen die „persönliche Stellungnahme" des Normalen äußeren Einflüssen gegenüber vermissen. Dies kann bis zu befehlsautomatischen Verhaltungsweisen gehen. Auch kataleptische Symptome (Verharren in eingenommenen Stellungen usw. ohne Veränderung der muskulären Bewegungsfunktion) werden bei schwereren Fällen beobachtet, ohne daß aber Veränderungen in der Einstellung zu den Inhalten der Außenwelt auftreten.

In der Literatur über Kriegshirnverletzte sind (außer dem Fall von Br. Müller) zahlreiche in die Gruppe einschlägige Beobachtungen verzeichnet. Schwere, sich unmittelbar an die Verletzung anschließende Fälle von stuporösen Zuständen, die an Katatonie erinnern, sind von Rosenfeld („Über psychische Störungen bei Schußverletzung beider Frontallappen", Arch. f. Psychiatrie u. Nervenkrankh. Bd. 57; 1917) beschrieben worden. Auch K. Goldstein und Frieda Reichmann (Ergebn. d. inn. Med. Bd. 18, S. 513) berichten von solchen Fällen.

Kramer (Neurol. Centralbl. 1914, S. 78) stellt einen schwer Akinetischen nach frischer Stirnhirnverletzung dar. Brodmann („Zur Neurologie der Stirnhirnschüsse", Psychiatr.-neurol. Wochenschr. 1915, S. 193) bespricht die „Herabsetzung aller Spontaneität, akinetische Erstarrung" neben anderen Symptomen bei frischen Stirnhirnverletzten. In bezug auf den von Allers („Über Schädelschüsse", Berlin 1916) aufgestellten „apathischen Symptomenkomplex" möchten wir uns der Ansicht von E. Forster (Monatsschr. f. Psychiatrie u. Neurol. 1919,

S. 81 f.) anschließen, der diese Störungen auf Stirnhirnverletzungen bezieht. Denn da unter den 18 Fällen von Allers „mit apathischen Symptomenkomplexen" sich 12 Stirnhirnverletzte und 6 Hinterhauptverletzte befinden, bei denen also durch Gegenstoß das Stirnhirn mitverletzt sein kann, so scheint das Urteil Forsters hinreichend begründet. Auch für psychische Veränderungen, die in diese Gruppe hereingehören, und die als Dauererscheinung lange nach der chirurgischen Heilung der primären Hirnschädigung beobachtet werden, sind in der Literatur Beispiele vorhanden.

E. Forster bringt in seiner erwähnten Arbeit einige Fälle. E. Roeper[1]) beschreibt unter der Bezeichnung „traumatisch-psychopathische Konstitution", die er im Anschluß an Ziehen wählt, einige Kranke, die längere Zeit nach ihrer Verletzung apathisch, interesselos, stumpf, leistungsunfähig geworden waren.

Unter 6 Fällen, von denen einer epileptisch ist, sind 4 Stirnverletzte; einer hat eine Verletzung des Kleinhirns, einer eine Scheitel-Ohrverletzung erlitten. Roeper sagt bei Besprechung seiner Fälle: „Die traumatisch-psychopathische Konstitution kann sich bei jeder Lokalisation der Hirnverletzung entwickeln. Wir sehen sie besonders häufig bei Stirnhirnverletzten, und es muß die Möglichkeit erwogen werden, daß bei anders lokalisierten Verletzungen durch Contrecoup das Stirnhirn ebenfalls in Mitleidenschaft gezogen ist." — Im übrigen werden auch in der vorliegenden Untersuchung psychopathieähnliche Zustände im Anschluß an Stirnhirnverletzung beschrieben (Gruppe VII). Wir möchten daher auch die Fälle Roepers in dem Sinne auffassen, den der Autor selbst angedeutet hat, nämlich als Ausdruck psychischer Veränderung nach lokalisierter Stirnhirnschädigung.

Für Störungen bei Stirnhirntumoren, die in das besprochene Gebiet fallen, werden von P. Schuster (l. c.) 10 Fälle beigebracht. Auch von anderen Autoren, S. Auerbach, Ed. Müller[2]), P. Herter[3]), werden Stirnhirntumoren beschrieben, die zu Apathie und ähnlichen Symptomen geführt haben.

Forster (l. c.) versucht mit Recht eine Abgrenzung der apathischen Symptome gegen die akinetischen vorzunehmen. Das kann jedoch nur auf dem Wege psychologischer Erwägungen geschehen und soll für unser Material erst im nächsten Abschnitt erfolgen. Hier sollen alle Zeichen von gemütlicher Indifferenz, „Mangel an Spontaneität", „Antriebsschwäche", Interesselosigkeit, überhaupt jede Herabsetzung der Lebhaftigkeit in Erlebnissen und Äußerungen in der apathisch-akinetischen Gruppe zusammengefaßt werden. Dabei soll die Apathie und Akinese nur als klinischer Symptomenbegriff, nicht als Bezeichnung für psychologisch festliegende Ausfälle von Funktionseinheiten gelten. Über die Beziehung der besprochenen Störungen zur „Intelligenz" siehe Abschnitt.

---

¹) Roeper, E.: Leichtere geistige Störungen nach Kopfschüssen. Neurol. Centralbl. 1921, S. 721. (Vgl. auch den Vortrag des gleichen Autors auf der XII. Jahresvers. dtsch. Neurologen Halle 1922. Zeitschr. f. d. ges. Neurol. u. Psychiatrie Bd. 7. 1922.)

²) Müller, Ed.: Über psychische Störungen bei Geschwülsten usw. des Stirnhirns. Dtsch. Zeitschr. f. Nervenheilk. Bd. 21. 1902. — Zur Symptomatologie der Geschwülste des Stirnhirns. Dtsch. Zeitschr. f. Nervenheilk. Bd. 22. 1902. — Kritische Beiträge zur Frage nach den Beziehungen des Stirnhirns zur Psyche. Allg. Zeitschr. f. Psychiatrie 1902.

³) Herter, P.: Zur Symptomatologie der Stirnhirntumoren. Arch. f. Psychiatrie u. Nervenkrankh. Bd. 56, H. 1. 1915. Vgl. auch die Fälle von Dimitz und Schilder (Med. Klin. 1922, H. 9) und von Gürtler (Dtsch. Ztsch. f. Nervenheilk. Bd. 76, H. 1—4. 1923). In dem dort aufgestellten „Stirnhirnsyndrom" machen die apathisch-abulisch-akinetischen Erscheinungen den wesentlichen Anteil aus.

VII. Schizophrenieähnliche Zustände.

Fall XXIII.

G. Ehr., geb. 10. VII. 1892. Nach Angabe des Vaters und eigenen Angaben: Eine Schwester des Vaters nach dem Tode ihres ersten Mannes ungefähr mit 40 Jahren schwermütig geworden. Eltern des E. und übrige Geschwister gesund, eine Schwester mit 7 Jahren an Diphtherie gestorben. Geburt des E. normal, mit 6 Jahren Unterarmbruch, in der Schule gut gelernt, als Kind nicht ängstlich, keine Abneigungen, keine Krämpfe, kein Bettnässen. Nach der Schule ³/₄ Jahre die Metzgerei gelernt. Dann landwirtschaftliche Arbeit im Anwesen des Vaters getrieben. Soll vollkommen normal, ein guter Arbeiter gewesen sein. Angeblich immer wenig Bier getrunken. Sei ein lustiger Mensch gewesen, habe viel Liebschaften gehabt, 2 uneheliche Kinder.

1915 zum Militär eingerückt, Ausbildung ohne Beschwerden.

12. V. 1915 als Infanterist ins Feld.

3. VII. 1915 Schußverletzung am Kopf, linke Stirn-Schläfengegend, angeblich 10—12 Stunden bewußtlos, habe nicht mehr reden, lesen und schreiben können, der rechte Arm und das rechte Bein seien schwächer gewesen als das linke.

1. VIII. 1915 Heimatslazarett: Diagnose nach dem dortigen Krankenblatt: „Überstandener maniakalischer Erregungszustand nach Kopfschuß, aphasische Störungen (Alexie, Agraphie)." „Pat. macht einen unaufmerksamen Eindruck, schimpft auf die Pfleger, sehr redselig. Händedruck ist links stärker als rechts."

20. VII. 1916 als k. v. zum Ersatztruppenteil entlassen.

29. IX. 1916 (1 Jahr, 2 Monate nach der Verwundung) wieder ins Feld. Hätte es damals verhindern können, wieder ins Feld zu kommen, es sei ihm aber ganz gleichgültig gewesen. Auch im Feld seien ihm die Vorgänge und Gefahren gegenüber früher vollkommen gleichgültig geworden.

17. X. 1916 Verwundung an der rechten Schulter durch Artilleriegeschoß. Nach einigen Monaten wieder als k. v. entlassen.

14. VI. 1917 wegen der nervösen Folgen seiner Verletzung Aufnahme auf der Station für Hirnverletzte München. Von dort wegen Resten von Aphasie, Herabsetzung der optischen Auffassung und des optischen Gedächtnisses, mäßigen alektischen und agraphischen Störungen mit einer E.-B. von 75% als d. u. entlassen.

Als E. nach seiner Kopfverletzung 14 Tage lang zu Hause war, fiel dem Vater auf, daß er „keine Freude mehr an irgend etwas habe". Nach seiner zweiten Verletzung war er gegen seine Eltern freundlicher und zugänglicher. Nach kurzer Zeit wurde er jedoch einsilbig, redete niemanden mehr an, weigerte sich, Aufträge aus Gefälligkeit auszuführen. Wurde allmählich unzugänglich, stand oft stundenlang am Fenster und lugte hinaus, als wenn er draußen einen Gegner vermute. Wenn jemand ans Fenster kam oder vorbeiging, zog er sich rasch und scheu zurück. Er selbst gibt an, daß er damals Gestalten, Gespenster und Hexen gesehen habe. Über Gehörstäuschungen wird nichts angegeben. Er meinte damals, daß man ihm Gift ins Essen hineingetan habe, fühlte sich von seinen Verwandten verfolgt. — Später habe er dann Zeiten gehabt, in denen er ununterbrochen redete und schimpfte und sich bösartig zeigte. Dies dauerte oft 5—6 Tage und ging dann wieder vorüber. E. blieb manchmal nachts von zu Hause weg, kam am anderen Tage weinend nach Hause und fragte, was er denn da eigentlich getan habe, er könne ja nichts dafür, er sei ja krank. Als er dann einmal einen Angriff mit der Sense auf einen seiner Mitarbeiter auf dem Felde machte, wurde er am 29. VI. 1920 in eine Heil- und Pflegeanstalt verlegt.

Dort zeigte er ein teilweises zerfahrenes, stark gebundenes Wesen, Verfolgungsideen, Katalepsie, gelegentlich Reizbarkeit, labile Stimmung. War zeitweise in katatonischem, stuporösem, innerlich gesperrtem Zustand, verweigerte die Nahrung, war unrein, stumpf und teilnahmlos. Der Zustand besserte sich allmählich, so daß er am 2. VI. 1921 nach Hause in Angehörigenpflege entlassen werden konnte.

Bei seiner Rückkehr war E. ruhig, jedoch ganz uninteressiert. Blieb oft trotz heftigen Weckens den ganzen Tag im Bett, nahm manchmal keine Aufträge an, führte oft selbst leichte Arbeiten nicht richtig aus (z. B. führte er einmal den Dünger auf den falschen Acker u. ä.). Geschlechtlich sei er jetzt vollkommen stumpf, übe keinen Verkehr mehr aus, Masturbation nicht beobachtet, seltene Pollutionen.

Aus dem Befund: In der linken Stirnscheitelgegend oberflächliche Narbe, flache Eindellung in Schädeldecke, kein Defekt, keine Pulsation. Seltener Lidschlag, Pupillenreaktion prompt, Pupillenbewegung nicht verändert, psychische Pupillenreaktion vorhanden. Knie- und Achillessehnenreflex rechts stärker wie links, Armreflexe rechts stärker wie links. Sensibilität o. B. Romberg angedeutet. Röntgenbefund: Am linken Scheitelbein kleiner Knochendefekt, links vom Hinterhaupthöcker ellipsoider partieller Knochendefekt mit verschwommenen Rändern. Sella turcica an ihrer tiefsten Stelle unregelmäßig in der Zeichnung.

Psychisch war E. während der Untersuchung besonnen, geordnet und orientiert, ziemlich freundlich, ganz zugänglich, etwas schüchtern, gelegentlich leicht gehemmt, Neigung zu unmotiviertem Lächeln, Stimmungslage mit oberflächlich heiterem Affekt, ohne adäquate Beziehung der Stimmung zu dem jeweiligen Inhalt. Keine Anzeichen von Sinnestäuschungen und Wahnbildungen. Gelegentlich läppisches Wesen. Die klinisch-psychologische Prüfung ergab noch Erschwerung der motorischen Lautsprache, Paraphasien beim Lesen, Paragraphien beim Schreiben. Im Aufmerksamkeitsversuch nach Bourdon verlangsamte Zeit, ziemlich hohe Fehlerzahl, Assoziationsversuch schwankende Zeiten, Perseverationen. Ausfüllung des Fragebogens inhaltlich nichts Abnormes, etwas dürftig. Arbeitsversuch mit fortlaufenden Reihen, niedere Leistungen, fehlende Dispositionsschwankungen, schwankende Leistung von Tag zu Tag.

Zusammenfassung. Bei einem vorher keine Anomalien zeigenden Mann tritt nach Verletzung des linken Stirnlappens und der linken Zentralgegend neben Störungen motorischer Aphasie und Lähmungserscheinungen der rechten Körperseite allmählich eine psychische Veränderung ein, die in ihrem Verlauf und ihren Symptomen den bei endogener Schizophrenie beobachteten Erkrankungsbildern in vielen Punkten gleicht. Sie ist in einen dauernden psychischen Schwächezustand und allgemeine Stumpfheit und Affektschwäche übergegangen.

Fall XXIV.

S. Ell., geb. 27. 10. 1896. Eltern gesund, 9 gesunde Geschwister. Keine Nerven- oder Geisteskrankheiten in der Familie. Als Kind angeblich magenleidend. Bis zur Entlassung aus der Werktagsschule an Bettnässen gelitten, sonst angeblich normale Entwicklung. In der Schule sehr schwer gelernt. Habe 2 Klassen wiederholen müssen. In den Schulzeugnissen: Anlagen 3, Fleiß 3, Betragen 1, Leistungen durchschnittlich 3 und 2/3.) Nach der Schule landwirtschaftlicher Arbeiter im elterlichen Anwesen. Außer Magenbeschwerden keine ernstere Erkrankung. Alkohol- und Nicotingebrauch sehr mäßig. Konnte das Rauchen angeblich nicht vertragen. Geschlechtskrankheiten verneint. Keine Vorstrafen. Ledig.

2. XI. 1916 als Infanterist ins Feld. Habe den Dienst im Feld schwer machen können. Wurde angeblich wegen seiner Schwerfälligkeit zu einer Minierkompagnie versetzt.

6. IX. 1917 durch Minensplitter an der rechten Stirnseite, am linken Nasenflügel, im Gesicht und rechten Vorderarm, an der rechten Bauchseite und am rechten Oberschenkel verwundet. Sofort angeblich 14 Tage bewußtlos, dann Hörstörung am rechten Ohr. Keine Sehstörung, keine Sprachstörung, keine Krämpfe, keine Anfälle.

7. IX. 1917 Operation: Öffnung der Bauchhöhle, am Dünndarm 4 Perforationen. Naht derselben. Trepanation eines etwa markstückgroßen Teiles der Schädeldecke. Innere Tafel an dieser Stelle gesplittert. Entfernung der Splitter. Es liegt pulsierende Gehirnhaut ohne weitere sichtbare Verletzung zutage.

12. XII. 1917 Heimatslazarett. Erweiterung der Fistel am Kopf. Eröffnung der Dura unter der Narbe. Von weiteren Maßnahmen wird abgesehen. Bauchwunden und Verletzung des rechten Armes nach längerer Behandlung abgeheilt.

23. III. 1918 als a. v. dem Ersatztruppenteil überwiesen, mit einer E.-B. von $33^1/_3\%$ begutachtet.

Am 13. VI. 1920 um Rentenerhöhung eingegeben und am 10. I. 1921 dem Versorgungskrankenhaus für Hirnverletzte in München eingeliefert.

Zugleich traf ein Brief seines Vaters an den Chefarzt des Krankenhauses ein, aus dem das Wichtigste dargestellt werden soll: ... „Mein Sohn war vor dem Kriege ein sehr ruhiger Mensch, der ohne Murren alles geduldig getan hat, was an ihm angeschafft worden ist. ... Infolge seiner Verwundungen hat sich sein Charakter vollständig geändert. Er ist sehr renitent, will nur Arbeiten verrichten, die ihm behagen, obwohl er arbeitsfähig wäre. Beim leisesten Tadel wird er gleich erregt und geht sofort zu Gewalttätigkeiten über.... Er tyrannisiert die ganze Familie ... Vor 10 Tagen schlug er einen Bruder mit der Mistscharre so auf die Hand, daß dieselbe heute noch arg verschwollen ist. Schlug mit einem Besenstiel seine Schwester, schlug 6 Fenster ein und bedrohte uns alle mit dem Erstechen. Fremden Personen gegenüber zeigte er ein ganz anderes Benehmen, und wer ihn nicht zu fürchten braucht, der darf ihm alles befehlen." ... Es folgt dann die Bitte um Unterbringung von Staats wegen.

Er selber klagt nur über Schmerzen im Bereiche der Wunden und der rechten Bauchseite.

Aus dem Befund: Zehnpfennigstückgroßer Knochendefekt in der rechten Stirnschläfengegend mit starker Pulsation. Untere Teile des rechten Nasenflügels zu Verlust gegangen, narbige Verheilung der bereits früher angegebenen Verletzungsstelle am rechten Arm und in der rechten Bauchseite. Außer den durch die peripheren Verletzungen bedingten Bewegungsstörungen keine Ausfälle der Motilität und Sensibilität. Keine Gleichgewichtsstörungen.

Psychisch: Gemütslage im allgemeinen ruhig, zeigt ein etwas läppisches Wesen. Dient den Mitpatienten zum Gegenstand von Spöttereien, ohne es selbst zu bemerken. Auffallend ist eine abnorme Gefräßigkeit. Auf der anderen Seite übertrieben sparsam. Eine Aufforderung sich in der Werkstätte zu betätigen, wird glatt abgelehnt. Gegenüber dem Arzt zeigt er sich wenig aufmerksam, etwas ungespannt, nimmt den Hut im Zimmer nicht ab, grüßt nicht beim Ein- und Abtreten, ist aber im übrigen zugänglich und bereitwillig.

Auf eine Aufforderung, in ein Speziallazarett zur Untersuchung zu gehen, nimmt er den Auftrag richtig entgegen und nimmt auch den Überweisungsschein in Empfang, er führt aber den Auftrag nicht aus und behält den Zettel in der Tasche. Zur Rede gestellt, weiß er keinen triftigen Grund anzugeben.

Im klinisch-psychologischen Befund keine Ausfallserscheinungen im Bereiche der Wahrnehmungs- und Vorstellungssphären und der Sprachfunktionen zu bemerken. Der Kenntnisschatz war gering, Intelligenzleistungen recht mäßig, die Aufmerksamkeitskonzentration schlecht, im Arbeitsversuch waren Andeutungen von Antriebsschwäche und Unkonstanz der Willensspannung zu verzeichnen.

Der Kranke wird dann zur kosmetischen Operation seines Nasendefektes unter vorläufiger Diagnose: Verletzung des rechten Stirnhirnpols, angeborener Schwachsinn mäßigen Grades (Debilität) auf eine chirurgische Abteilung verlegt, mit der Weisung, ihn nach abgeschlossener Behandlung zur weiteren Beobachtung auf die Hirnverletztenstation zurückzuverlegen. Die plastische Operation geht gut vonstatten. Auffallend ist aber das Wesen des Patienten, der immer für sich ist, nachts öfter einige Stunden aufsteht, sich ans Fenster setzt und lange Zeit auf einen Punkt starrt. Die Stimmung ist wechselnd, euphorisch, dann wieder erregt. Bei der Visite nimmt er vom Arzt keine Notiz. Es stellen sich allmählich Wahnvorstellungen religiösen Inhalts ein. Wird dann am 26. IX. 1921 (4 Jahre nach der Verletzung) auf eine Abteilung für Geisteskranke verlegt. Dort zeigt er sich besonnen, klar und orientiert. Es fällt der Mangel an Konzentration, die Zerfahrenheit des Gedankenganges, die Einsichtslosigkeit in die eigene Lage auf. E. äußert eine Reihe von religiösen Beziehungsvorstellungen und Beeinflussungsideen, lehnt aber Gehörstäuschungen ab. Er zeigt ein ungehemmtes, etwas läppisches Wesen, lächelt unmotiviert, läuft unruhig hin und her, unterhält sich wenig mit anderen Kameraden. Die Stimmung ist sorglos, euphorisch, ohne entsprechende Initiative. Kataleptische und befehlsautomatische Erscheinungen waren nicht nachzuweisen. Wird wegen Irreseins nach einer Verletzung des rechten Stirnhirns als nicht geschäftsfähig und anstaltspflegebedürftig in eine Heil- und Pflegeanstalt verlegt. K.-D.-B. angenommen.

Zusammenfassung. Bei einem von Geburt aus intellektuell schwach Begabten im Anschluß an eine Verletzung des rechten Stirnhirnpols allmähliche Entwicklung einer geistigen Erkrankung, die in ihren Symptomen Ähnlichkeit mit den als Hebephrenie bezeichneten Krankheitsbildern hat.

Fall XXV.

G. Kei., geb. 8. I. 1897. Vater leicht erregbar, Mutter mit 36 Jahren im Wochenbett gestorben. Ein Bruder sei etwas absonderlich, er selbst habe als Kind Masern und Diphtherie gehabt. Kein Bettnässen, kein Nachtwandeln, keine Anfälle. Er sei als Kind schon gern

„für sich" gewesen, habe unter Leuten Angst gehabt, daß er umfalle. Habe sich in der Schule nicht leicht getan. Alkohol- und Nicotingebrauch wird verneint, Geschlechtskrankheiten in Abrede gestellt. Ledig.

Oktober 1916 als Infanterist ins Feld.

Februar 1917 Rippenfellentzündung. Heimatslazarett.

Juli 1917 zum zweitenmal ins Feld.

April 1918 verwundet durch Infanterieschuß an der rechten Stirnseite. An der Schußstelle Schädelknochen deprimiert. Ob bewußtlos, nicht bekannt, jedoch Erbrechen.

19. IV. 1918 Heimatslazarett: Aufmeißelung des Schädelknochens in etwa Markstückgröße. Während der Operation epileptischer Anfall. Periostdeckung des Schädeldefektes.

16. X. 1918 Aufnahme auf der Station für Hirnverletzte. Klagen: Ständiges Kopfweh, Schwindel beim Bücken, Vergeßlichkeit, Stimmung meist gedrückt.

Aus dem Befund: Knochendefekt in der Mitte des rechten Stirnbeins in Dreimarkstückgröße. Darüber wegziehend eine Knochenspange. In der ersten Zeit psychisch unauffällig. Januar 1919 Klagen über besonders starke Kopfschmerzen und Verschlechterung des Gedächtnisses. Einige Wochen später bleibt K. des Morgens im Bett liegen, gibt an, das Denken sei schlechter geworden, das Talent sei plötzlich fort gewesen. Auf die Frage nach seiner Stimmung sagt er: „Es rührt sich nichts mehr." Hat keinen rechten Appetit, interessiert sich für nichts, hat Angst, daß es noch weiterhin schlechter werden könnte. Glaubt, daß er sterben müsse, es sei ihm gewesen, als müsse er tun, was andere sagen, es tanze ihm alles im Kopf herum, es sei ihm vorgekommen, als habe er Stimmen gehört, auf Befragen, was für Stimmen, meint er, das wisse er nicht mehr, es seien ihm nur so „Gedanken" gewesen. Es sei ihm, als wenn sein Krankenzimmer sein Sterbezimmer sei.

Ist in seinem Benehmen etwas zurückhaltend, zögernd und eigenartig, doch zugänglich. Einige Wochen später gibt er an, daß er innerlich immer noch keinen Frieden habe, weint bei der Visite, das Blut im Gehirn sei ihm verdorben, sein Bauch sei ihm ganz tot gewesen, seine Arme ihm eingeschlafen. Gibt auch an, daß er vor einigen Monaten gemeint habe, es sei Gift im Essen. Im vorigen Jahre habe er gemeint, das Hirn trockne ihm ein, es sei so, als ob der „Seelenduft verschwinde". Weil der Seelenduft abgehe, habe er gemeint, die Leute seien ihm feindlich. Zeigt in den nächsten Monaten ein verschlossenes gedrücktes Wesen.

20. VII. 1919. Führt merkwürdige Redensarten, sagt zu einem Mitpatienten: „Du bist der Leviné nicht, bei der Verhandlung hat's sich's herausgestellt. Du wirst nicht verhaftet." Stiert oft lange vor sich hin, grimassiert. Gibt einmal an, Geheimpolizist zu sein und fortgehen zu müssen, um jemanden zu suchen.

Später holt er aus dem Pförtnerzimmer Briefe von Kameraden, öffnet sie, macht dazu Bemerkungen und sendet sie zum Postamt zurück. Schreibt einmal an seine Schwester einen Brief, der er Andeutungen von seinem Tod macht und den Eindruck erweckt, als wenn er sich mit Selbstmordideen trage.

August 1919. Wird in die psychiatrische Klinik verlegt.

In der letzten Zeit seiner Behandlung in der geschlossenen Anstalt bessert sich sein Zustand, er kommt öfter ins Lazarett, um sich in der Werkstätte zu betätigen.

Nachdem sein Verhalten in der letzten Zeit ziemlich geordnet und unauffällig war, wird er am 12. VI. 1920 entlassen mit dem Bemerken, daß sich im Laufe der Lazarettbeobachtung eine Psychose entwickelt habe, die wohl als Dementia praecox anzusehen ist. Ein ursächlicher Zusammenhang der Dementia praecox mit der erlittenen Kopfverletzung wird als nicht ausgeschlossen bezeichnet.

Zusammenfassung. Bei einem bereits in der Jugend psychisch nicht ganz intakten Mann nach Verletzung des rechten Stirnhirns Entwicklung einer geistigen Erkrankung, die in ihren Symptomen einer Schizophrenie ähnlich ist.

Schizophrenieähnliche Fälle sind an Hirnverletzten der Münchener Station nicht selten beobachtet worden. Ein großer Teil davon hat eine Stirnhirnverletzung erlitten. Bis 1920 waren unter 5 Schizophrenieähnlichen, die an der Anstalt beobachtet waren, 4 Stirnverletzte, 1 Scheitelverletzter. (Die Zahl der schizophrenieähnlichen Stirnhirnverletzten hat sich an der Münchener Station seitdem noch vermehrt.)

Die katatonischen Symptome nach frischen Stirnhirnverletzungen, die in der Kriegsliteratur erwähnt werden (Rosenfeld, Heilig, Reichmann) gingen nach einiger Zeit gewöhnlich zurück. Sie sind in früheren Gruppen erwähnt worden.

Aus der Vorkriegsliteratur sind Fälle von Katatonie nach Hirnverletzung bekanntgeworden. v. Muralt[1]) beschreibt 7 Fälle aus der Züricher Anstalt, bei denen nach Kopfverletzungen katatonische Erkrankungen aufgetreten sind. Unter den 7 Kranken sind 3 an der Stirn verletzt worden. Bei einem Falle steht eine Kopfverletzung überhaupt nicht fest (Schürfwunde an der rechten Scheitelgegend nach angeblicher, aber nicht kontrollierbarer Schlagverletzung auf den Kopf). Bei einer Hufschlagverletzung am Hinterkopf in der Jugend entwickeln sich die psychischen Störungen langsam und sind erst etwa ein Jahrzehnt später von deutlich katatonischem Charakter. Bei 2 Kranken ist eine Lokalisation der Verletzung nach Hirnregionen nicht angegeben: Sie sind aus größerer Höhe auf den Kopf heruntergefallen. Einer blutete aus dem Ohr, hat also wahrscheinlich eine Schädelbasisfraktur erlitten. Jedenfalls läßt sich bei den letzten beiden Fällen eine Beteiligung des Stirnhirns nicht ausschließen; sie ist sogar nicht unwahrscheinlich.

Inwieweit nun diese Entwicklung eines katatonischen Dauerzustandes nach Trauma des Schädels abhängig ist von einer „verbreiteten, diffusen" Schädigung der Hirnsubstanz (ohne Rücksicht auf das Stirnhirn), wie v. Muralt vermutet, oder aber in einem Zusammenhang steht mit isolierter oder komplizierter Verletzung der Stirnregion, worauf unsere Annahmen hinausgehen, läßt sich ohne pathologisch-anatomische Kontrolle nicht endgültig festlegen. Jedenfalls gewinnt der Gedanke eines Zusammenhangs zwischen den sich an das Trauma anschließenden schizophrenieähnlichen Zuständen mit dem Stirnhirnschaden dadurch an Wahrscheinlichkeit, daß sich schizoide Züge (Interesselosigkeit, Gefühlsstumpfheit, Katalepsie usw.) auch bei den apathisch-akinetischen Fällen finden, deren Zusammenhang mit Stirnhirnschäden durch eine reiche Fülle von Beobachtungen gut begründet erscheint. Dadurch wird ein fließender Übergang von den akinetischen Erscheinungen zu denen bei „traumatischer Katatonie" (v. Muralt) geschaffen. Bei den Akinetikern bleibt freilich die adäquate Erfassung der inhaltlichen Außenwelt und der eigenen Person ungeschwächt erhalten, während sie bei den Schizophrenieähnlichen verlorengeht.

Das Bedenken, daß auch ein Hirnverletzter eine endogene Dementia praecox erwerben kann, hat für unsere Fälle und die meisten Fälle v. Muralts deshalb keine Geltung, weil sich 1. die Psychose unmittelbar an den Hirnschaden anschließt und 2. die Höhe der Verhältniszahl gerade der Stirnverletzten einen Hinweis auf die Möglichkeit eindeutiger Verursachung nahelegt.

Daß übrigens nach Stirnhirntrauma entsprechende psychische Veränderungen unter dem Bilde der Schizophrenie auftreten, ist nicht weiter verwunderlich, wenn man in Betracht zieht, daß auch andere Geistesstörungen, wie die progressive Paralyse, das manisch-depressive Irresein, der chronische Alkoholismus gelegentlich in seinen Erscheinungsformen katatonische Züge tragen können. Wie Bonhoeffer[2]) gezeigt hat, kommen gerade bei exogenen, somatischen

---

[1]) v. Muralt: Katatonische Krankheitsbilder nach Kopfverletzungen. Allg. Zeitschr. f. Psychiatrie Bd. 57. 1900.

[2]) Bonhoeffer, K.: Die Psychosen im Gefolge von akuten Infektionen, Allgemeinerkrankungen und inneren Erkrankungen. Handb. d. Psychiatrie; herausg. von Aschaffenburg. Leipzig u. Wien 1912.

Schädigungen (Infektionskrankheiten, inneren Krankheiten) unter den verschiedenen psychischen Reaktionsformen katatonische Zustandsbilder nicht selten vor.

Teilt man innerhalb der Gruppe der schizophrenen Bilder die (äußerlich) katatonen Typen ab von den eigentlich schizoiden, den absonderlichen, verschrobenen, autistischen Typen, so treten die letzteren nach unseren bisherigen Erfahrungen bei Stirnhirnverletzten gegenüber den katatonieähnlichen zurück. Ob sich dies freilich zur Differenzierung von den endogenen Schizophrenien verwenden läßt, können erst weitere Beobachtungen zeigen.

VIII. Psychopathieähnliche Fälle.
Fall XXVI.

J. Hö.[1]), geb. 26. II. 1888. Familiengeschichte o. B. Keine Kinderkrankheiten. Als Kind angeblich schon nervös gewesen, war nicht wie die anderen Kinder, wurde viel geschimpft, ging ungern in die Schule, hielt sich am liebsten allein. Hat in der Schule gut gelernt, ein Auszug aus dem Entlassungszeugnis der Sonntagsschule ergibt Fortgangsnote 1 (sehr gut) und gute Qualifikationen im Fleiß und Betragen. Hat in der Landwirtschaft nach der Schulentlassung gearbeitet. In einem Bericht des Bürgermeisteramtes seines Heimatsortes finden sich die Vermerke: „In seinem Berufe war H. allseits beliebt und geachtet. Er hatte stets einen lobenswerten Charakter gegenüber seiner Familie sowie in der Öffentlichkeit. Getrunken hat er nie über das gewöhnliche Maß. Über Vorstrafen ist hieramts nichts bekannt. War aktiv beim Militär (1908—1910), wurde schon nach dem ersten Jahr als erster seiner Kameraden zum Unteroffizier befördert.“

1910 Käserei erlernt, arbeitete in folgenden Jahren in verschiedenen Käsereien zu vollster Zufriedenheit.

2. VIII. 1914 als Unteroffizier der Infanterie ins Feld. Nach (später eingeholtem) Bericht seines Bataillonsarztes war er der tüchtigste und zuverlässigste Unteroffizier seines Bataillons.

20. XI. 1914 Infanterieschußverletzung. Einschuß linke Stirngegend oberhalb des linken Auges. Ausschuß rechte Stirngegend (Durchschuß beider Stirnlappen). Krankenblätter über den Wundverlauf liegen nicht vor. Er selbst gibt an, daß er 5 Tage bewußtlos gewesen sei, 4 Wochen in einem Feldlazarett und mehrere Monate in einem Heimatlazarett gelegen sei.

Juli 1915 als dienstunbrauchbar entlassen. In der Folgezeit häufige epileptische Anfälle. In den nächsten Jahren jährlich 5—6 mal epileptische Anfälle. Beginn mit Schwindelgefühl, Krämpfen in Armen und Beinen, Schaum vor dem Mund, kein Zungenbiß, kein Einnässen. Dauer bis zu $^1/_2$ Stunde, gelegentlich Erregungszustände. Letzter Anfall 1918.

Nach Angabe des Bruders sei er „ein ganz anderer Mensch geworden“. Hielt es an keiner Stelle länger aus, entfernte sich öfter von seinem Dienst, ging geistig zurück, machte Verkehrtheiten, ließ einmal auf der Landstraße Fahrrad und Rucksack liegen, ging zu Fuß weiter, erinnerte sich auch daran, konnte keinen rechten Grund angeben. Früher gutmütig, schlug er jetzt roh auf das Vieh ein. War während der Arbeit zerstreut, döste häufig vor sich hin. Einmal goß er statt Käselab Essig in die Milch, ein andermal verdarb er die für den Versand bestimmte Butter durch Zugabe von Salz.

Hö. war im Sommer 1919 Oberkäser in einer Käserei, wobei ihm der Verkauf von Butter und Käse unterstellt war. Er verkaufte die Lebensmittel an verschiedene Käufer um einen Preis, durch den der Besitzer der Käserei wirtschaftlich geschädigt wurde. Hö. wurde deshalb zu 2 Monaten Gefängnis verurteilt.

Ende 1919 machte der Mann einen Einbruchsdiebstahl in einem Tuchmagazin und führte ihn, wie der gutachtliche Bericht sagt, nach reiflicher Überlegung unter Ausnützung der günstigsten Gelegenheit mit großer Kaltblütigkeit aus. Er wurde deshalb zu 2 Jahren Gefängnis verurteilt.

---

[1]) Der Fall wurde mir von der Psychiatrischen Klinik München in liebenswürdiger Weise zur Verfügung gestellt.

Während der Verbüßung der Strafe strengte sein Bruder die Wiederaufnahme des Verfahrens an. Hö. wurde in die Psychiatrische Klinik in München überwiesen.

Aus dem Befund geht hervor: „Guter Ernährungs- und Kräftezustand. Einschuß oberhalb des linken Auges, darunter der Knochen fest geschlossen. Oberhalb des rechten Auges an der Ausschußstelle zehnpfennigstückgroßer Knochendefekt mit starker Pulsation. Innere Organe und Zentralnervensystem bieten keinen krankhaften Befund. Die Wassermannsche Reaktion im Blut ist negativ.

In psychischer Hinsicht ist H. allseits orientiert, geordnet, besonnen und in der Lage lückenlose Angaben zu machen. Bei längerer Exploration fällt auf, daß er in seiner Reaktionsweise auf die Umgebung äußerst wechselnd ist. Eine Zeitlang ziemlich attent und lebhaft, wird er dann plötzlich schwerfällig und stumpf, zeigt kein Interesse mehr an der Unterhaltung, versinkt in eine Art von Dösigkeit und Schläfrigkeit...“

Bei der klinisch-psychologischen Prüfung kommen einige Ergebnisse der Fragebogen und der Assoziationsversuche in Frage: Schrift gut, etwas ungeschickt, Antwort kurz und präzis. Beim Alphabet großes Q und X ausgelassen. Inhalte der Antworten einer geringen Vorbildung entsprechend nicht auffällig, schriftliches Rechnen ganz gut. Im Assoziationsversuch sehr schwankende und teils sehr lange, zum Teil kurze Zeiten. Inhalte gut, keine Perseverationen. In einem anderen Fragebogen, offenbar unter Einfluß eines Affektes, sehr schlechte Schrift und Orthographie und fehlerhafte Antworten, die den Eindruck einer bösen Absicht machen.

(Welches Metall ist das wertvollste?) Leder.

(Was würden Sie tun, wenn Sie das große Los gewännen?) Wegwerfen, weil es schwer ist.

(Wann würden Sie sich glücklich, wann unglücklich fühlen?) Wenn ich nicht so gemein behandelt würde.

Eine Frage, ob er denn gemein behandelt worden wäre, verneint er später.

Bei einem gelegentlichen Eintrag in das Krankenblatt findet sich auch der Vermerk „Verdacht des Vorbeiredens“. Insbesondere bei Rechen- und Merkfähigkeitsprüfungen.

Wird bald auf die ruhige Abteilung verlegt. Gleichmäßiges ruhiges Benehmen, stumpfer, gleichgültiger Eindruck. Affektiv kaum ansprechbar. Ohne Initiative.

Dezember 1921. Hö. hat in einem unbewachten Augenblick aus einem Zimmer eines Arztes eine Zigarettenspitze entwendet. Sie wurde beim Aussuchen seiner Kleider bei ihm gefunden. Er leugnete zunächst, gab aber dann den Diebstahl zu. Drückt sich seitdem gerne von der Visite.

Im bewachten und beobachteten Zustande still, führt sich ausgezeichnet, ist stets zufrieden, klagt nie, spricht spontan wenig, gibt aber stets willig Auskunft, verrichtet fleißig Hausarbeiten, ist die „rechte Hand der Schwester“. Ist allen Befehlen gegenüber auffallend willig, ist „wie eine Arbeitsmaschine“, es geht alles „automatisch“ bei ihm, dabei vollkommen zuverlässig und korrekt.

Wird von Gerichts wegen freigesprochen und entmündigt.

Zusammenfassung. Gesunder, intellektuell und moralisch vollkommen einwandfreier Mann, erleidet einen Durchschuß beider Stirnlappen, der zu epileptischen Anfällen und zu schwerer psychischer Veränderung führt: ähnlich einer Psychopathie mit schizoiden Zügen.

Fall XXVII.

Eu. Lam., geb. 28. XII. 1896 als uneheliches Kind. Mutter heiratete später, lebt und ist gesund. Von Geisteskrankheiten in der Familie ist nichts bekannt. Außer den gewöhnlichen Kinderkrankheiten gesund, kein Bettnässen, keine Ängstlichkeit, in der Schule (laut Zeugnissen) gut, nach der Schule Schlosser, während der Lehrzeit Blinddarmentzündung, sonst immer gesund; konnte seine Arbeit ohne wesentliche Anstrengungen verrichten. Laut Strafregister keine Vorstrafen.

21. IX. 1914 als kriegsfreiwiliger Infanterist ins Feld.

23. XII. 1914 Verwundung durch Granatsplitter, der oberhalb des rechten Auges eindrang und laut Röntgenbefund im Gehirn, und zwar ziemlich median im Stirnhirn, steckenblieb. Nach 24stündiger Bewußtlosigkeit erwachte er in einem Feldlazarett, Augenflimmern, Lähmung der linken Körperseite. Die Sehstörungen und Lähmungen gingen im Laufe der nächsten Monate zurück.

April 1915 wieder ins Feld.

10. V. 1915 wieder zurück ins Lazarett nach Colmar. Dann in verschiedenen Lazaretten wegen Blinddarmentzündung, Gonorrhöe, Lues bis zum Januar 1917. Wurde wegen unerlaubter Entfernung aus den Lazaretten mehrfach bestraft. Seit dem Jahre 1915 litt L. an Anfällen, wegen der er in psychiatrischen und Nervenkliniken in Beobachtung war. Am 23. V. 1917 Aufnahme in einem Münchner Lazarett. Diagnose: Epileptiforme Anfälle nach Trauma mit hysterischen Zügen.

Mai 1917 Verlegung in eine Heil- und Pflegeanstalt. Dort häufige Anfälle. Diagnose: Hystero-epileptische Anfälle.

11. I. 1918 Aufnahme auf der Münchner Hirnschußstation. Wird dort wegen der Folgen seiner Hirnverletzungen mit einer E.-B. von 40% entlassen.

Im Juli 1918 heiratet L.

November 1918 bis Februar 1919 im Zeughaus München, später als Postbetriebsarbeiter angestellt, wird 1920 von der Post entlassen und ist zu Hause bei seinen Eltern in der Pfalz. Konnte verschiedene angebotene Arbeiten wegen andauernden Schwindelgefühls, Kopfschmerzen und Anfällen nicht ausüben. Nach Aussagen von Augenzeugen (Ärzte) werden die beobachteten Anfälle als hysterischer Natur bezeichnet.

7. II. 1921 wird ein Gutachten der Psychiatrischen Universitätsklinik in Heidelberg erstellt. Aus dem Befund: L. ist zweimal wegen Betrugsversuch, Erschwindelung von Entlassungsanzug und Geld zu 6 und 4 Wochen Gefängnis verurteilt. Ein Verfahren wegen Körperverletzung gegen seinen Stiefvater schwebt. Körperlich außer der Verwundung nichts Absonderliches.

Psychisch: L. gibt rasch und willig Auskunft, seine Äußerungen, soweit kontrollierbar, im allgemeinen richtig. Fragen werden richtig erfaßt und sinngemäß beantwortet. Keinerlei Störung des Gedächtnisses, der Auffassung und des Urteils. Intelligenz zum mindesten mitteldurchschnittlich. Stimmungslage meist ausgeglichen. Für seine Anfälle gibt er Ursachen an (Ärger, Aufregung usw.). Er zeigt das Bestreben, Dinge, die unangenehm sind, möglichst zu verschweigen, sich selbst aber in ein gutes Licht zu setzen.

Wird dann wegen der hysterischen Anfälle und seines Zustandes weiterhin zu 40% E.-B. beurteilt, mit der Bemerkung, daß „eine Besserung dieser gereizten und unbeherrschten Einstellung gegenüber allem Unangenehmen nur durch willige Selbsterziehung zustande kommen kann und mithin Gewährung einer höheren Rente nur von Nachteil sein könne".

Siedelt dann Januar 1921 nach München über, arbeitet als Hilfsarbeiter bei einer Firma. Am 14. VII. 1921 aus dieser Stellung wieder entlassen.

19. V. 1921 auf Antrag Einweisung in das Versorgungskrankenhaus für Hirnverletzte München. Klagen über ständige Kopfschmerzen, besonders bei großer Hitze und bei Witterungswechsel, Anfälle mit Bewußtlosigkeit und mit Bluten aus dem Munde. Im Lazarett ist der Mann oft sehr aufgeregt, verträgt das Klopfen bei der Arbeit nicht, klagt über Schweißausbrüche und andere nervöse Beschwerden. Im allgemeinen ist sein Benehmen ruhig, zugänglich und zuvorkommend, ein beobachteter Anfall ging ohne Zungenbiß, Urinabgang vor sich, die Pupillen reagierten prompt auf Lichteinfall, Reflexe normal. Während des Aufenthaltes im Lazarett kamen wiederum Unregelmäßigkeiten vor. Einmal fälschte er die Unterschrift des Chefarztes, um eine Heimreise zu erschwindeln, er ließ sich bei Gelegenheit des Oppauer Unfalles von zu Hause telegraphieren, um freie Fahrt, angeblich zur Beerdigung seines verunglückten Bruders, zu erhalten. Bisher konnte jedoch ein Beweis für die Wahrheit der Angaben des L. nicht erbracht werden.

Zusammenfassung. Bei einem von Jugend auf nicht belasteten Individuum nach Verletzung des rechten Stirnhirns Auftreten einer psychischen Veränderung, ähnlich einer Psychopathie mit hysterischen Zügen. Neigung zu Straftaten (Betrug, Schwindeleien).

Zu den beschriebenen Fällen gehören noch die Fälle Schie. und Vö., die im 3. Abschnitt genauer analysiert sind, in diese Gruppe.

Bemerkenswert ist, daß jede dieser „traumatischen Psychopathien" eine andere „Grundtönung" ihres Verhaltens sei. Schie. (s. S. 122f) hat schon vor der Verletzung psychopathische Züge an sich gehabt, die sich nach dem Schuß ins Groteske steigern. Bei La. herrscht ein hysterischer, bei Hö. dagegen ein schizoider

Zug vor. Vö. ist durch seine Undeterminiertheit verbunden mit befehlsautomatischem Verhalten ausgezeichnet.

Mangel an „ethischen Gefühlen", Neigung zu unanständigen Reden und Handlungen, Zotenhaftigkeit, Ähnlichkeit des Verhaltens mit dem bei der „Moral insanity" sind bei Verletzungen des Stirnhirns und bei Stirnhirntumoren häufig beschrieben (vgl. P. Schuster u. a.). Solche Erscheinungen zeigen in manchen Fällen Übergänge zur Moria. Störungen der „ethischen Gefühle" gehören zum diagnostischen Inventar der inneren Medizin und brauchen hier nicht weiter besprochen zu werden.

Nicht so häufig beschrieben sind Zustände, die, wie in unseren Fällen, den angeborenen Psychopathien mit und ohne hysterische Züge ähneln und mit Haltlosigkeit, Affektlabilität, Willensschwäche, Neigung zu Exzessen und Straftaten einhergehen und so forensisch in Betracht kommen.

Isserlin[1]) betont die starke affektive Labilität der Hirnverletzten verschiedenartigster Lokalisation, und zwar ausdrücklich nicht nur der Stirnhirnverletzten. Unter den 6 forensischen Fällen, die der Autor anführt, sind 4 Stirnhirnverletzte, 1 Hinterhauptverletzter und 1 Scheitelhirnverletzter. Bei dem Scheitelverletzten ist die Straftat (Sittlichkeitsverbrechen, Diebstahl) durch eine schon vor der Verletzung bestehende psychopathische Veranlagung eindeutig erklärt. Auf Grund der übrigen Fälle kann gesagt werden, daß also jedenfalls die Stirnhirnverletzung eine große Verhältniszahl unter den forensischen Hirnverletzten stellt.

Verbrechen bei Stirnhirntumoren werden in 2 Fällen von W. C. Sullivan[2]) berichtet. Diese beiden intellektuell nicht wesentlich gestörten Kranken hatten Diebstähle in kindisch-sorgloser Weise ausgeführt, ähnlich wie dies bei Paralyse beobachtet wird.

Praktisch wird man mit den psychopathieähnlichen Stirnhirnverletzten mit Neigung zu Straftaten je nach der Veränderung der Persönlichkeit verfahren und mildernde Umstände oder Exkulpierung begutachten.

Daß sich gerade bei Stirnhirnverletzten oft anlagemäßige Psychopathie der prämorbiden Persönlichkeit zeigt, kann wohl auf geringere Restitution und Kompensation der gestörten Stirnhirnfunktionen bei Psychopathen im Gegensatz zu prämorbid Intakten zurückgeführt werden.

IX. Hysteroide Zustände.
Fall XXVIII.

F. Bra., geb. 7. II. 1885. Familiengeschichte o. B. Ein Bruder wegen Nervenleidens vom Militär entlassen. Als Kind keine nervösen Störungen. 1912 an einer fieberhaften Erkrankung bettlägerig gewesen. Alkohol- und Nikotingebrauch mäßig. Geschlechtskrankheit verneint. Mittlerer Schüler. Später Tagelöhner, Schwerarbeiter, verheiratet.

6. VIII. 1914 mit der Infanterie ins Feld.

April 1915 wegen Nervenschock nach Artillerieschuß mit Zittererscheinung, Kopfschmerzen in Lazarettbehandlung.

1. IX. 1916 wieder ins Feld. Wegen Infanterieschuß in der linken Hand wiederum ins Heimatslazarett.

18. VII. 1917 wieder ins Feld.

---

[1]) Isserlin, M.: Zur forensischen Beurteilung der Hirnverletzten. Allg. Zeitschr. f. Psychiatrie Bd. 76.

[2]) Sullivan, W. C.: Note on two cases of tumor of the prefrontal lobe in criminals. The Lancet Bd. 2, S. 1004. 1911.

8. VII. 1918 durch Granatsplittersteckschuß an der **linken Stirnseite** verwundet. Steckschuß in der rechten Halsgegend.

Aus dem Befund des Feldlazarettes: Excision der Wunde, die Interna erweist sich als zersplittert und leicht deprimiert. Dura unverletzt. Behebung der Depressionsstücke. Normaler Wundverlauf.

28. VIII. 1918. Pat. zeigt **Unsicherheit beim Gehen, Romberg +.** Sensibilität und Reflexe ungestört.

Pat. ist schwer besinnlich, **das Gedächtnis hat anscheinend gelitten.** Seit 12. IX. 1918 Einweisung auf eine Nervenstation in München.

Aus dem Befund: Klagt über dauernde Kopfschmerzen. Beim Gehen ist ihm, als wenn der Boden schwanke, könne nicht ohne Stock gehen. Erschwertes Einschlafen. Gedächtnisstörung. **Stimmung gedrückt.** Linke Stirnseite Knochendefekt von Einmarkstückgröße. Würg- und Hornhautreflex vorhanden. Feinschlägiges Zittern der herausgestreckten Zunge und der gespreizten Finger. Reflexe o. B. Keine Störung der groben Kraft und des Muskeltonus. Keine Störung der Diadochokinesis. Starkes Nachröten der Haut.

Sensibilität: **An der ganzen linken Körperhälfte, einschließlich des Gesichts, werden Nadelstiche und Pinselstriche weniger empfunden als an der rechten.** Beim Finger-Nasenversuch Vorbeizeigen beiderseits. Knie-Hackenversuch links etwas unsicherer wie rechts. **Beim Fuß - Augenschluß (Romberg) Fallrichtung nach hinten.** Beim Versuch, ohne Stock zu gehen, Schwanken mit Fallrichtung nach rechts. **Keine statische Ataxie.** Beim Greifversuch Vorbeigreifen rechts stärker als links. Mit der rechten Hand auch Dysmetrie vorhanden. **Einstellung der Augen nach seitwärts auf Aufforderung auffallend langsam und zögernd.** Erreicht dann beiderseits nicht die Entstellungen. Nach oben und unten Augenbewegungen besser. **Beim Gang mit dem Stock Unsicherheit,** leichtes Schwanken, Blick immer geradeaus gerichtet. Stimmung stets gedrückt.

Bei den verschiedenen Untersuchungen ergeben sich Schwankungen in dem Befund. Jedoch bleiben im ganzen Gleichgewichtsstörungen erhalten. „Steh- und Gangstörung machen einen artifiziellen, zum mindesten stark übertriebenen Eindruck.“

10. VI. 1919. B. zeigt in der letzten Zeit eine ausgesprochene gemütliche Verstimmung, macht einen gebundenen Eindruck. Antwortet nur zögernd auf die an ihn gerichteten Fragen und bricht schon bei geringen Veranlassungen in Weinen aus. Eine Untersuchung des Gleichgewichtsapparates nach **Bárány** ergibt kein eindeutiges Resultat.

2. XII. 1919. Wird mit der Diagnose „Depressionszustand nach Stirnhirnverletzung, psychogene Gangstörung“ in das Versorgungskrankenhaus für Hirnverletzte überwiesen. Während der Beobachtung im Lazarett blieben die Steh- und Gangstörung sowie die übrigen Störungen des Gleichgewichts sowie die Schwankungen annähernd die gleichen. Die Störungen der Augenbewegung besserten sich etwas, doch blieben Reste immer noch dauernd bestehen. Auch die halbseitige Herabsetzung der Hautempfindlichkeit war stets die gleiche. Zu bemerken ist, **daß von einer Wunscheinstellung niemals etwas zu merken war;** der Mann zeigte stets den Wunsch, eine Stelle zu bekommen und wieder etwas zu arbeiten, Rentenwunsch nie deutlich. Die Versuche der Unterbringung begegneten aber stets großen Schwierigkeiten.

Das allgemeine Verhalten in der psychologischen Untersuchung war verlangsamt, vor der Untersuchung stand der Mann oft einige Zeit unbeweglich vor dem Untersuchungszimmer, während der Prüfung zeigte er sich häufig gehemmt. Die unwillkürlichen Bewegungen waren verlangsamt, die ganze Reaktionsweise unfrisch und gebunden. Dementsprechend waren auch die Leistungen, die auf eine maximale oder optimale Einstellung eingerichtet war, schlecht. Ließ man dem Mann aber Zeit zur Lösung und prüfte man genau, so waren keine inhaltlichen Ausfallserscheinungen (Gedächtnisstörungen usw.) vorhanden. Im Arbeitsversuch mit fortlaufenden Leistungen waren die Leistungshöhen recht niedrig, dagegen von Tag zu Tag Übungswirkung vorhanden, eine Reaktionsform, die nicht für neurotische Einstellung sprach. Desgleichen waren die Zeiten im Reaktionsversuch recht lang. Im Durchstreichversuch nach **Bourdon** mittlere Zeit, mittlere Fehlerzahl. Die ganze Reaktionsweise und Leistungsform des Mannes wies auf Hemmung und Antriebsschwäche neben der hysterischen Reaktionsweise hin.

Zusammenfassung. Bei einem schon vor der Kopfverletzung neurotisch reagierenden Mann entsteht nach Verletzung des linken Stirnhirnpols ein Zustandsbild, bei dem sich sichere hysterische Zeichen in Form von Beibehaltung und Verstärkung ursprünglich organischer Symptome (Gleichgewichts-, Augenbewegungsstörung sowie Halbseitenanästhesie) mit depressiven und apathischen Zügen mischen.

Fall XXIX.

J. We., geb. 4. I. 1883. Beide Eltern leicht erregbar, sonst o. B. Selbst mit 7 Jahren Gelbsucht, sonst keine Kinderkrankheiten. Normale Entwicklung, gute Schulzeugnisse. Von Beruf Schlosser. 1912 durch Unfall linken Kleinfinger verloren. Verheiratet, Frau und 4 Kinder gesund. Fünfmal wegen Körperverletzung und grobem Unfug vorbestraft. Täglich bis zu 8 1 Bier, mäßiger Raucher. 1918 Lues. Keine nervösen Beschwerden vor der Verletzung.

September 1915 als Fußartillerist ins Feld.

Oktober 1915 leichte Gehirnerschütterung durch Explosion eines Versagers. Seit dieser Gehirnerschütterung leicht erregbar.

Dezember 1915 das zweitemal ins Feld.

Februar 1916 durch Verschüttung Bruch des linken Unterschenkelknochens.

Mai 1916 das drittemal ins Feld.

Juli 1916 bis Dezember 1917 zu Heimatsarbeit reklamiert.

Dezember 1917 das viertemal ins Feld.

8. III. 1918 Unfall: Fall aus einem Transportzug auf den Kopf. Sofort bewußtlos, habe dann nicht mehr sprechen können, auf dem rechten Auge nichts mehr gesehen.

9. III. 1918 Heimatlazarett. Über die Stirne zieht eine schräge klaffende Wunde von etwa 14 cm Länge, in der Knochenstücke, Gehirnmasse, Hirnhautteile zum Vorschein kommen. Über dem rechten Auge befindet sich ein etwa markstückgroßer Schädeldefekt, in dem das Gehirn ohne Hirnhaut vorliegt und starke Pulsation zeigt. Augenlider verschwollen, Nasenbeinbruch. Puls verlangsamt, stark gespannt.

Operation: Anpassung der ausgesprengten Knochenstücke, Knochennaht mit Silberdraht, Naht der Kopfschwartenwunde. Normaler Wundverlauf.

12. VI. 1918 Aufnahme auf der Station für Hirnverletzte in München. Klagen: Kopfschmerzen, Sprachstörung, Gedächtnisschwäche, leicht erregbar, oft niedergeschlagene Gemütsstimmung, Mattigkeit.

Aus dem Befund: Über der rechten Stirnseite gut verheilte, strahlige Narbe mit Impression. Die Projektion der Deckplatte auf das Gehirn nach dem Durchpausschema nach Goldstein trifft die vorderen Teile der 1. und 2. Stirnwindung und die oberen vorderen Teile der 1. linken Stirnwindung. Rechtes Augenlid etwas hängend, Zungenzittern, Lidflattern, Mimik nicht gut ausgeführt, daher maskenartiges Gesicht. Beweglichkeit normal, Gang etwas breitspurig, beim Auftreten etwas unsicher, angeblich Schwindelgefühl beim Gehen. Eine genaue Untersuchung der Sensibilität zeigte eine Herabsetzung der Empfindlichkeit der Oberkiefer- und Wangenschleimhaut im Innervationsbereich des Schleimhautastes des rechten 2. Trigeminusastes. Weiterhin Herabsetzung der Berührungs- und Schmerzempfindung an der ganzen rechten Körperseite. In der Mitte ziemlich scharf abschneidend (psychogen).

Allgemeines psychisches Verhalten langsam, zögernd, Bewegungen matt und kraftlos, Antworten monoton und inhaltlich dürftig.

Bei der klinisch-psychologischen Prüfung zeigte er Erschwerungen beim Nachsprechen schwieriger Worte und gelegentlich Wortfindungsstörungen (Reste motorischer Aphasie). Bei äußeren Anlässen leicht erregbar. Die intellektuellen Leistungen (Gedächtnisversuch, Rechnen usw. verlangsamt) unmittelbares Behalten etwas herabgesetzt. Lernversuch normal mit guter Ersparnis, Aufmerksamkeitsversuch nach Bourdon lange Zeit, hohe Fehlerzahl. Im Arbeitsversuch neurotische Reaktionsweise (Gegeneinstellung). Während der Lazarettbeobachtung zeigte We. stets das verlangsamte Wesen.

Zusammenfassung. Nach schwerer Verletzung des rechten und linken Stirnhirnpoles Entwicklung eines psychischen Zustandes, bei dem deutlich hysterische Züge sich mit allgemeiner Verlangsamung der Reaktionsweise vereinigen.

Echte traumatische Hysterien und sonstige Psychogenien sind bei Stirnhirnverletzten, wie unsere Statistik zeigt, nahezu ebenso häufig wie bei sonstigen

Hirnverletzungen. Sie brauchen sich in ihren Erscheinungen nicht von den ideagenen und thymogenen Psychogenien bei anderer Hirnlokalisation zu unterscheiden.

Die beiden Fälle, die hier gebracht werden, unterscheiden sich aber von der gewöhnlichen traumatischen Hysterie. Bei We. bietet der ganze Zustand, bei dem sich hysterische Züge mit akinetischen mischen, ein eigentümliches, nur bei Stirnhirnverletzten zu beobachtendes Bild. Der durch die schwere Stirnhirnverletzung erzeugte psychische Status erhält eine hysterische Note, ohne daß man deshalb von einer hysterischen Überlagerung organischer Symptome sprechen könnte.

Bei Bra. ist die psychogene Fixierung der ursprünglich organischen Gleichgewichts- und Blickwendungsstörung, sowie die hysterische Halbseitenhypästhesie nicht durch Begehrungen beeinflußt. Sie ist auch nicht demonstrativ aufgetragen und bleibt bei unauffälliger Beobachtung durch den Untersucher, die dem Patienten auch später unbekannt bleibt, bestehen. In diese hysterischen Erscheinungen mischt sich ein akinetisches Verhalten, das unabhängig von der Gefühlslage besteht. Gelegentlich treten depressive Affekte auf, die nichts Reaktives an sich haben und durchaus nichts mit den Depressionen der traumatischen Neurotiker gemeinsam haben. Es scheint hier eine auf dem Boden der Stirnhirnverletzung sich entwickelnde, mit anderen für Stirnverletzung charakteristischen psychischen Veränderungen vermischte hysteroide Störung vorzuliegen. Wir nennen sie hysteroid, weil trotz Ähnlichkeit der Erscheinungen mit echter Hysterie weder rein ideagene (Wunsch!) noch thymogene (Affekt!) Züge nachweisbar sind. Die hysteroide Art ist vielmehr der direkte (nichtreaktive) Ausdruck des psychischen Defektes in dieser besonderen Erscheinungsweise.

In diese Gruppe einschlägig sind auch die hysterischen Züge, die sich bei La. in dem Gesamtbild der „traumatischen Psychopathie" als Ausdruck seiner Hirnschädigung und ohne ideagene Komponenten vorfinden[1]).

Ein charakteristisches Hysteroid durch Stirnhirnschädigung bietet der im Abschnitt Moria besprochene Fall Wi. Dieser Mann zeigt u. a. sicher psychogene Zeichen, z. B. das Vorbeireden. Er ist sich seines Schadens bewußt und steigert seine Tollheiten in ganz bestimmten Situationen, während er sie in anderen Situationen offenkundig zurückdrängt. Dieser Mann hat nun von früher her keinerlei psychogene Zeichen bis zur Verletzung hin gehabt. Seine jetzige durch die jeweilige Situation stark beeinflußbare und durch Bewußtwerden des eigenen Schadens hervorgerufene Verhaltungsweise hat jedoch ebenfalls nichts an sich, was auf Begehrung oder Affekt als Grundlage hinweist. Sie ist also weder anlagemäßig festgelegt, noch durch ideagene oder thymogene Verursachung bedingt. Das hysteroide Bild ordnet sich in die erethischen und moriaähnlichen Züge des Kranken, die im Vordergrund der Erscheinungen stehen, ein.

---

[1]) Kurz vor Abschluß unserer Schrift wurde auf einer Station des Krankenhauses München-Schwabing ein Mann eingeliefert mit den Zeichen einer schweren Psychopathie mit hysterischen Zügen. Er war jahrelang psychotherapeutisch, auch hypnotisch behandelt worden; war auch von Autoritäten begutachtet worden. Seine Kopfschmerzen waren als psychogen gedeutet worden. Neurologisch (einschließlich Augenhintergrund nichts Abnormes. Er starb plötzlich in einem epileptischen Anfall. Die Sektion ergab ein apfelgroßes Gliom im Mark des rechten Stirnlappens.

Auftreten von hysterischen Erscheinungen als einzigem Krankheitszeichen sind bei Hirntumoren schon länger bekannt. P. Schuster (l. c.) stellt 15 Fälle mit „psychischen Symptomen wie bei Neurasthenie und Hysterie" unter seinen Hirntumoren fest. Es waren ausschließlich Geschwülste der Großhirnlappen, und zwar waren in 9 Fällen (fast $2/_3$!) das Stirnhirn, in 5 Fällen ($1/_3$) das Schläfenhirn, in 1 Falle ($1/_{15}$) die Gegend der Zentralwindung betroffen. Es sind also fast ausschließlich Geschwülste der vorderen Hirnteile, die mit neurasthenischen und hysterischen Zeichen einhergehen, wenigstens soweit es das große Material Schusters betrifft. Inwieweit die in der Nachbarschaft des Stirnhirns gelegenen Geschwülste das Stirnhirn funktionell in die Schädigung mit einbeziehen, läßt sich nicht feststellen.

Was nun den Einfluß hereditärer oder persönlicher Disposition bei der Entstehung hysterischer Erscheinungen als Folge des Auftretens von Tumoren der vorderen Hirnteile betrifft, so ist Schuster der Ansicht, daß „in der Mehrzahl der Fälle der Tumor pathognostisch mehr zu sein scheint, als ein bloßer Agent provocateur". Wir möchten uns diesem Urteil auch im Hinblick auf die Verletzungen des Stirnhirns anschließen und möchten glauben, daß psychische Veränderungen, die als Folge von Schädigung der Stirnlappen auftreten, in gewissen Fällen ihren psychischen Ausfall unter einem (nichtreaktiven) hysteroiden Bilde erscheinen lassen können[1]).

Unsere seit längerer Zeit gehegte Ansicht über hysteriforme Defektzustände nach Stirnhirnschädigung erhält eine Bestätigung durch Poppelreuter[2]). Er findet bei diesen Formen das Fehlen der Beziehung zum persönlichen Vorteil, wie etwa bei Rentenhysterien, eine Inkonstanz des Willenverhaltens, häufig auch eine hysterische Maske bei den Arbeitsversuchen, weiterhin eine „fast ausnahmslose Kombination von Stirnhirnbewegungsarmut und hysterischen Symptomen sowie die Verbindung von Reizbarkeit und Apathie, die teils mehr, teils weniger symptomatologisch hysterisch verkleidet auftritt". Ferner fehlt bei den Stirnhirnverletzten nach Poppelreuter die produktive Hysterie (Anfälle, Sprachstörung, meist auch Lähmungen hysterischer Art).

Die Feststellungen Poppelreuters treffen auf unsere hysteroiden Fälle zu.

Über die psychologische Einordnung der Störungen wird im 3. Teil gesprochen.

X. Epileptische Erscheinungen.

Epileptische Anfälle sind, wie unsere Statistik zeigt, bei Stirnhirnverletzten annähernd ebenso häufig wie bei dem Durchschnitt der übrigen Hirnverletzten. Sie sind bei den unkomplizierten Fällen dadurch ausgezeichnet, daß sie nicht den Jackson-Typ haben, in der Regel nicht an einem Körperteil mit Reizerscheinungen beginnen, die auf ein „primär krampfendes Zentrum" hinweisen. Ein Teil der stirnhirnverletzten Epileptiker stürzt ohne Aura wie vom Blitz getroffen

---

[1]) Vgl. auch Christison, J.: Cerebral hemorrhage mistaken for hysteria. Edinb. med. Journ. 1873. Bei einer 43jährigen Frau, bei der die Sektion einen großen Bluterguß in der linken 3. Stirnwindung ergab, waren zu Lebzeiten nur die Zeichen einer „hysterical catalepsy" beobachtet worden. Wahrscheinlich akinetische Zustände!

[2]) Poppelreuter, W.: Über pseudohysterische Symptome bei Stirnhirnverletzten. Versamml. d. psychiatr. Ver. d. Rheinprov. Bonn 19. XI. 1921. Zentralbl. f. d. ges. Neurol. u. Psychiatrie Bd. 28, S. 227. 1922.

zu Boden und hat nach dem Anfall vollkommene Amnesie. Bei einem anderen
Teil besteht typische Aura mit Empfindung des Angeblasenseins, Gesichts-,
Gehörs- und Geruchsempfindungen usw. Ein Kranker erzählte, daß er unmittelbar vor dem Anfall den Eindruck habe, als wenn er gehoben würde und in die
Luft fliege, ein anderer gibt an, daß ihm plötzlich „die Gedanken rasch ablaufen"
und daß ihm dies ein Zeichen für den kommenden Anfall sei.[1] Auch periodische,
plötzlich auftretende Schwindelzustände von 1—5 Minuten Dauer kommen in
den Angaben von Stirnhirnverletzten vor (auch nachts!). In einem Bericht
wird von anfallsweise auftretendem konjugierten Seitwärtsblicken, Schwindel
und Abweichen nach der Seite der Verletzung gesprochen. Der gleiche Fall
(Moria, Taktlosigkeit usw.) gibt auch besonders heitere Stimmung vor dem Anfall
an. Alle diese subjektiven Erscheinungen können allerdings auch sowohl bei
traumatischer Epilepsie mit verschiedenartigem Sitz der Schädigung, als auch
bei der genuinen Epilepsie beobachtet werden.

Auch kleine Anfälle und psychische Äquivalente werden beobachtet. Die
letzteren sind ihrem Charakter nach von den nicht-epileptischen psychischen
Störungen der Stirnhirnverletzten abzugrenzen. Davon wird später noch gesprochen.

XI. Intellektuelle Störungen.

Der größte Teil der in der Statistik beschriebenen Kranken (wiederum mit
Ausschluß der Aphasien usw.) zeigt trotz erheblicher psychischer Störung keine
Ausfälle auf dem Gebiet des Intellektes. Das gleiche Urteil wird in der Regel
auch in der einschlägigen Literatur über die angeführten Fälle mit Verletzungen,
Geschwülsten und Abszessen im Bereiche des Stirnhirns abgegeben.

Es läßt sich jedoch nicht leugnen, daß bei einem gewissen Teil der Stirnhirnverletzten die intellektuellen Leistungen herabgesetzt sind. Es ist da nur die
Frage, ob die Leistungsherabsetzung primär auf einer Schädigung des Intellektes bzw. Gegenstandsbewußtseins überhaupt beruht. Darüber wird im psychologischen Abschnitt zu sprechen sein.

Recht häufig sind die Klagen der Kranken darüber, daß sie sich „nichts
mehr merken", daß sie „nichts mehr recht behalten können." Deroitte[2] berichtet, daß das Gedächtnis bei Stirnhirntumoren besonders getroffen sein kann,
unter Umständen bis zum Auftreten von Korsakoffsymptomen. Ähnliches äußert
Pfeifer[3]. — Auch unsere Statistik weist auf Gedächtnisstörungen bei Stirnhirnverletzten hin, wenn sie auch in ungleich geringerer Zahl auftreten als bei
anderen Hirnverletzten. Auch hierüber wird eine genauere psychologische Er-
örterung notwendig sein. Korsakoffsche Gedächtnisstörungen kommen im
übrigen bei Hirnverletzten nicht allzuselten vor und sind durchaus nicht charak-

---

[1] Winkler (zit. nach Ed. Müller) will bei epileptischen Anfällen infolge Stirnhirntumoren eine lokaldiagnostisch verwertbare „intellektuelle Aura" beobachtet haben. (Dies
wird aber von Ed. Müller abgelehnt.) Inwieweit die von Pfeifer (zit. nach Brodmann)
beobachteten „Sinnestäuschungen auf statischem Gebiet" bei doppelseitigem Stirnhirntumor in Betracht kommen, bedarf noch der Nachprüfung.

[2] Deroitte, V.: Psychose de Korssakoff à la suite d'un traumatisme frontal. Ann.
et bull. de la soc. roy. des sciences méd. et natur. de Bruxelles Bd. 37, S. 3.

[3] Pfeifer: Psychische Störungen bei Hirntumoren. Arch. f. Psychiatrie u. Nervenkrankh. Bd. 47, S. 558. 1910.

teristisch für Stirnhirnverletzung. Sie sind Ausdruck dessen, was als Kommotionspsychose bezeichnet wird und als Folge einer diffusen Schädigung des Gesamtgehirns durch die Hirnerschütterung auftritt. Ein Fall unserer Beobachtung, der aus einem Eisenbahnwagen auf die rechte Stirnseite gefallen war, nachher wochenlang bewußtlos lag und in den anschließenden Monaten verwirrt, desorientiert, und schwer gedächtnisgestört war, zeigt jetzt bei normalem Einstellungsverhalten die Zeichen einer schweren intellektuellen Einbuße mit Neigung zu ideenflüchtigen, inhaltsarmen Reden. Wir möchten diese Störung auf Einstellungsverhalten die Allgemeinschädigung des Gehirns und nicht auf die lokalisierte Stirnhirnschädigung beziehen. —

Ein Fall mit schwerem posttraumatischem Schwachsinn nach Verletzung der linken Stirnschläfengegend mit intrazerebralem Granatsplitter, bei dem außer den Willens- und Affektstörungen schwere Ausfälle des Gedächtnisses und selbst der einfachsten Denkfunktionen vorhanden sind, und der außerdem noch reaktive Züge aufweist, habe ich zusammen mit Eliasberg[1]) veröffentlicht. Dieser auch seiner Verletzung nach komplizierte Fall hat zwar in seiner Gefühls- und Willensstörung Züge mit manchen anderen Stirnhirnverletzten gemeinsam, doch besteht bei diesem Fall ein stetiges Fortschreiten der Störung, so daß hier ein Prozeß, nicht ein Zustandsbild („Spätfall“) vorliegt. Prozesse können aber, wie noch auszuführen sein wird, zu der Untersuchung nicht herangezogen werden.

Die Frage, ob primäre intellektuelle Schädigungen nach Stirnhirnverletzung in dem Maße vorkommen, daß daraus Schlüsse auf die Bedeutung des Stirnhirns in seiner Zuordnung zum intellektuell-dispositiven Leistungsanteil bezogen werden können, soll, wie schon bemerkt, im psychologischen Abschnitt in Angriff genommen werden.

Daß Erscheinungen wie bei progressiver Paralyse in Fällen von Geschwülsten und Verletzungen des Stirnhirns vorkommen, ist von vielen Autoren beschrieben worden (Bernhard und Borchard, Sullivan u. a.). Doch müßten auch hier Störungen des Gefühls- und Willenslebens erst gegen die intellektuellen Ausfälle abgeglichen werden.

XII. „Negative“ Fälle.

Fall XXX.

O. Fri., geb. 11. VI. 1883. Familiengeschichte o. B. Vorgeschichte nichts Besonderes. Beruf Staatsanwalt. Als Hauptmann der Reserve ins Feld.

9. XI. 1914 verwundet in der rechten Stirngegend. Angeblich mehrfach operiert, Krankenblätter liegen nicht vor. Bei der Operation angeblich 20 g Hirnmasse entfernt.

Herbst 1915 erster epileptischer Anfall.

November 1915 Operation: Knochensplitterentfernung.

1916 wieder freiwillig ins Feld zu einer Maschinengewehrschule.

März 1917 zweiter epileptischer Anfall. Wiederum Operation. Entfernung von verwachsenen Narben und Knochensplittern, anschließend Knochenplastik.

Januar 1918 wiederum freiwillig ins Feld.

Februar 1918 epileptischer Anfall, keine Operation.

Ende 1918 aus dem Heeresdienst entlassen. In dem Jahre 1919 im ganzen 4 epileptische Anfälle. Nach Angaben des Fri. leiten sich die Anfälle durch „rasches Ablaufen der Gedanken“ ein.

---

[1]) Eliasberg, W., und E. Feuchtwanger: Zur psychologischen und psychopathologischen Untersuchung und Theorie des erworbenen Schwachsinns. Zeitschr. f. ges. Neur. und Psychiatrie Bd. 75, H. 3/5. 1922.

Februar 1920 Vorstellung im Versorgungskrankenhaus für Hirnverletzte zum Zweck der Erreichung eines Erholungsurlaubes. Gelegentlich Schwindel beim Bücken, allgemeine Übermüdung.

Bei der Untersuchung guter Wundbefund. Keine neurologischen Abnormitäten. Bei der psychologischen Untersuchung sind die intellektuellen Leistungen übernormal. Keine emotiven und willentlichen Störungen bemerkbar. Über periodische Verstimmungen wird nicht geklagt.

Nach dem Erholungsurlaub vollkommenes Wohlbefinden. Fri. ist zweiter Staatsanwalt beim Amtsgericht einer kleinen Stadt, beschäftigt sich in seiner freien Zeit mit literarischen und politischen Arbeiten. Er hat nie psychische Abnormitäten gezeigt.

Fall XXXI.

P. Sa., geb. 29. X. 1899. Vater lebt und ist gesund. Geschwister gesund, Mutter an Lungenentzündung gestorben. Keine Nerven- und Geisteskrankheiten in der Familie. Selbst keine Kinderkrankheiten, normale Entwicklung. Volksschule und Gymnasium gute Fortschritte. Notreifeprüfung mit „gut" abgelegt. Kein Alkohol- und Nicotingenuß.

14. I. 1918 als Infanterist ins Feld.

24. VI. 1918 durch Handgranatensprengstücke an der rechten Hand, rechten Oberarm, rechten Brustseite, linken Kopfseite verwundet. Sofort bewußtlos, keine Lähmungen und Sprachstörungen, geriet in englische Gefangenschaft. In einem englischen Feldlazarett Amputation des rechten Vorderarmes dicht oberhalb des Handgelenkes.

17. IX. 1918 ausgetauscht und einem deutschen Heimatslazarett überwiesen. Knochendefekt in der linken Stirngegend, Narben darüber eingesenkt, beim Vorwärtsneigen des Kopfes Pulsation. Riß im rechten Trommelfell. Rechter Vorderarmstumpf o. B.

12. X. 1918. Behandlung nicht weiter notwendig. Sa. blieb zu Hause, war nicht zu bewegen, sich an der Universität zu immatrikulieren. Mit einer E.-B. von 90% entlassen.

23. II. 1921 Einweisung wegen Rentenerhöhung im Versorgungskrankenhaus für Hirnverletzte in München.

Befund ergibt neurologisch nichts Absonderliches mehr. Psychisch ist der Mann vollkommen unauffällig, hat ein gewecktes Wesen, ist interessiert für eigene Lage und Zukunft. Seine Klagen beziehen sich auf Kopfschmerzen und sonstige allgemeine nervöse Beschwerden.

Im klinisch-psychologischen Befund ergeben sich erhebliche, über dem Durchschnitt stehende Leistungen auf allen intellektuellen Gebieten, keine Verlängerung der Reaktionszeiten, im Arbeitsversuch keinerlei Zeichen für eine Veränderung des Einstellungsverhaltens. Gute Leistungshöhen, normale Dispositionsschwankungen, normale Pausen- und Übungswirkungen.

Zusammenfassung. Nach Verletzung des linken Stirnhirns mit Hirndefekt anfängliche Pyramidenstörung und leichte Entschlußunfähigkeit. 3 Jahre später vollkommen normaler psychischer Zustand.

Fall XXXII.

J. Bi., geb. 14. VIII. 1894. Familie o. B. Selbst keine Kinderkrankheiten, normale Entwicklung. In der Schule zweimal sitzengeblieben. Mehrmals Lungenentzündung in der Jugend. Nach der Schule Fabrikarbeiter, hat immer gut arbeiten können. Starker Trinker und Raucher. Angeblich keine Geschlechtskrankheiten, nicht vorbestraft.

16. X. 1914 als Infanterist ins Feld.

25. VI. 1915 durch Infanteriegeschoß an der linken Stirnseite verwundet. Angeblich sofort mehrere Stunden bewußtlos. Keine Lähmung, keine Sprachstörung, keine Anfälle.

27. VI. 1915 Feldlazarett. Wunde in der linken Stirnscheitelgegend, starke Depression der inneren Knochentafel. Dura in Pfennigstückgröße zerstört. Nach operativer Spaltung Entleerung von Hirnbrei. Normale chirurgische Heilung. Zunächst noch leichten Truppendienst.

November 1916 aus dem Heeresdienst entlassen mit einer E.-B. von 30%.

Da er seine Arbeit wegen dauernder Kopfschmerzen und Schwindelgefühl nicht leisten konnte, Antrag auf Rentenerhöhung.

24. IV. 1920 Einweisung in das Versorgungskrankenhaus für Hirnverletzte in München.

Aus dem Befund: Im linken Stirnwinkel tiefe Eindellung mit deutlicher Pulsation. Schilddrüse etwas vergrößert, Reste alter chronischer Mittelohreiterung. Neurologisch nichts Besonderes. In seinem allgemeinen Verhalten ist B. vollkommen geordnet. Die

Affektlage ist nicht verändert. In der klinisch-psychologischen Prüfung gehen seine Leistungen über das Normale hinaus. Aufmerksamkeitsversuch nach Bourdon mittlere Zeit, mittlere Fehlerzahl. Im Arbeitsversuch mit fortlaufenden Leistungen gute Leistungshöhen. Normale Übungswirkung von Tag zu Tag. Keinerlei neurotische Zeichen.

Zusammenfassung. Nach Kopfverletzung mit Hirndefekt des linken Stirnlappens keinerlei psychische Veränderungen.

Die Zahl der ohne Restsymptome bleibenden Fälle[1]) nach Stirnhirnverletzung, die früher als die Hauptmasse dieser Kranken bezeichnet worden ist, hat sich im Laufe der jahrelangen Beobachtungen an Hirnverletzten um so kleiner erwiesen, je mehr die Anamnese und der Krankheitsverlauf berücksichtigt worden ist und je weniger man sich um den Vergleich mit dem „Durchschnittsnormalen" bekümmert hat, als vielmehr um die Änderung gegen die Zeit vor der Verletzung. Freilich mußten auch kleine Auffälligkeiten im psychischen Verhalten beachtet werden, um nichts Wesentliches zu übersehen.

Unter den 200 in unserer Statistik gebrachten Fällen sind es 13 (6,5%), die wir in dem angegebenen Sinne als „negativ" bezeichnen können. Es ist auch bei diesen nicht sicher, ob sich bei noch genauerer Beobachtung der Fälle nicht auch diese Zahl noch verringern würde.

Zur Pathologie und Diagnostik der Störungen.

Bei der Aufsuchung von Krankheitszeichen nach Verletzung der Stirnlappen hat sich gezeigt, daß eine Reihe verschiedenartig sich äußernder Veränderungen nach Stirnverletzungen auftreten, daß aber diesen „positiven Fällen" auch „negative" gegenüberstehen, die trotz oft schwerer Verletzung der vorderen Hirnabschnitte keine nachweisbaren Resterscheinungen aufweisen[2]).

Halten wir uns zunächst an die positiven Fälle, so werden wir, bevor wir die Störungen als spezifische Stirnhirnsymptome auffassen können, einigen Einwänden zu begegnen haben. Dies wird ja um so notwendiger sein, als die Annahme von spezifischen Stirnhirnschädigungen nicht nur von chirurgischer, sondern auch von psychopathologischer Seite her vielfach der Skepsis ausgesetzt ist[3]).

Ist es denn überhaupt möglich, gefundene Symptome auf das Stirnhirn allein zu beziehen? Ist nicht die Verletzung viel zu gewaltsam, um nicht eine Mitverletzung anderer Hirnteile auszuschließen? Sind nicht vielmehr die Symptome Ausdruck der Schädigung verschiedener Hirnteile in ihrer Zusammenwirkung mit dem Stirnhirn, während die Verletzung des Stirnhirns für sich keine Ausfälle macht? Solche und ähnliche Einwände sind in der Literatur erhoben worden.

Es ist ganz zweifellos, daß frische Fälle von Stirnhirnverletzungen in ihrer Symptomatik eine Mitbeteiligung anderer Hirnpartien zeigen. Sie sind daher nicht in der gleichen Weise zur Beurteilung heranzuziehen wie „Spätfälle",

---

[1]) Vgl. auch den negativen Fall von Veraguth und Cloëtta. Zentralbl. f. Neurol. 1908, S. 528f.

[2]) Vgl. auch Anton, G.: Symptome der Stirnhirnerkrankung. Münch. med. Wochenschr. Jg. 53, Nr. 27. 1906.

[3])Der Aufsatz von Donath, J.: „Die Bedeutung des Stirnhirns für die höheren seelischen Leistungen" (Dtsch. Ztschr. f. Nervenheilk. Bd. 76. 1923) ist mir erst nach Abschluß der ersten Korrektur zugänglich gewesen. Ich kann für die grundsätzliche Auffassung der klinischen Bilder eine weitgehende Übereinstimmung der Ansichten dieses Autors mit den hier vorgetragenen Anschauungen feststellen.

d. h. Fälle, bei denen die Verletzung schon längere Zeit, vielleicht schon mehrere Jahre, zurückliegt. Bei Schädigungen nach Hirnverletzung, die in ihrem Ausmaße und Zuordnung klarer abzugrenzen sind als die Stirnhirnverletzungen, lassen sich die Verhältnisse besser übersehen. So wird z. B. bei Verletzung beider Calcarinagegenden nicht allzuselten gleich nach der Verwundung vollkommene Rindenblindheit beobachtet, die sich allmählich zurückbildet, bis schließlich ein Zustand, etwa der eines doppelseitigem Gesichtsfeldausfalles nach unten zu mit freiem, in vielen Fällen ungleichmäßig abgegrenztem Gesichtsfeld nach oben, eintritt. Dieser Schaden kann dann nach gewissen „Umorganisierungen" (vgl. „Pseudofovea" von Fuchs) als Restschaden bestehen bleiben. Analoges läßt sich auf dem Gebiete der aphatischen Sprachausfälle, der Bewegungsausfälle usw. nach weitgehender Restitution nachweisen. Die Restschäden sind dann ziemlich umschrieben, grenzen sich scharf gegen die erhaltengebliebenen Funktionen ab und lassen, insbesonders bei optisch-räumlich zugeordneten Leistungen, wie bei der Sehleistung, auf eine Beschränkung des Funktionsschadens auf den primär getroffenen, nunmehr mit Defekt geheilten Hirnabschnitt schließen.

Wie für Spätfälle nach Verletzung der Calcarina- oder Brocagegend nehmen wir also auch für Spätfälle nach Stirnhirnverletzung (selbst unter Einrechnung verdickter Narben und einzelner Fälle von Cysten) im allgemeinen stationäre anatomisch-physiologische Bedingungen an. Und so wenig wir für den Ausfall auf optischem Gebiete bei Spätfällen die Mitwirkung von Defekten noch anderer Hirngebiete verlangen, so wenig nehmen wir sie für die Symptome an, die wir bei Stirnhirnspätfällen beobachten[1]).

Der „Spätfall" nach Stirnhirnverletzung hat als Material für das Studium der Pathologie des Stirnhirns und die Erforschung der Stirnhirnfunktionen vor dem Stirnhirntumor voraus, 1. daß er ein annähernd stationärer Zustand und nicht ein fortschreitender Prozeß ist wie dieser; 2. daß er im allgemeinen nicht durch Druck, kollaterale Entzündungs- und Zerfallserscheinungen, Hydrocephalus usw. in dem Maße auf die Nachbarschaft und in die Ferne wirkt wie die Geschwulst. Diese Fernwirkung ist beim Tumor nicht einmal auf dem Sektionstisch und unter dem Mikroskop in hinreichendem Maße zu entscheiden.

Ganz sicher stellt aber der „Spätfall" nach Hirnverletzung ein ungleich geeigneteres Material dar als Zerstörungen des Stirnhirns bei gleichzeitig toxischen Prozessen, wie dies bei der progressiven Paralyse der Fall ist. Die Paralyse scheint uns (trotz mancher Versuche früherer Autoren) für die Heranziehung zu unseren Problemen zunächst ungeeignet.

Unter den obwaltenden Umständen (da Exstirpationen gesunder Hirnteile beim Menschen aus therapeutischen Gründen zu den extremen Seltenheiten gehören und umschriebene Picksche Rindenatrophien am Stirnhirn unter Ausschluß der Sprachregion noch nicht beschrieben sind) scheint der „Spätfall" nach Stirnhirnverletzung, insbesondere bei Betrachtung in größerer Zahl, das

---

[1]) Der absolute Beweis, daß neben dem Stirnhirn nicht noch andere Hirnteile betroffen sind und defekt bleiben, ist am Lebenden (aber auch auf dem Sektionstisch!) nicht zu erbringen. Es darf aber bemerkt werden, daß bei 4 in unserer Anstalt verstorbenen Stirnhirnverletzten mit psychischen Veränderungen („Spätfällen") die Sektionen außer den Stirnhirndefekten keine auf die Verletzung zurückführbaren Schäden anderer Hirnteile ergeben haben.

geeignetste Mittel zu sein, um die umschriebenen Ausfälle durch Stirnhirnschaden beim Menschen zu studieren. Daß man mit dem Tierversuch in Analogieschlüssen auf den Menschen sehr vorsichtig sein muß, davon wird später (Abschnitt 4) noch die Rede sein.

Was übrigens den Einfluß der Mitbeteiligung anderer Hirnpartien auf die Art der Schädigung betrifft, so konnten wir in unserer Statistik für die dort betrachteten Symptome zeigen, daß in der Häufigkeit der auftretenden Störungen zwischen den Fällen, bei denen der Schaden mit großer Wahrscheinlichkeit auf das Stirnhirn beschränkt geblieben ist, und den Fällen, die eine sichere komplizierende Mitbeteiligung anderer Hirnpartien haben, kein wesentlicher Unterschied besteht. Mit Bestimmtheit ist auszuschließen, daß das Vorhandensein oder Fehlen von Symptomen („positive" oder „negative" Fälle) von dem Mitbetroffensein von anderen Hirnteilen zum Stirnhirn abhänge, denn wir haben negative Fälle bei sehr schweren und komplizierten Stirnhirnverletzungen und positive bei anscheinend viel leichteren Schädigungen gesehen.

Die Einwände, die gegen die Aufstellung von spezifischen Symptomen (Witzelsucht, Apathie usw.) bei Stirnhirntumoren gemacht worden sind, daß nämlich dieses Zeichen auch bei Tumoren anderen Sitzes vorkommen (Pfeifer u. a.), lassen sich für die Stirnhirnverletzungen nicht aufrechterhalten. Unsere Statistik und die Literatur sprechen für die Spezifität (wenn auch nicht Ausschließlichkeit) solcher Zeichen. Dies gilt insbesondere für die Einwände, die Ed. Müller („Die Beziehungen des Stirnhirns zur Psyche", Allg. Zeitschr. f. Psychiatrie Bd. 59, 1902) bringt. Dieser Autor faßt die Störungen bei Stirnhirntumor als Ausdruck der allgemeinen Hirnschädigung, analog der Stauungspapille, den Hirndruckerscheinungen usw., auf. Die „Allgemeinerscheinungen" fallen für die „Spätfälle" (als teilweiser Defektheilung) nach Stirnhirnverletzung weg, während bei diesen doch analoge Symptome wie bei den Stirnhirntumoren beobachtet werden.

Ein weiterer Einwand kann der sein, daß die bei Stirnhirnverletzten beobachteten psychischen Symptome nicht allein Ausdruck einer spezifischen Schädigung eines einzelnen Hirnteils, sondern die Schädigung des gesamten Hirns seien, etwa als Ausdruck einer traumatischen Epilepsie. Es ist zuzugeben, daß sowohl euphorische Zustände mit moriaähnlichen Erscheinungen, wie Depressionen im Verlauf traumatischer Epilepsie (von der genuinen soll hier nicht gesprochen werden) vorkommen. Auch die Stumpfheit als psychische Dauerveränderung wird bei traumatischer Epilepsie nach Hirnverletzung verschiedener Lokalisation beobachtet.

Demgegenüber kann gesagt werden, daß affektive Störungen bei Epilepsie periodischen Charakter haben. Solche periodische Verstimmungen sind auch bei Stirnhirnverletzten recht häufig und werden von uns auch nicht als „Lokalsymptome" gedeutet. Dauernde Veränderungen der Stimmungslage, wie wir sie z. B. bei unseren hypomanieähnlichen und depressiven Fällen sehen, gehören aber nicht zu den Zustandsbildern der „psychischen" Epilepsie.

Was nun den Zustand von Stumpfheit betrifft, der ja auch bei der Epilepsie als Dauersymptom vorhanden sein kann, so haben wir uns bemüht, in unserer apathisch-akinetischen Gruppe solche Fälle zu bringen, die keine epileptischen Anfälle haben. Die Annahme einer traumatischen Epilepsie nach Hirnverletzung ohne anfallsartige Erscheinungen und ohne deutliche periodische Schwankungen ist, so möglich sie vielleicht wäre, nach dem heutigen Stande unseres Wissens eine unberechtigte Erweiterung des Begriffes von Epilepsie. Wir werden also Fälle von Stumpfheit, die wir bei Stirnhirnverletzten ohne Anfälle sehen, nicht als eine epileptische Veränderung auffassen können.

Überhaupt ist mit Vorgängen, die nach ihrer physiologischen und psychologischen Seite hin so wenig bekannt sind wie die traumatische Epilepsie, nicht gut gegen lokalisatorische Zuordnung von Funktionen anzukämpfen. Kennen wir doch bei der traumatischen Epilepsie Erscheinungen, die gerade auf Lokalisation hindeuten, wie die Reizung des „primär krampfenden Zentrums" zu Beginn des rindenepileptischen Anfalls. Beim Fortschreiten des Anfalles ist anzunehmen, daß „sekundär" andere Hirnteile in die Reizung bzw. den Ausfall mit einbezogen werden, die von der „primären Krampfung" räumlich abliegen. Es wäre sehr wohl denkbar, obwohl einstweilen nicht zu beweisen, daß affektive Störungen ebenso durch „sekundäre" Reizungen oder Ausfall von bestimmt lokalisierten Hirnteilen (z. B. des Stirnhirns) auf epileptischer Basis vor sich gingen.

Wenn also auch keineswegs gesagt werden kann, daß jede beispielsweise affektive Störung auf das Stirnhirn bezogen werden muß, so ist doch jedenfalls die Qualifizierung einer solchen Störung als einer epileptischen auch kein Gegenbeweis gegen die Annahme ihrer Zuordnung zum Stirnhirn.

Unsere Statistik, die eine geringere Zahl von Anfällen bei einer erhöhten Zahl von affektiven (epileptischen und nichtepileptischen) Störungen bei Stirnhirnverletzten zeigt, spricht viel mehr für die Zuordnung affektiver Störungen und anderer einschlägiger Symptome zum Stirnhirn als gegen diese Zuordnungen.

Hysterische Stimmungsveränderungen sind leicht gegen die psychischen Störungen der Stirnhirnverletzten abzugrenzen, die wir als nicht psychogene beschrieben haben.

Weiterhin könnte gesagt werden, daß die psychischen Störungen bei Stirnhirnverletzten eine Art „Vakuumerscheinung" seien. Diese Störungen seien bei Verletzungen anderer Hirnteile ebenfalls da, werden aber durch erheblich größere Ausfälle anderer Art überdeckt. Es ist zuzugeben, daß affektive Störungen, insbesondere Depressionen und Apathie, bei Verletzung aller Hirnteile vorkommen. Bei Nicht-Stirnhirnverletzten haben sie aber, soweit sie nicht epileptisch sind, oft anderen Charakter, sind dann reaktiv durch das Bewußtwerden der eigenen Störung ausgelöst oder entsprechen einem gewissen, dem Kranken durchaus bewußten Fatalismus, der sich manchmal nach längerer Zeit einstellt. Nicht-reaktive Verstimmungen kommen zweifellos bei anderen Lokalisationen vor, sind aber statistisch seltener als bei Frontalverletzten. — Weiterhin gibt es bisher als „stumme" Hirnregionen bezeichnete Gegenden, z. B. die rechte untere Parietalgegend, deren Verletzung keineswegs die charakteristischen Zeichen der Stirnhirnverletzung bieten. Und als Vakuumerscheinung dürften die Störungen höchstens in gleicher Zahl, aber doch niemals in der Statistik so ungleich häufiger bei Stirnhirnverletzten erscheinen, als bei Verletzungen anderer Hirnteile. — So ist denn auch dieser Einwand nicht geeignet, die bei Frontalverletzten beobachteten psychischen Störungen als unspezifisch für die Verletzung der vordersten Hirnabschnitte hinzustellen.

Eine weitere Frage ist die, ob die als nicht-epileptisch und nicht-reaktiv bestimmten Krankheitsbilder bei Stirnhirnverletzten überhaupt durch die Hirnverletzung verursacht sind. Kann nicht auch ein Psychopath oder ein Schizophrener eine Stirnhirnverletzung erleiden? Es wäre dann anzunehmen, daß solche Leute auch ohne Hirnverletzung ihre psychische Erkrankung bekommen hätten bzw. daß die Verletzung nur „auslösend" gewirkt hat.

Demgegenüber bleibt wiederum das statistisch festgelegte zahlenmäßige Hervortreten der Störungen gerade bei Stirnhirnverletzten im Gegensatz zu Verletzungen anderer Hirnteile nach Ablehnung der zerebralen Verursachung schwer zu erklären.

Ferner ist zu beachten, daß die nach Stirnhirnverletzung sich bietenden Erscheinungen trotz vieler Ähnlichkeiten sich durchschnittlich von den endogenen Psychosen und Anlagefehlern unterscheiden.

Etwas anderes ist es, ob man der Stirnhirnverletzung nicht ein (ganz spezifisch nur ihr zukommendes) auslösendes Moment für die Entwicklung einer psychischen Störung zuschreiben soll. Das kann bedeuten, daß die Stirnhirnverletzung eine latent vorhandene Anlage zu psychischer Erkrankung zum Ausbruch bringt, die ohne sie latent geblieben wäre. Nicht mit krankhafter Veranlagung Behaftete würden dann auch nach der Frontalverletzung keine psychischen Störungen zeigen. Oder aber es ist bei jedem Menschen durch die Stirnhirnverletzung die Auslösung irgendeiner psychischen Störung möglich. Diese Fragen lassen sich erst nach Besprechung der „negativen" Fälle in Angriff nehmen.

Die Verhältniszahl der „negativen" Fälle ist in der Statistik der Tumoren und Verletzungen des Stirnhirns stets kleiner gewesen als die der „positiven" Fälle, und scheint sich im Verlauf der Untersuchungen immer mehr zu verringern. Bramwell [Brain 1899, zit. nach Cestan und Lejonne[1])] findet unter 11 Stirnhirntumoren 7 mit psychischen Erscheinungen (64%); Schuster hat unter den Stirnhirntumoren nahezu 80% mit psychischen Symptomen. Unsere Statistik ergibt, daß 93,5% aller Stirnhirnverletzten mit psychischen Störungen, wenn auch geringen Grades und für noch so kurze Zeit, behaftet sind.

Die Entscheidung darüber, ob ein Stirnhirngeschädigter als „negativer" Fall bezeichnet werden soll, ist schwieriger, als es zunächst erscheinen möchte.

Es läßt sich nämlich fragen, ob ein Mensch, der durch eine violente Schädigung am Gehirn getroffen worden ist und der nach Abklingen der Schockerscheinungen (Diaschisis) sich vollkommen so verhält wie früher oder wenigstens ein Verhalten zeigt, wie wir es am „Normalen", Ungeschädigten, gewöhnt sind, als „negativ" in bezug auf die Verletzungsfolgen bezeichnet werden kann. Ist nicht etwa auf eine so schwere Verletzung eine gewisse psychische Alteration als „normal" zu bezeichnen und das Ausbleiben dieser Änderung, etwa das Beibehalten einer heiteren Ruhe usw., ein Symptom, dem wir in Form des Optimismus, der Euphorie, des gemütlich nicht adäquaten Verhaltens von Stirnhirnverletzten in unserer Kasuistik oft begegnet sind? Die Frage ist deshalb schwer zu beantworten, weil bei den Verletzungen anderer Hirnteile mit Lähmungen, Sehstörungen usw. die Abstraktion von diesen lokal bedingten Störungen

---

[1]) Cestan et Lejonne: Troubles psychiques causés par un tumeur du lobe frontal. Rev. neurol. 1901.

kaum gelingt und weil über Beobachtungen von psychischen Veränderungen bei frischen Verletzungen „stummer" Hirnregionen (z. B. der rechten hinteren Parietalgegend) nicht in genügender Zahl berichtet worden ist.

So kann beispielsweise bei dem Fall von Blaquière (Paris 1844), den v. Monakow („Die Lokalisation im Großhirn" 1914, S. 887) als negativen Fall zitiert, die soeben aufgeworfene Frage gestellt werden. Wenn der $4^{1}/_{2}$jährige Knabe, der einen Durchschuß durch beide Stirnlappen erlitten hatte und noch 29 Tage lebte, nach der Läsion außerordentlich geringe Erscheinungen zeigte, noch nach 3 Wochen im Bette saß, spielte, nach Nahrung verlangte, heiter war usw., und in bezug auf „Gedächtnis, Urteil, Charakter genau so wie vor dem Unfall" war, so scheint es, daß die Verletzung keinerlei Störung bewirkt hatte. Aber erwarten wir nicht irgendeine Reaktion auf eine Hirnverletzung, so wie wir doch auch bei peripheren Verletzungen irgendeine psychische Wirkung, wenigstens ein subjektives Kranksein zu sehen gewohnt sind? Würde der Knabe nicht vielleicht nach einem Schienbeinschuß subjektiv „kränker" gewesen sein als hier, wo ihm doch wenigstens der Schädelknochen samt der sehr empfindlichen Dura zweimal durchschlagen worden ist?

Wir enthalten uns der Entscheidung über diese Frage, da erst eine genaue Untersuchung über die „normale" Reaktion auf eine Hirnverletzung überhaupt und der Vergleich mit den Reaktionsweisen bei Stirnverletzungen feinere Unterscheidungen zulassen. In unserem Falle I. Schl. (Fall VII.) haben wir übrigens einen solchen Schluß gezogen. — Jedenfalls kann aber ein Übersehen eines psychischen Schadens, der als „relative Normalität" imponiert, zu fehlerhafter Auffassung eines Stirnhirnfalles als eines „negativen" führen.

Ein weiterer Grund, warum manche Fälle unrichtigerweise als „negativ" aufgefaßt werden können, liegt an der Überbetonung des Intellektuellen bei der Beurteilung der Störung. Bei unseren Fällen, die wir als „positiv" betrachtet haben, ist nur ein kleiner Teil in seinen intellektuellen Leistungen beeinträchtigt. Die Patientin Frau Koch, die v. Monakow (l. c. S. 547 und 891) beschreibt, und die eine Zertrümmerung des ganzen linken Frontallappens durch Schädelbruch infolge Falles aus dem Fenster erlitten hatte, ist gewiß dadurch bemerkenswert, daß sie durch das Fehlen von aphatischen und apraktischen (also im Gebiete des „Intellektuellen" liegenden) Symptomen als „negativ" betrachtet werden kann. Da sie aber an Zornausbrüchen nach ihren epileptischen Anfällen litt und „eine arge Schimpferin" war, so wird es wohl möglich sein, die Kranke als „positiven Stirnhirnfall" unter die erethische Gruppe einzureihen.

A. Prince[1]) beschreibt die Krankengeschichte eines Mannes, der sich in einem Depressionszustand eine Pistolenschußverletzung der linken 2. Frontalwindung beigebracht hatte, zunächst an Verwirrtheitszuständen und epileptischen Anfällen litt, nach operativer Ablassung eines Hirnabszesses aber keine Beeinträchtigung der Intelligenz aufwies. Der Depressionszustand kam zur Heilung. Auch hier wird uns das normale intellektuelle Verhalten des Kranken nicht verwundern. Dagegen kann die Erreichung des gemütlichen Gleichgewichtes nach der Heilung unserer Auffassung nach ebenso als eine den vorher bestehenden Depressionszustand ausgleichende (euphorische) Stimmungsverschiebung, denn

---

[1]) Prince, A.: Abscès du lobe frontal sans affaiblissement intellectuel. Rev. de Psych. 1911. Ref. Jahresber. üb. d. Fortschr. a. d. Gebiete d. Neurol. u. Psychiatrie 1912.

als eine Rückkehr zum „normalen Verhalten" charakterisiert werden. Wir würden auch diesen Zustand nicht als „negativen" Fall betrachten, der geeignet ist, etwas gegen die Spezifität der bei Stirnhirnverletzten beobachteten psychischen Störungen auszusagen.

Die Abwesenheit intellektueller Störungen macht natürlich einen Stirnhirngeschädigten noch nicht zum „negativen Fall".

Aber auch bei Kranken, die tatsächlich einige Zeit nach ihrer Stirnhirnverletzung keinerlei Abweichungen von der Norm gegenüber früher zeigen, wie dies bei einigen unserer negativen Fälle zutrifft, muß die Geschichte der Störung mit betrachtet werden. Die ersten Störungen verbinden sich in der Regel mit heftigen Folgeerscheinungen der frischen Hirnverletzung: mit dem Abklingen treten aber Kompensationsvorgänge ein, wie wir dies bei den Gleichgewichtsstörungen besonders deutlich beobachten können. Wenn also bei solchen normalen Spätfällen im Verlauf der Krankengeschichte irgendwann einmal Abweichungen gemütlicher, willentlicher oder intellektueller Art beobachtet werden (wie z. B. bei unserem in der „negativen" Gruppe berichteten Fall Sa., Nr. XXXI), dann ist der Fall doch nicht ohne Einschränkung als ein negativer zu verwerten. — Kompensationsvorgänge treten auch bei spezifischen Störungen anderer Hirnteile (Lähmungen, optische Ausfälle usw.) ein, und der Restschaden macht sich dann oft nur mehr unter erschwerenden Umständen geltend, z. B. bei großer Eile oder bei stärkerer Ermüdung. Auch solche früher defekte, später geheilte und kompensierte Kranke sind keine negativen Fälle. — Analog muß auch bei Stirnhirnbeschädigten der Verlauf berücksichtigt werden, nicht nur der Endeffekt.

Aber selbst bei Stirnhirnverletzten, die nach der Verletzung niemals Zeichen dargeboten haben, die im klinischen Sinn über das Normale hinausgehen, entsteht die Frage, ob der resultierende Zustand nicht doch eine Änderung gegenüber dem Zustande erfahren hat, der vor der Verletzung bestanden hat. „Normal" bedeutet im Gesamtstatus das, was man in bezug auf eine bestimmte Eigenschaft den „Typus" nennt. Der Typus ist aber nicht durch ein fiktives Einzeldurchschnittsindividuum ausgedrückt (vgl. W. Stern: Die Psychologie der individuellen Differenzen; 1911), sondern er erscheint dann, wenn man eine Masse auf einer Qualitätsreihe sich in der Galtonkurve angeordnet denkt, als diejenige Fläche zwischen den Plus- und Minusvarianten, die sich als mittlerer Abschnitt um die Achse zu beiden Seiten anordnet. Der „Typus", das „Normale" (vgl. auch 3. Abschnitt, I.), ist dann in der mittleren Hälfte (mittlere 50%) der Gesamtmasse auf der Glockenkurve zu finden. Was an Individuen qualitativ zu dieser mittleren Hälfte zählt, ist in bezug auf die in der Kurve verzeichnete Eigenschaft „typisch" oder „normal". Innerhalb des Typischen und Normalen sind aber trotzdem noch Qualitätsverschiebungen möglich.

Es kann also auch bei den Stirnhirnverletzten in bezug auf das psychische Gehaben eine Qualitätsverschiebung erfolgen, ohne daß der Schlußeffekt dieser Verschiebung die Normalitätsgrenze (mittlere Hälfte der Variationskurve) zu überschreiten braucht; der Geschädigte hat dann eine Veränderung durch seine Stirnhirnverletzung erlitten und ist doch „normal" (vgl. hierzu auch Poppelreuter: Psychische Störungen durch Kopfschuß, Bd. II; 1918). — Wir haben uns bemüht, bei einem großen Teil der Gruppen von Krankheitsbildern je einen

Fall anzuführen, bei dem die Abgrenzung gegenüber dem „Normalen" schwer fällt, der aber trotzdem als pathologisch bezeichnet worden ist.

Insoweit also die Veränderung des psychischen Status mehr enthält, als die natürliche Reaktion auf das Verletztsein überhaupt (allgemein nervöse Beschwerden usw.), kommt es bei der Beurteilung der Folgezustände nach Stirnhirnverletzung nicht auf die Beziehung zu einem — ohnehin nicht fest bestimmbaren — „Normalmaßstab" an, sondern auf die Verschiebung im psychischen Zustand gegenüber dem unverletzten Zustand, unabhängig davon, ob das Resultat der Verletzung als „normal" oder als „unnormal" bezeichnet werden kann.

Aber sind denn nicht die meisten Restschäden nach Stirnhirnverletzung zu leicht, um diagnostisch oder theoretisch überhaupt noch etwas zu bedeuten?

Es ist in bezug auf die Aufdeckung kleinster Reste von Störungen bei den Stirnhirnschäden nicht anders als bei den Schäden nach Verletzung anderer Hirnteile, z. B. einer fast verschwundenen sensorischen Aphasie, leichter optisch-gnostischer Störungen usw., die bei einer oberflächlichen Betrachtung „mit dem gesunden Menschenverstande" als „normal" eingeschätzt werden würden und die erst durch die feinere psychologische Analyse aufgedeckt werden können. Eine solche analytische Aufspaltung ist dann auch bei den leichtesten Stirnhirnverletzungsfolgen zu verlangen. Kompensationsvorgänge sind beim Stirnhirn wahrscheinlich häufiger und wirksamer als bei anderen Schädigungen von Hirngewebe. Die Fähigkeit des Stirnhirngewebes, auch wenn es direkt getroffen ist, zur Wiederherstellung der Funktion scheint ihrem Charakter[1]) nach gegenüber anderen Hirnteilen groß zu sein. — Auch ein kompensierter und restituierter Stirnhirnfall ist nicht „normal". Daß aber letzte Reste von Schädigung bei Lähmungen, Aphasien und Gnosien leichter herauszuanalysieren sind als bei Stirnhirnstörungen, liegt nicht an der geringeren Bedeutung der Stirnhirnstörung, sondern an dem niederen Stande der heutigen psychologischen Hilfsmittel.

Unter Einrechnung aller dieser Gesichtspunkte scheint es nicht mehr verwunderlich, wenn unsere Statistik eine den Ansichten vieler Theoretiker widersprechende, sehr niedrige Zahl von „negativen" Fällen aufweist. Wir glauben sogar, daß auch die Verhältniszahl von 6,5% noch zu hoch gegriffen ist und daß ein Teil dieser Kranken in der Statistik, insoweit dem Untersucher ausschließlich Krankengeschichten, keine eigenen Beobachtungen zur Verfügung gestanden sind, bei genauerer Analyse sich trotzdem als „positiv" erwiesen hätten.

Nichtsdestoweniger bleibt noch eine Zahl von Fällen übrig, die bei der heute möglichen Untersuchung als negativ zu bezeichnen sind. Diesen gegenüber scheitern Erklärungsversuche. Zu diesen Fällen gehört unser M. Fri. (Fall XXX). Es ist dies freilich nicht anders als in den wenigen negativen Fällen bei Verletzungen anderer Hirnteile, z. B. in dem Fehlen von Sprachstörungen bei Zerstörung der „Sprachregion" usw. So wie aber jene seltenen negativen Fälle die Zuordnung der Funktionen zu bestimmten räumlich begrenzten Hirnteilen für die meisten Hirnpathologen nicht verhindern, so scheinen uns auch die wenigen „negativen" Stirnhirnfälle nicht geeignet die Annahme einer spezifischen Zuordnung der aufgezeigten Symptome zum Stirnhirn hintanzuhalten.

---

[1]) Vgl. hierzu Nießl v. Mayendorf: Über die Wiederherstellbarkeit der Großhirnfunktion. Münch. med. Wochenschr. Bd. 69, Nr. 28. 1922.

Man hat weiterhin eingewendet, daß „Exstirpationen von umfangreichen Stirnhirntumoren nebst Abtragung benachbarter Stirnwindungen, mit anderen Worten Vermehrung des ursprünglichen Stirnhirndefektes, in manchen Fällen auf die psychischen Erscheinungen von auffallend günstigem Einfluß sich erwiesen (nach Beseitigung der intrakraniellen Spannung), indem die vor der Operation bestehenden psychischen Erscheinungen sich fast gänzlich verloren" (v. Monakow, l. c. S. 885). Hierzu ist zu sagen, daß von einer Vergrößerung des Stirnhirndefektes durch die Operation in funktioneller Hinsicht nur dann gesprochen werden kann, wenn man den Defekt mit der anatomischen Grenze des Tumors aufhören läßt und sich das Nachbargewebe wieder normal funktionierend denkt. Tatsächlich dürfte die Wirkung eines solchen großen Tumors durchaus nicht nur in Erhöhung der Spannung des Gesamtgehirns, sondern in einer je nach Größe, Lage und Art der Geschwulst verschiedenen, aber recht erheblichen Funktionsherabsetzung der Nachbarschaft bestehen (vgl. auch P. Schuster), so daß der „funktionelle Defekt" (im hirnphysiologischen Sinne!) den „anatomischen Defekt" (Tumorgrenze) um ein Erhebliches überschreitet. Die Herausnahme eines solchen großen Tumors mit Ausschneidung im gesunden Nachbargewebe kann bei Vergrößerung des „anatomischen Defektes" eine erhebliche Herabsetzung des „physiologisch-funktionellen Defektes" durch lokale Druckentlastung und dadurch bedingte Erholungsmöglichkeit des vorher gepreßten Stirnhirngewebes herbeiführen. — Auch dieser Einwand kann die Annahme der Zuordnung der vor der Operation bestehenden psychischen Störungen zum lokalisierten anatomischen Stirnhirnschaden nicht erschüttern.

Kehren wir zu der früher gestellten Frage zurück, ob die Stirnhirnverletzung nicht etwa nur die Auslösung einer latenten Disposition zu einer Psychose bewirke, eine Annahme, die vielleicht in der Vielgestaltigkeit der Störungen nach Stirnhirnverletzung eine Stütze haben könnte! Es war jedoch beim Studium der „negativen Fälle" zu sehen, daß weitaus der größte Teil der Stirnhirnverletzungen irgendeine psychische Störung davongetragen hat. Nun wird es aber niemand einfallen, annähernd jedem Menschen eine latente Anlage zur Psychose zuzuschreiben, die nur auf einen auslösenden Anlaß wartet, um auszubrechen. Da aber der größte Teil der Stirnhirnkranken psychische Veränderungen zeigt, scheint es uns nicht erlaubt, von einer auslösenden Wirkung der Stirnhirnschädigung in dem Sinne zu sprechen, daß die Psychose entweder auch ohne diese spezielle Auslösung oder auf irgendeine andere auslösende Ursache hin zum Ausbruch hätte gebracht werden können. Es muß vielmehr durch den Stirnhirndefekt ein psychischer Schaden auch ohne Prästabilierung einer Psychose gesetzt werden können. Man kann nicht sagen — und das zeigen auch Unterschiede in den exogenen und endogenen Zustandsbildern —, daß es der „Anlage" zum manisch-depressiven Irresein oder zur Schizophrenie bedarf, damit ein Mensch nach einer erlittenen Stirnhirnverletzung mit hypomanieähnlichen oder schizophrenieähnlichen Störungen reagiere.

Eine andere Frage besteht allerdings darin, warum denn der eine Normale durch einen Stirnhirndefekt etwa in akinetischer Weise, der andere in erethischer Weise auf die Schädigung reagiert. Statistisch festgelegte Resultate stehen uns zur Beantwortung nicht zur Verfügung. Es hat aber doch bei einem großen

Teil unserer Fälle den Anschein, daß die prämorbide Persönlichkeit für den Ausfall des psychischen Stirnhirnschadens von bestimmendem Einfluß ist. Häufig werden heitere Leute durch die Stirnhirnschädigung erethisch, stille Leute mehr akinetisch, etwas haltlose Naturen geraten nach ihrer Stirnhirnverletzung in groteske psychopathische Zustände usw. So scheint es uns nicht unwahrscheinlich, daß der vor der Verletzung bestehende psychische Allgemeinzustand eine „psychische Allgemeindisposition" bedeutet, aber nicht festgelegt auf den Ausbruch einer Psychose überhaupt, sondern nur bestimmend für die Art eines psychischen Schadens, wenn ein solcher das sonst normal bleibende Individuum trifft. Was Kretschmer mit seiner Typisierung im normalen Charakter („schizothym", „zyklothym" usw.) meint, ist wohl im Sinne dieser psychischen Allgemeindisposition verstanden und nicht als latente Anlage zu einer Psychose. Eine bestehende krankhafte Veranlagung ist für unsere Fälle nur als Spezialfall im Rahmen dieser normalen Allgemeindisposition zu verstehen. — Eine im Normalen liegende „psychische Allgemeindisposition" könnte nach vielen Beobachtungen den Ausfall des spezifischen psychischen Defektzustandes nach Stirnhirnschädigung bestimmen. Ob freilich zwischen den „exogenen psychischen Reaktionsformen" (vgl. Bonhoeffer) nach Stirnhirnschaden und den Erscheinungen bei endogenen Psychosen ein engeres Verhältnis als das äußerer Ähnlichkeit besteht, ist bei der Unkenntnis der Genese endogener Psychosen nicht zu erörtern.

Was nun die Frage der Zuordnung der Störungen im Sinne einer spezifischen „Lokalisation" im Stirnhirn betrifft, so wurde schon oben gegen die Annahme von Ed. Müller („Über psychische Störungen bei Geschwülsten und Verletzungen des Stirnhirns, Zeitschr. f. Psychiatrie u. Nervenheilk. Bd. 21; 1902 und „Kritische Beiträge zur Frage nach den Beziehungen des Stirnhirns zur Psyche", Allg. Zeitschr. f. Psychiatrie 1902), der in diesen Störungen „Allgemeinsymptome des Gesamtgehirns" sieht, die Auffassung der Spezifität der Zeichen für eine lokale Schädigung des Stirnhirns vertreten. Hierfür gelten uns folgende Gründe:

1. Die nämlichen Symptome und Symptomgruppen, die man bei frischen Stirnhirnverletzungen und Tumoren sieht, sind auch bei „Spätfällen" vorhanden, bei denen sonst nachweisbare Allgemeinsymptome abgeklungen sind, ja sie entwickeln sich sogar oft erst einige Zeit nach der Verletzung, also nach dem Abklingen der schwersten Allgemeinsymptome.

2. Gegen eine notwendige Schädigung des Gesamtgehirns bei dem Zustandekommen der Symptome bei Frontalverletzungen spricht der Umstand, daß die angeführten Symptome, wenn sie auch bei Verletzungen anderen Sitzes vorkommen können, in ungleich häufigerer Verhältniszahl bei Stirnhirnaffektionen beobachtet werden. Dabei ist bei den andersartigen Affektionen das Mitbetroffensein des Stirnhirns nicht auszuschließen. Würde die Symptomatik nicht in bevorzugter Weise (wenn nicht ausschließlich) vom Stirnhirn abhängen, sondern noch anderer lokalisierter Hirnschädigungen bedürfen oder einer Mitbeteiligung des Gesamtgehirns, so müßte ihre Zahl bei andersartigen Hirnaffektionen ebenso häufig sein wie bei Stirnhirnschädigungen. Bei diesem Vorherrschen bestimmter Zeichen bei Stirnhirnaffektionen ist es also notwendig, wenn die gleichen Zeichen bei Affektionen (Tumoren) anderen Sitzes vorkommen (Bruns, Pfeifer),

nachzuweisen, daß diese Affektionen nicht auf das Stirnhirn oder das Stirnhirnsystem in irgendeiner Weise wirken.

3. Unser Material ist in bezug auf Geschlecht und Alter (Soldaten zwischen dem 20. und 40. Lebensjahre) homogen, so daß Alters- und Geschlechtseinflüsse als maßgebende Momente für den Ausfall der Schädigung nicht in Betracht kommen. Die Anamnese in bezug auf andersartige allgemeinschädigende Einwirkungen auf das Gehirn (Alkoholismus, Lues, Stoffwechselerkrankungen), die Ed.Müller mit Recht fordert, ist bei unseren Fällen so weit geführt, als es möglich war. Soweit solche Einflüsse überhaupt vorhanden sind, ist anzunehmen, daß sie bei den Nicht-Stirnhirnverletzten in gleicher Häufigkeit sich finden als bei den Stirnhirnverletzten. Durch solche Einwirkungen wird das gewaltige Überwiegen der Symptome bei Stirnhirnverletzungen nicht erklärt.

4. Die pathologisch-anatomische Kontrolle der Hirnschädigung, die von Ed. Müller für unerläßlich zur Inangriffnahme der vorliegenden Fragen gehalten wird, ist zweifellos zur Bekräftigung der Diagnose sehr wichtig. Ihr Fehlen macht aber eine Untersuchung nicht unmöglich, wenn diese an großem Material vorgenommen wird, das eine weitergehende Generalisierung erlaubt. Im übrigen klärt die pathologisch-anatomische Kontrolle das Mitbetroffensein anderer Hirnteile nicht restlos auf. Es ist durchaus möglich (vgl. auch P. Schuster), daß ein Schläfenlappentumor, der „Stirnhirnsymptome" macht, eine Fernwirkung auf das Stirnhirn ausgeübt hat, ohne daß die makroskopische und mikroskopische Untersuchung nachträglich die geringste Veränderung an der Gestalt der Windungen und an den Zellen und Fasern des Stirnhirns etwas erkennen läßt.

Die Beobachtungen an Spätfällen und die Ordnung der Einzelfälle in der Literatur spricht also nicht für „Allgemeinsymptome", sondern für die spezifische Zuordnung bestimmter Symptome zum Stirnhirnsystem. Was nun die spezielle „Lokalisation" der Störung nach dem anatomischen Sitz der Schädigung im rechten oder linken Stirnlappen betrifft, so ist auch dieser Punkt Gegenstand von Meinungsverschiedenheiten gewesen. Ch. Phelps[2]) will auf Grund einer großen amerikanischen Kasuistik schließen können, daß Störungen der „mental faculties" um so positiver und bestimmter auftreten, je mehr die Verletzung auf den linken Präfrontallappen beschränkt sei[1]). Er muß dabei offenbar den Ausdruck „mental faculties" ausschließlich auf das Intellektuelle beschränken, denn die von ihm gebrachten Protokolle über Schädigungen des rechten Stirnhirnvorderlappens lassen genügend Bemerkungen über apathisches, willenloses Verhalten usw., aber auch Störungen des „memory" sehen. Auch bei den linksseitig gestörten Stirnhirnfällen waren die Ausfälle auf dem Gebiete der „Intelligenz" nicht isoliert, sondern ebenfalls mit allgemeiner Verlangsamung, affektiven Ausfällen usw. verbunden. Für die bevorzugte Bedeutung des linken Stirnhirns tritt u. a. auch H. Sahli (,,Lehrbuch der klinischen Untersuchungsmethoden" II. 2, S. 1096 f.) ein. — Van Gehuchten (,,Deux cas

---

[1]) Ch. Phelps, The localizations of the mental faculties in the left prefrontal lobe, Amer. Journ. of the medic. sciences. Bd. 123. 1902.

[2]) Vgl. auch Burr, Ch. W.: The relation of the prefrontal lobes to mental functions. Philad. med. Journ. Bd 2. 1903. Ref. Jahresber. ü. d. Fortschr. d. Neurol. u. Psychiatrie 1903.— Krauss, Will. C.: Tumour of the right versus tumour of the left frontal lobe of the brain. Journ. of the Americ. med. assoc. Bd. 48. 1903. Ref. ibid.

de lésion grave du lobe frontal usw.", Bull. d'Acad. Royal de med. de Belgique Bd. 6; 1911) will aus dem Umstand, daß bei Verletzung des linken Stirnbirns keine Epilepsie und Charakterveränderungen eingetreten sind, während dies bei Verletzung des r e c h t e n Stirnlappens vorgekommen sei, einen Unterschied in den Funktionen der beiden Stirnlappen sehen. — Eine bevorzugte Stellung des r e c h t e n Stirnlappens nehmen O p p e n h e i m, Ascenzio[1]) u. a. ein. Gegen die Annahme einer einseitigen Zuordnung von Störungen zu einem Stirnhirnlappen sprechen viele sonstige Befunde aus der Literatur. Bei den Fällen von P. S c h u s t e r ist ein Unterschied in bezug auf die Lokalisation von rechts und links nicht zu bemerken. Auch B. Pfeifer (,,Psychische Störungen bei Hirntumoren", Arch. f. Psychiatrie u. Nervenkrankh. Bd. 47; 1910) leugnet eine Differenz in den Erscheinungen zwischen den beiden Stirnlappen. Unsere eigene Statistik über Stirnhirnverletzungen (1. Abschnitt) zeigt in bezug auf die r e l a t i v e   H ä u f i g - k e i t   v o n   a f f e k t i v e n   S t ö r u n g e n   ü b e r h a u p t   k e i n e n   U n t e r s c h i e d, i n   b e z u g   a u f   d i e   A k t e,   d i e   z u r   s p e z i e l l e n   L e i s t u n g   i n   B e z i e h u n g s t e h e n   (A u f m e r k s a m k e i t,   S c h n e l l i g k e i t   u s w.),   e i n e n   g e w i s s e n V o r r a n g   d e r   l i n k e n   S t i r n h ä l f t e,   o h n e   d a ß   j e d o c h   d i e   V e r h ä l t n i s - z a h l e n   b e i   S c h ä d i g u n g   d e s   r e c h t e n   S t i r n h i r n l a p p e n s   s t a r k   z u r ü c k - t r e t e n. Wir haben diese Erscheinung mit einer Überwertigkeit der linken Hemisphäre als Ganzes in Beziehung gebracht, nicht mit einer speziellen funktionalen Bevorzugung des linken Stirnhirnlappens.

Auf Grund der Angaben in der Literatur und unserer eigenen Erfahrungen ist es unmöglich, sich den Ansichten anzuschließen, die eine Differenzierung der beiden Stirnhirnlappen in funktionaler Beziehung vornehmen wollen. Wir stimmen vielmehr mit den Autoren überein, die in bezug auf die klinische Symptomatik in dem Stirnhirn ein ,,paariges Organ" sehen.

Von chirurgischer Seite ist ein Unterschied in den psychischen Folgeerscheinungen bei Tumoren des M a r k s   u n d   d e r   R i n d e   des Frontallappens behauptet worden (vgl. F r i e d r i c h s Mitteilung zur Hirnpathologie usw., Zeitschr. f. Chirurg. Bd. 67; 1902). Diese Ansicht soll hier nur referiert werden, bedarf aber der statistischen Nachkontrolle. Jedenfalls müßte bei einer Abgleichung zwischen Rinde und Mark jeweils eine Einwirkung der Marktumoren auf die Rinde und umgekehrt ausgeschlossen werden können.

Die   s p e z i e l l e   ,,L o k a l i s a t i o n"   der   S t ö r u n g e n   a u f   R i n d e n t e i l e i n n e r h a l b   e i n e s   u n d   d e s s e l b e n   S t i r n h i r n l a p p e n s   ist von L. W e l t versucht worden. Nach ihrer Meinung ist ,,die Rinde der ersten Windung oder der der Medianlinie naheliegenden Windungen der orbitalen Fläche eher des rechten wie des linken Stirnlappens als wahrscheinlicher Sitz der Charakterveränderungen" anzusehen. Auch S c h u s t e r weist den orbitalen Stirnhirnteilen eine bevorzugte Rolle zu. F o r s t e r nimmt als spezielle Lokalisation des Mangels an Antrieb die Mitte der 1. und 2. Stirnwindung an[2]). — Wir können an unserem lebenden Material natürlich eine genaue rinden-anato-

---

[1]) A s c e n z i o: Effetti fisiopatologici consecutivi alla lesione traumatica del lobo prefrontale destro del uomo. Riv. di patol. nervosa e mentale Bd. 16. 1903. Ref. Jahresber. usw. 1903.

[2]) B e r g e r (Sitzungsber. d. naturw. Ges. Jena, Dez. 1919; Ref. Münch. med. Wochenschr. Febr. 1920) nimmt an, daß Schädigung der medialen, unteren und hinteren Hälfte der präfrontalen Region ausnahmslos mit psychischen Veränderungen einhergehen.

mische Zuordnung nicht vornehmen, da uns nur Ein- und Ausschuß, evtl. Lage des Geschosses, nicht aber der Grad der Zerstörung, den das Geschoß auf seinem Wege im Gehirn verursacht hat, bekannt sein kann. Doch möchten wir an das erinnern, was wir über die Zuordnung von Funktionen bei fernwirkenden Tumoren und die Kontrolle der Schädigung im anatomischen Präparat gesagt haben. Außerdem sind uns „Spätfälle" bekannt, z. B. Kei. (Fall XXV) unter den schizophrenieähnlichen Zuständen, bei denen der Sitz an der oberen Mantelfläche ist und nach der Abheilung der primären Schädigung eine Mitbeteiligung der orbitalen Partien unwahrscheinlich erscheinen läßt, trotzdem aber zu schweren Symptomen geführt hat. Andererseits haben wir Fälle mit ganz tiefem und rückwärtigem Sitz der Verletzung und Antriebsmangel. — Es scheint uns das vorliegende Material an Stirnhirnschädigungen in der Literatur (auch das mit anatomischer Nachkontrolle) nicht hinreichend groß und durchgearbeitet zu sein, um eine Zuordnung von Störungen auf lokalisierte Rindenteile innerhalb des einzelnen Stirnlappens vorzunehmen.

Wenn wir in unseren Erörterungen den Standpunkt vertreten haben, daß es spezifische Krankheitssymptome für Stirnhirnschädigungen gibt, so bedarf der Geltungsbereich dieser Stellungnahme noch einer Einschränkung. Als spezifisch werden die Krankheitszeichen nur für die Zustände betrachtet werden können, deren Grenzfall ein sozusagen rein „subtraktives" Ausgefallensein von funktionierendem Stirnhirngewebe bei sonst normal funktionierendem übrigen Hirn- und Körpergewebe ist. Dabei darf die den Ausfall verursachende oder eine sonstwie bestehende Einwirkung mechanischer, chemischer, toxischer, endokriner usw. Art nicht ihrerseits noch einen Einfluß auf Hirn und Körper ausüben. Wir erinnern hier etwa an die euphorischen Zustände beim Alkoholismus, bei der Lungentuberkulose, an die Apathie beim Myxödem. Findet man also Zeichen, die wir bei unseren Untersuchungen als spezifische Stirnhirnsymptome aufgefaßt haben (z. B. erethische, depressive Zustände usw.), auch bei Prozessen mit toxischen Einwirkungen wie bei der progressiven Paralyse, bei den epileptischen Zuständen aller Art, bei der tuberkulösen Meningitis usw., so ist es nicht erlaubt, die psychischen Veränderungen ohne weiteres auf das Stirnhirn zu beziehen, wenn auch die Möglichkeit dazu nicht durchweg bestritten werden kann. Natürlich kann dann das Auftreten dieser Symptome, die wir bei unseren Fällen dem Stirnhirn zugeordnet haben, bei solchen toxischen Einwirkungen nicht ein Gegenbeweis gegen die Stirnhirntheorie sein. Der Begriff des Spezifischen enthält nicht den des Ausschließlichen in sich. — Wollte jemand versuchen bei „endogenen Psychosen" (manisch-depressives Irresein, Schizophrenie usw.) aus den Symptomen Rückschlüsse auf Lokalisation und Stirnhirn vorzunehmen, so scheint uns hier größte Vorsicht am Platz, da jede andersartige Einwirkung zuerst ausgeschlossen sein müßte. — Der Ausschluß derartiger Nebenwirkung außerhalb der obenerwähnten „subtraktiven" Ausfälle des Stirnhirns scheint uns am meisten bei den nichtepileptischen „Spätfällen" nach Stirnhirnverletzung gegeben zu sein. Es ist also möglich, an der Spezifität der Stirnhirnsymptome festzuhalten, ohne daß es erlaubt wäre, beim Auftreten der Symptome ohne weiteres einen Rückschluß auf Stirnhirnschädigung zu machen.

Zum Schluß der klinisch-pathologischen Betrachtungen soll darauf hingewiesen werden, daß die einzelnen psychischen Faktoren, deren Vorkommen bei den Stirnhirngeschädigten dargelegt wurde, und deren Bedingungen aufgesucht wurden, Symptome sind und keine Funktionen. Vom klinischen Standpunkt erscheint es uns nicht nur berechtigt, sondern sogar notwendig, Symptombezeichnungen zu wählen, die die Erscheinungen scharf charakterisieren, unabhängig von der Betrachtung der Funktionen, die diesen Erscheinungen zugrunde liegen. So wird der Kliniker die Begriffe Moria und Witzelsucht, Akinese und Apathie mit Erfolg benutzen. Auch sofern die „Charakterveränderung" nicht mehr als eine klinische Bezeichnung eines Symptoms sein will, könnte sie in der Symptomatik ihren Platz haben, so gut wie die der „Intelligenzstörung". Es würde aber nicht angängig sein, etwa von der „Störung" ohne weiteres auf die „Funktion", die gestört sein soll, zurückzuschließen, die ihren „Sitz" in der Stirnhirnregion haben soll. So scheint es uns unstatthaft, den „Sitz" einer „Intelligenz", einer „Kinese", eines „Charakters" im Stirnhirn anzunehmen oder selbst nur eine Zuordnung solcher Begriffe zum Stirnhirn zu machen. Das gleiche gilt von dem „Psychomotorium" Wernickes und Kleists. Auch der Gebrauch dieses Begriffes ist zweckmäßig, sofern er eine symptomatische Bezeichnung gewisser Bewegungserscheinungen darstellt, die in pathologischen Fällen (z. B. bei Stirnhirnschädigungen) gesehen werden, nicht aber über die diesen Erscheinungen zugrunde liegenden psychischen Funktionen etwas aussagen will.

Über die psychischen Funktionen wird erst eine psychologische Analyse, die aber mit einer anderen Einstellung als derjenigen der klinischen Betrachtung an die seelischen Geschehnisse und die Gehirnvorgänge herangeht, entscheiden können.

In diesem Sinn wird die Diagnostik sich der Symptombegriffe bei Stirnhirnschädigungen bedienen. Es wird insbesondere für den Chirurgen und den Internisten günstig sein, für die Diagnose von Veränderungen am Stirnhirn (Tumoren, Blutungen usw.) neben den Allgemeinerscheinungen, die ja nicht immer ausgesprochen sind, auch psychische Lokalsymptome heranzuziehen. Man soll sich aber dabei nicht etwa auf die (oft vielleicht etwas zu stark betonte) „Witzelsucht" und die „Störungen des ethischen Verhaltens" beschränken. Es sollten vielmehr alle psychischen Zeichen, die auf eine nicht adäquate Einstellung zu der intellektuell wohl erkannten eigenen Lage, insbesondere wenn sie als Veränderung gegenüber dem prämorbiden Zustand auftreten, ferner auch katatonische, hysterische, psychopathische, paralyseähnliche Symptome im Zusammenhalt mit den neurologischen Zeichen die Aufmerksamkeit des Untersuchers erwecken und auf etwaige Affektionen der vordersten Hirnteile leiten. Man muß wissen, daß es kein psychisches Einzelsymptom gibt, das bei Stirnhirnschädigung obligat ist (etwa Witzelsucht, Apathie usw.), daß die Symptomatik sehr reich ist. Vielleicht führt eine Vertiefung der Symptomatik, die heute bei dem Stande unserer psychologischen Erkenntnisse lange nicht weit genug gediehen ist, einmal zur Möglichkeit von Frühdiagnosen bei Präfrontaltumoren zu einer Zeit, in der noch keine benachbarten motorischen Rindenteile ergriffen sind und noch keine größeren Stauungserscheinungen in der Schädelhöhle bemerkbar sind. Es könnte dann vielleicht mancher sonst verlorener Kranker gerettet werden.

An den operierenden Chirurgen stellt die Erforschung der Stirnhirnsymptome die Forderung, bei Exstirpation der Tumoren sich nicht zu scheuen wenn nötig, im Gesunden zu arbeiten, auf der anderen Seite aber nicht mit der Erwägung, daß das Stirnhirn eine „stumme" Region sei, mehr vom Stirnhirngewebe zu entfernen, als unbedingt notwendig ist.

Ergebnisse des klinisch-pathologischen Abschnittes.

1. Es gibt Krankheitserscheinungen bei Schädigung der Stirnhirnlappen, die sich von Allgemeinsymptomen des Gehirns abtrennen lassen und als spezifische Störungen durch die Schädigung aufzufassen sind.

2. Unter den somatischen Störungen kommen in Betracht die Störungen des Gleichgewichtes und der Bewegungskoordination, die als Störungen im Bereiche der dem Kleinhirnapparat übergeordneten Stirnhirnbrückenbahn (wahrscheinlich nicht als Störungen in einem „Zentrum für den Vestibularapparat") aufzufassen sind. Durch Vereisung eines Stirnhirndefektes kann bei funktionierendem Gewebe eine Blockierung an der „Zentralstelle" (Anton und Zingerle) dieses Systems eintreten. Veränderungen des Zeigeversuches bei Vereisung dürften wahrscheinlich als normales Zeichen, Ausbleiben dieser Änderung bei einem Teil der Fälle als durch Zerstörung von Stirnhirngewebe bedingt betrachtet werden. Eine eindeutige Zuordnung eines Stirnlappens zur entgegengesetzten Kleinhirnhemisphäre (Mingazzini und Polimanti) hat sich durch die Vereisungsversuche beim Menschen nicht feststellen lassen, wahrscheinlich besteht Zuordnung jeder Stirnhirnhälfte zu beiden Kleinhirnhemispären. — Sichergestellt ist eine Zuordnung der konjugierten Augenbewegung und ihrer Koordination (Stirnhirnnystagmus!). Die diagnostisch wichtigen Geruchsstörungen bei Stirnhirnschädigung sind als peripher aufzufassen. Für die Anomalien des Bauchdeckenreflexes und der vasomotorischen Störungen bei Stirnhirnschädigungen ist zur Zeit eine theoretische Erklärung nicht möglich. Zuordnungen zum Atemzentrum sind bei unseren Fällen nicht beobachtet worden. Andere Störungen, wie Polyphagie und Impotenz, sind auf übergeordnete psychische Störungen zurückzuführen. Die Abhängigkeit musikalischer Leistungen, insbesondere des Singens vom Intaktsein der rechten zweiten Stirnhirnwindung ist nicht unbestritten und eindeutig, die Berechtigung der Aufstellung des Begriffes „motorische Amusie" als Stirnhirnsymptom bedarf der Bestätigung durch weitere Untersuchungen.

3. Als eigentliche psychische Krankheitszeichen nach Stirnhirnschädigung wurden beobachtet: hypomanieähnliche, wechselnde Verstimmungen, Moria („Witzelsucht") und sexueller Erethismus; depressive Zustände; apathische, abulische, akinetische Zustände; schizophrenieähnliche Zustände; psychopathieähnliche Zustände; hysteroide Zustände; Störungen der intellektuellen Leistungen.

4. Welche von den verschiedenen psychischen Defektformen sich bei einem Stirnhirngeschädigten entwickelt, dafür ist neben allgemeinen Ursachen aller Wahrscheinlichkeit nach die psychische Allgemeindisposition der prämorbiden Persönlichkeit mitbestimmend. Die Erscheinungsformen selbst sind aber nicht „Auslösungen", sondern spezifische Defektzustände nach Stirnhirnschädigungen.

5. Ein grundlegender Unterschied in bezug auf Verursachung und Gestaltung der Krankheitsbilder hat sich zwischen rechten und linken Stirnlappen nicht feststellen lassen. Eine Lokalisation innerhalb des einzelnen Stirnhirnlappens ist zur Zeit noch nicht möglich. Eine Unterscheidung zwischen kortikalen und subkortikalen Affektionen am Stirnhirn ist noch nicht hinreichend sichergestellt.

6. Die Verhältniszahl der „negativen", d. h. ohne Krankheitserscheinungen bleibenden Fälle nach Stirnhirnschädigung nimmt mit der Genauigkeit der Untersuchung immer mehr ab. Es ist nicht unwahrscheinlich, daß sich die Zahl der negativen Fälle bei Ausgestaltung der Untersuchungsmethoden auf ein kleines Minimum reduzieren wird.

7. Die besprochenen Krankheitszeichen sind als Symptome zu behandeln und dienen der klinischen Diagnostik. Eine unmittelbare Verwendung der Symptombegriffe zum Rückschluß auf etwaige Stirnfunktionen ist ohne spezielle psychologische Analyse nicht erlaubt. Kein Einzelsymptom (Akinese, Witzelsucht usw.) ist obligat; das Fehlen eines Einzelsymptoms spricht nicht gegen seine Spezifizität.

8. Als Untersuchungsmaterial für die Erforschung der Funktionsausfälle des Stirnhirns sind am wenigsten geeignet die Hirngeschwülste. Bei diesen läßt sich Fernwirkung niemals ausschließen, auch dann nicht, wenn an entfernteren Hirnteilen keine histologischen Veränderungen aufweisbar sind. Dies gilt sowohl für die Wirkung der Stirnhirntumoren auf andere Hirnteile, wie von rückwärts gelegenen Tumoren auf das Stirnhirn.

Das geeignetste Untersuchungsmaterial sind umschriebene Atrophien der Frontalrinde (im Sinne von Pick) unter Ausschluß der Sprachregion. Auch die von uns herangezogenen „Spätfälle" nach Stirnhirnverletzung ergeben ein wesentlich besseres Material als die Tumoren.

Dritter Abschnitt.

Psychologie der krankhaften Stirnhirnerscheinungen.

I. Grundsätzliche Stellungnahme zum Gegenstand und zur Methode.

Bei den folgenden Betrachtungen sollen die in der ersten Gruppe des zweiten Abschnittes behandelten Störungen (des Gleichgewichtes, der musischen Funktionen usw.) nicht herangezogen werden. Die Besprechungen sollen sich auf die in den übrigen Gruppen zusammengestellten Störungen der psychischen Leistungen beschränken.

Die Betrachtung der klinischen Verhältnisse der Stirnhirngeschädigten hat ergeben, daß nicht nur Verstimmungen hypomanieähnlicher und depressiver Art und „Charakterveränderungen" (Schizoide, Hysteroide) usw., sondern auch Störungen der Intelligenzleistungen erheblichen Grades als Folgen des Hirnschadens auftreten. Es ist nun Aufgabe der psychologischen Untersuchung, zu entscheiden, ob sich die Erscheinungen auf einen „Generalnenner" von Funktionen bringen lassen und wie dies evtl. geschehen kann.

Im vorausgehenden Abschnitt war eine Beschreibung und Klassifizierung der Störungen nach klinischen Gesichtspunkten versucht worden, und zwar in Analogie mit Erscheinungsformen der klinischen Psychiatrie. Diese Störungen wurden als spezifisch für die Stirnhirnschädigungen vorgeführt. Die Aufgabe, die im folgenden Abschnitt bearbeitet werden soll, ist die psychologische Aufschließung dieser Stirnhirnsymptome, und zwar soll der Versuch gemacht werden die Analyse soweit zu führen, daß daraus die bei Stirnhirnschädigung gestörten psychischen Funktionen oder wenigstens Funktionsgruppen aufgezeigt werden können. Auf dieser Basis kann dann erst die Frage aufgeworfen werden, ob es qualitativ einheitliche Funktionen gibt, die als „Funktionen des Stirnhirns" aufgefaßt werden können, und deren Schädigung den spezifischen Stirnhirnsymptomen zugrunde liegen.

Im Hinblick auf die Behandlung, die die Erforschung der psychischen Erscheinungsweise von Gehirnvorgängen, insbesondere im psychopathologischen Arbeiten, erfahren hat, scheint die Umreißung eines Grundplanes notwendig, nach dem die Durchführung unserer Aufgabe erfolgen kann. Bei der Verschiedenheit der herrschenden psychologischen Grundanschauungen ist vor allem die systematische Darstellung der psychologischen Begriffe und prinzipiellen Annahmen, die unseren Untersuchungen zugrunde liegen, zweckmäßig.

1. Allgemeine Unterscheidungen.

Der Untersucher der Hirngeschädigten steht vor der Tatsache, daß er als Gegenstand seiner Untersuchung einerseits die Beschädigung eines mit morphologisch-physiologischen Methoden direkt zu erforschenden körperlichen Anteils, nämlich des Gehirns, andererseits eines nur für das beschädigte Individuum direkt erfahrbaren Anteils, des Psychischen, vor sich hat. Es ist bekannt, daß die systematische Untersuchung des Gehirns nicht zum Psychischen, die systematische Untersuchung des Psychischen nicht zum Hirngeschehen führt. Die enge Verbindung, die diese beiden Tatsachenreihen miteinander haben, ist nicht die der ununterbrochenen Kausalreihe, sondern die der Zuordnung des Physischen zum Psychischen.

Die psychologische Untersuchung der hirnpathologischen Phänomene hat als Gegenstand ausschließlich den psychischen Anteil. Eine konsequente methodische Verarbeitung dieses Untersuchungsstoffes verlangt die Aufrechterhaltung des Zuordnungsprinzips und die Vermeidung der Verfahrungsweise, daß physische und psychische Faktoren (z. B. Ganglienzellenreizung, Reizleitung usw. einerseits — Vorstellungen, Willensakte usw. andererseits) in wechselnder Folge in einen Begründungszusammenhang gebracht werden.

Der empirische Psycholog, der die Erscheinungen erklären will, hat an dem zu untersuchenden kranken Individuum (der Versuchsperson) die Erlebnisse und ihre Grundlagen zu erforschen, also für die Vp. subjektiv (phänomenologisch) erfahrbare Tatsachen. Er bedient sich dazu zunächst der sprachlichen Darlegungen der Vp. über ihre Erlebnisse. Von derartigen Darlegungen ist aber bei dem Bildungsgrad und der Art des Zustandes unserer Stirnhirnkranken nur ein kleiner Teil brauchbar. Der Untersucher bedarf daher, um zu seinem Gegenstand zu kommen, der bewußt produzierten Äußerungen und Leistungen des täglichen Lebens und des Prüfungsversuches. Mit Hilfe des Analogieschlusses (der freilich nicht expliziert angewendet wird), kann auf die psychischen Tatsachen des Kranken, die zu seinen Äußerungen und Leistungen führen, geschlossen werden. Dabei leistet die intuitive (einfühlende) Betrachtung vorbereitenden Dienst.

Die vorliegende Untersuchung hält sich an die bewußten Erscheinungen und läßt das Unbewußte außerhalb der Analyse.

Eine besondere Art der bewußt produzierten Leistung ist die Arbeit der Vp. im psychologischen Versuch. Der „phänomenale" (gegenständliche) Leistungsverlauf und Leistungseffekt ist der Indikator für die bei der Verwirklichung wirksamen psychischen Faktoren und ihre Grundlagen.

In der psychologischen Untersuchung des Kranken haben wir es nicht mit psychischen Einzelphänomen, sondern mit dem ganzen individuellen „Ich" (dem „psychischen

Ich" im Sinne von Th. Lipps, dem „Ichzentrum", der wesentlichen Grundlage der psychischen Persönlichkeit) zu tun. Die Analyse der gestörten psychischen Einzelanteile geht im Rahmen des psychischen Ganzen vor sich.

Der Vergleichsgegenstand, an dem der Untersucher die krankhaften Erscheinungen mißt, ist das normale psychische Individuum. Dieser psychische „Normaltypus" ist der durch Auslese entstandene gedachte Repräsentant der menschlichen Gesamtheit, deren überwiegende Mehrzahl von Einzelexemplaren ihm entsprechen (E. Gothein). Bei der Verschiedenheit der Charaktere läßt sich allerdings der Normaltypus für das Psychische nicht ohne Abstraktion bilden. Abwandlungen von diesem Normaltypus sind die psychisch Abnormen und die Pathologischen.

Ein wesentliches Merkmal des psychisch Normalen ist die adäquate Stellung zur Außenwelt und (reaktiv) zu sich selbst. Eine Störung der „Adäquatheitsbeziehung" (Th. Lipps) in irgendeiner Weise, soweit sie nicht (wie z. B. bei der vorübergehenden Täuschung usw.) durch die Situation erklärbar ist, ist abnorm. Es ist Aufgabe der pathopsychologischen Untersuchung des Hirngeschädigten, den primären psychischen Einzelschaden zu finden, der die Adäquatheitsbeziehung stört.

Wir fassen das psychische Ich des Kranken nicht als eine Zusammenfassung, rückführbar auf eine elementare Erscheinung, etwa die Empfindung, die Vorstellung, ihre Assoziationen usw. auf, sondern als eine gegliederte Ganzheit aus qualitativ verschiedenartigen konstitutiven psychischen Faktoren. Einer [seit Tetens[1])] bei verschiedenen psychologischen Schulen herkömmlichen Einteilung folgend scheiden wir für die Zwecke unserer Untersuchung diese psychischen Faktoren in 3 Klassen: die Faktoren des Gegenstandsbewußtseins, der Gefühle und des Tätigkeitsbewußtseins.

Außenwelt und eigene Person sind dem Normalen in adäquater Weise sich bietende logische Gegenstände und sind als solche bewußtseinstranszendent. Dem psychischen Ich sind sie als psychische Gegenstände und (urteilsmäßig) Sachverhalte gegeben.

Wir bringen zum Zwecke der Untersuchung unsere kranken Personen in bestimmte psychische Situationen, nämlich in die der bewußten Äußerung und Leistung. Unter psychischer Situation verstehen wir die Gesamtheit der Beziehungen gegenständlicher, gefühlsmäßiger und tätigkeitsmäßiger Natur, in der ein Sachverhalt innerhalb einer Zeitspanne erlebt wird. Wir unterscheiden somit am psychischen Leistungsganzen einen gegenständlichen, einen gefühlsmäßigen (emotionalen) und einen tätigkeitsmäßigen (aktuellen) Situations- und Leistungsanteil. Diese psychischen „Anteile" stehen natürlich nicht im Summationsverhältnis, sondern bilden ein organisch gegliedertes („strukturiertes") dispositionelles Ganzes im Rahmen der momentanen psychischen Situation (Leistung). Für die Untersuchung am Hirnkranken besteht dann die Frage, in welchem der drei psychischen Leistungsanteile bzw. in welcher Untergruppe die primäre Schädigung liegt, auf Grund deren die Adäquatheitsbeziehung gestört ist.

Im Gegenstandsbewußtsein untersuchen wir, wie dem Kranken als psychischem Ich die Sachverhalte der Außenwelt gegeben sind. Zum Gegenstandsbewußtsein gehören dann sowohl die rezeptiven wie die produktiven Vorgänge am eigenen Körper.

Die Gegenstände und Sachverhalte sind dem Ich zunächst als vergegenständlichte Inhalte gegeben, und zwar als anschauliche und als unanschauliche Inhalte. Die anschaulichen Inhalte erscheinen als Empfindungen, als Vorstellungen der Wahrnehmungen und Phantasie (Gedächtnis), und zwar qualitativ geschieden nach den Sinnesgebieten (optische, akustische, taktile, kinästhetische Empfindungen, Organempfindungen usw.). Die unanschaulichen Inhalte bieten sich in dem Gedanken, den Begriffen usw. Untersuchen wir also an unseren Kranken die Möglichkeit (Disposition) zur Bildung von Inhalten, so haben wir auch deren Verarbeitung im Sinne der Assoziation, der Komplikation, der Assimilation zu prüfen, desgleichen ihre räumliche und zeitliche Verteilung und Zusammenfassung zu Gestalten, Komplexen usw.

Zu den inhaltlichen Gegebenheiten gehören weiterhin die Bewegungsabläufe (unabhängig davon, ob sie unwillkürlich oder willkürlich, automatisch oder bewußt aktiviert sind) und ihre Verwendung im Ablauf des Handelns (Praxie), der Sprechabläufe usw.

---

[1]) Vgl. Brentano: Von der Klassifikation der psychischen Phänomene. 1911.

Zum gegenständlichen Situationsanteil, den wir an unseren Kranken untersuchen, gehören auch die Gedächtniserscheinungen, die Setzung von Inhaltsspuren, das Behalten derselben, die Reproduktion der Spuren, die Übung und Organisation der inhaltlichen Gegebenheiten.

Neben der assoziativen und reproduktiven Verarbeitung der Inhalte gehören zum Gegenstandsbewußtsein das produktive Schaffen neuer Beziehungen auf Grund gegebener inhaltlicher Tatsachen: das Denken. Hier untersuchen wir vor allem das Beziehungserfassen (Relationsbewußtsein), ferner die psychischen Tatsachen, die der logischen Abstraktion, der Begriffsbildung, dem Urteil, dem Schließen, der Kombination, dem praktischen Denken usw. zugrunde liegen. Auch das Vergegenständlichen von Inhalten, das „Meinen", der „intentionale Akt" (Husserl) wird von manchen Psychologen zum Denken gerechnet. Die Untersuchungsmöglichkeiten auf diesem Gebiete sind allerdings entsprechend der geringen Höhe der theoretischen Kenntnisse über die Psychologie des Denkens nicht sehr groß.

Wir schließen uns der Ansicht der Autoren an, die innerhalb des Gegenstandsbewußtseins zwischen Inhalt (Erscheinungen) und psychischen Funktionen unterscheiden. C. Stumpf faßt unter den „Erscheinungen" die Inhalte der Sinnesempfindungen und des Gedächtnisses, unter den psychischen Funktionen das Bemerken von Erscheinungen, ihre Zusammenfassung zu Komplexen, die Begriffsbildung, das Auffassen und Urteilen; ferner werden die Gefühls- und Willenserlebnisse unter die Funktionen eingereiht. Von diesen trennt Stumpf das psychische Gebilde (z. B. den „Begriff", den „Wert" usw.) ab.

Die „intellektuellen" Funktionen und Dispositionen sind nur ein Teil der „inhaltlich-gegenständlichen". Zu letzteren gehören noch die Bewegungs- und Handlungsabläufe, die man nicht gut unter die „intellektuellen Funktionen" einordnen kann.

Von dem Gegenstandsbewußtsein bzw. den gegenständlichen (besser inhaltlich-gegenständlich) Situations- und Leistungsanteilen sind grundsätzlich die Tatsachen des Tätigkeitsbewußtseins [der aktuelle Situationsanteil[1])] zu scheiden. Es sind dies die Erlebnisfaktoren, die die Aktivierung des gegenständlichen Geschehens (der Wahrnehmung, des Reproduzierens, Denkens, Bewegens und Handelns) zu leisten haben, die also im Streben, im Antrieb, in der Anspannung, der Konzentration usw. in Erscheinung treten. Als wesentliche Untergruppen bestehen hier der Aufmerksamkeitsakt und die Willenserlebnisse.

Die „aktive Aufmerksamkeit" wird von manchen Autoren als Grundtypus der Willenserlebnisse betrachtet. Wir möchten dies im vorliegenden Zusammenhang nicht vorbehaltlos tun. Wohl kann ein Aufmerksamkeitsakt eine Willenstätigkeit darstellen, doch scheint uns dies nicht für jede Art aktiver Aufmerksamkeit zu gelten.

Für die eigentliche Willenstätigkeit nehmen wir, wie für das ganze Tätigkeitserlebnis, dem sie eingeordnet ist, an, daß sie in ihrem Wesenkerne etwas „Elementares", ein auf andere psychische Momente, etwa inhaltlicher oder emotionaler Art, letztlich nicht zurückführbares Moment darstellt (H. Lotze, O. Külpe, N. Ach, H. Mair, Michotte, Lindworsky u. a.). D. h., alle notwendig mit Willenstätigkeit verbundenen inhaltlichen und emotionalen Faktoren können ohne Annahme des elementaren Willensmomentes die spezifische Art des Willensvorganges gegenüber andersartigen Vorgängen nicht erklären. Als wesentliche Merkmale der Willenstätigkeit gilt, daß sie in ihrem bewußten Zustande sich auf das Ich als tätiges Subjekt beziehen.

Wir unterscheiden vorläufig für die Behandlung der Fragen der Stirnhirnfälle zwei Kriterien der Willenstätigkeit:

1. Die Aktivität des Wollens: Dieses Kriterium ist ausgezeichnet durch ein spezifisches „Bewußtsein der Tätigkeit" (Michotte), ferner durch das Phänomen der Strebungen (Th. Lipps). In das Bestimmungsgebiet der Aktivität des Wollens gehört die Festlegung eines Zieles, die Determination des Zieles und Erreichung desselben in der Einleitung und Durchführung der Willenshandlung (Motivation — Entschluß — Willenshandlung).

2. Die Spontaneität des Wollens: Hierein fallen die Momente der psychischen Willensfreiheit (die von dem ethischen und erkenntnistheoretischen Indeterminismus als

---

[1]) Der Ausdruck „aktuell" wird hier nur auf den Tätigkeitsanteil angewandt (vgl. die Unterscheidung Ach's vom „aktuellen" und „gegenständlichen" Moment am Willensablauf). Es ist dies also in einem anderen Sinne als in dem Külpe von der „Aktualität der Gefühle" (im Gegensatz zur Vorstellbarkeit der Gefühle) spricht.

unabhängig zu betrachten ist), die selbstgewählten freien Handlungen in ihrer Abwandlung in den verschiedenen Formen der Bindungen: Fremdaufgabe, Suggestion, Befehl, absoluter Zwang usw. Hiervon wird später die Rede sein.

Neben dem Gegenstands- und dem Tätigkeitsanteil der einfachen Leistung und seiner theoretischen Stellung zwischen ihnen besteht der Gefühlsanteil. Die Gefühle sind ebenfalls elementar, sie sind an den Inhalt gebunden, „unselbständig" (Külpe) oder „fundiert" (E. Becher im Anschluß an A. Meinong). Trotz der notwendigen Beziehung zum psychischen Ich fällt das Moment der Aktivität, wie etwa beim Tätigkeitsanteil, weg. Wir haben oft genug den Eindruck von einem Gefühl, einer Stimmung „überfallen" zu werden, wie von etwas, das von außen kommt. Die Zuordnung einer Gruppe von Gefühlen zu den Inhalten im Sinne von „Gefühlsempfindungen" (C. Stumpf) möchten wir bei Beurteilung der pathologischen Zustände im Anschluß an verschiedene Autoren (Külpe, Titchener, Störring) nicht anerkennen und halten vielmehr Schmerz, Kitzel, Wollust usw. für Organempfindungen, also rein inhaltliche Erlebnisse ohne originären Gefühlscharakter. Desgleichen stimmen wir Külpe und anderen Autoren zu, die von der Drei-Dimensionalität der Gefühle nach Wundt nur die Lust- und Unlustdimension gelten läßt und die Erregung — Beruhigung sowie Spannung — Lösung für nicht elementare Verbindungen von Gefühlen mit anderen Erlebnisarten hält.

Schwer einzuordnen, aber wohl den Gefühlen am nächsten stehend, sind die Triebe. Wir greifen unter den vielen Erscheinungen, die als Triebe bezeichnet worden sind, diejenigen heraus, die sich im Selbsterhaltungs- und Arterhaltungstrieb als psychische Phänomene äußern. Bei den Untersuchungen der Stirnhirngeschädigten sollen aus dem Bereiche der zur Selbsterhaltung gehörenden Funktionen der Nahrungstrieb und aus dem der Arterhaltung dienenden Funktionen der Geschlechtstrieb herausgewählt werden.

Die Triebe unterscheiden sich von denjenigen Organempfindungen, mit denen sie eine „Lösungstendenz" gemeinsam haben und mit denen sie oft einhergehen, dadurch, daß sie eine Strebung zu inhaltlicher Objektivierung enthalten können. Der unspezifische Hunger oder Durst (Nahrungstrieb) wird zum „Appetit auf etwas", das Geschlechtsbedürfnis als reiner Trieb zum Verlangen nach einem Liebesobjekt usw. Hierdurch unterscheiden sich die organischen Triebe auch von dem „Drang" (Stuhldrang, Harndrang, Brechreiz usw.), d. h. von der Organempfindung mit Lösungs-, aber ohne Objektivierungstendenz. Von den Gewohnheiten, Neigungen, „triebartigen" Regungen usw., die bei der Motivierung von Willenshandlungen eine ähnliche Rolle spielen können wie die echten Triebe, unterscheiden sich die reinen Triebe durch den elementaren, nicht erworbenen Charakter. Damit ist nicht gesagt, daß bei der Objektivierung der Trieb selbst nicht Gewohnheitsmomente mit enthalten kann (z. B. bei der Feinschmeckerei, bei der Entwicklung der sexuellen Anomalien wie Fetischismus, Homosexualität usw.). Aber das Erworbene betrifft dann das Objekt des Triebes, nicht den Trieb selbst. — In bezug auf die Stellung der reinen Triebe zu dem eigentlichen Willensphänomen möchten wir uns der Ansicht H. Lotzes anschließen, daß sie nicht zu den Tätigkeits- bzw. Willenserlebnissen gehören, daß sich vielmehr an ihnen der Wille erprobt[1]). Die Triebe sind auch nicht selbst Motive (Pfänder), wohl aber können ihre Objektivierungen als Motive auftreten (Appetit, Liebe usw.).

Für die Betrachtung der Stirnhirngeschädigten wird es sich darum handeln zu fragen, ob der Trieb vorhanden ist, ferner wie die habituelle Trieblage sich bei dem Kranken gestaltet, d. h. wie die Intensität, die Periodizität, die Nachwirkung, die Sättigung der Triebe usw. sich verhält. Es wird dann weiterhin die Frage sein, ob eine etwaige Störung im Bereich der Triebäußerung am Triebe selbst oder an seiner Objektivierung liegt.

2. Spezielle Unterscheidungen.

Damit man bei den Kranken die primär geschädigten Funktionen aus dem gesamten Leistungszusammenhang herauslösen kann, ist es notwendig, den Einfluß der verschiedenen Leistungsanteile aufeinander zu kennen, insbesondere den Einfluß der Gefühls- und Tätigkeitsanteile auf den Ablauf des inhaltlich-gegenständlichen Geschehens, wenigstens in groben Zügen sich zu vergegenwärtigen.

---

[1]) Vgl. L. Klages, Zur Theorie und Symptomatologie des Willens. Ztschr. f. Pathopsychologie Erg.-Bd. I. 1914.

Den großen Einfluß, den die Gefühle auf das inhaltlich-gegenständliche Geschehen ausüben, kann man schon an den Hemmungen und Förderungen emotionaler Art ersehen, die das intellektuelle Geschehen erfährt.

Bei allem unserem Erleben sind wir. in irgendeiner Gesamtgefühlslage („Allgemeingefühle" nach Külpe), einer Grundstimmung. Diese ist von den Sachverhalten und von unserem Tun abhängig und beeinflußt ihrerseits unser Denken und Tun je nach ihrer Eigenschaft in entscheidender Weise. Die Grundstimmung ist bei Normalen ständigen Schwankungen unterworfen, sie bewegt sich zwischen Lust und Unlust. Die gewöhnliche Grundstimmung des Normalen liegt jedoch nicht genau zwischen Unlust und Lust auf dem Indifferenzpunkt, sondern ist nach der Lustseite verschoben. Die „vitale Grundstimmung", wie wir sie [in Anlehnung an E. Becher[1])] nennen wollen, hat (nach Abzug situativ bedingter Schwankungen) einen lustvollen Einschlag. Die „vitale Grundstimmung" wird durch Einflüsse aus der Situation verändert: erheiternde, traurige Sachverhalte verschieben ihre Qualität beim Normalen in adäquater Weise. Die Pathologie hat es mit Inadäquatheiten der Stimmungslage und -verschiebung zu tun.

Die „Einzelgefühle" im Sinne von Külpe[2]) erscheinen durch die Grundstimmung getragen und kommen im Anschluß an inhaltlich-gegenständliche Erlebnisse zum Vorschein. Sie können in Zusammenhang mit einem Gegenstand auftreten, oder aber es kann die gefühlsmäßige Einstellung auf die Grundstimmung selbst gerichtet sein (etwa beim Genießen). Man unterscheidet mit M. Geiger[3]) so die „gegenständliche" und die „zuständliche" Gefühlseinstellung.

Eine besondere Art von Einzelgefühlen in Verbindung mit inhaltlich-gegenständlichen Momenten stellen die Affekte dar. Wir fassen die Affekte mit Störring[4]) als Organgefühle auf, d. h. sie entstehen durch Verschmelzung mit Organempfindungen verschiedener Art und verschiedenen Verlaufes, und erhalten dadurch ihre besondere Charakterisierung. Die Abhängigkeit des Auftretens und Verlaufes der Affekte von den inhaltlich-gegenständlichen Situationsanteilen und Erlebnisabläufen ist klar. Auch hier wird die Adäquatheitsbestimmung bei der Betrachtung der primären Störungen der Stirnhirnverletzten notwendig sein.

Aber nicht bei jedem Hinzutreten von Gefühl zur Organempfindung entstehen Affekte. Man denke an Unlustgefühle bei bestimmten, auch nicht schmerzhaften Alterationen im Bereiche des eigenen Körpers usw. Diese Verbindung von Gefühlen und Inhalten sind analog den Vereinigungen von Gefühlen mit andersartigen Inhalten, etwa aus dem optischen oder akustischen oder gedanklich-abstrakten Gebiet. Diese Erscheinungen stellen dann assoziative Verknüpfungen dar. Wir lassen es dabei offen, ob die „unselbständigen" Gefühle (Külpe) zur Assoziation mit einem Inhalt eines inhaltlichen (fundierenden) Trägers bedürfen oder nicht.

Immerhin bleiben die „Gefühlsassoziationen" von einer mehr oder weniger zufälligen, in der Erfahrung irgendwie vor sich gehenden Verbindung abhängig.

Von den Gefühlsassoziationen in ihrer Wesenheit zu trennen, wenngleich gelegentlich in ihrem Entstehen durch sie bedingt, sind Verbindungen zwischen Gefühlsanteilen und inhaltlich-gegenständlichen Gegebenheiten, die als „Wertungen" bezeichnet werden, und deren resultierende psychische Gebilde (Stumpf) „subjektive Werte" genannt werden sollen. Wir müssen sie hier besprechen, weil gerade sie bei der Betrachtung der Störung von Stirnhirnschädigung eine Rolle spielen werden.

Die Wertungen[5]) unterscheiden sich von den Gefühlsassoziationen dadurch, daß Gegenstand und Gefühlseinschlag keineswegs von einem zufälligen Beieinandersein erzeugt

---

[1]) Becher, E.: Gefühlsbegriff und Lust-Unlustelemente. Ztschr. f. Psychol. Bd. 74. 1916.

[2]) Külpe, O.: Vorlesungen über Psychologie (herausg. v. K. Bühler). 1921. Kap. „Gefühl". — Ref. Internat. Kongreß für Philosophie 1910. — Art. „Gefühl", Handw. d. Naturw.

[3]) Geiger, M.: Das Bewußtsein von Gefühlen. Münch. philos. Abhandl. 1910.

[4]) Störring, G.: Psychologie des menschlichen Gefühlslebens. 1916.

[5]) F. Krueger („Die Tiefendimension und die Gegensätzlichkeit des Gefühlslebens", Festschr. f. Joh. Volkelt, München 1918) sieht in den „Wertungen" „dispositionelle Konstanten des Gemütes". Die Gefühle sind bei ihm spezifische Komplexqualitäten des jeweiligen Bewußtseinsinhaltes. Neben der Dimension der Breite wird für die Gefühle eine Tiefendimension angenommen, die nicht nur durch Qualität und Intensität, sondern durch die Beziehung

und dann in unveränderlicher Weise verbunden sind. Es geht beim Werten offenbar jedesmal ein „Herantragen" eines Gefühlsmomentes (im lustvoll-positiven bis unlustvoll-negativen Sinne) an den Inhalt im Rahmen der Gesamtsituation vor sich; in der Wertung ist ein „intentionales" Moment (eine gefühlsmäßige „Einstellung") gegeben, die bei der Gefühlsassoziation fehlt. — Das Gefallen, Mißfallen, die Gleichgültigkeit bedingen also keine gleichbleibende Beziehung zwischen Inhalt und Gefühlseinschlag. Diese sind vielmehr von der psychischen Situation stark abhängig, von der Art und Weise, wie andere in den gleichen gefühlsmäßigen Zusammenhang gebrachte Inhalte, etwa in einer „Wertungsskala", bewußt sind, oder aber von dem Grad des Gefallens oder Mißfallens, mit dem der gemeinte Inhalt mit anderen ebenfalls gewerteten Inhalten in Konkurrenz tritt. Das resultierende Gebilde, der „subjektive Wert", stellt ein eigenartiges Produkt dar, in dem nicht wie bei der Gefühlsassoziation die Gefühlsqualität in eindeutiger Weise neben dem Inhalt in Erscheinung tritt.

Wir möchten im Gegensatz zu manchen Autoren (v. Ehrenfels, H. Maier u. a.) uns der Ansicht v. Meinongs[1]) anschließen, daß die Wertungen von dem „Begehren", bei dem sie allerdings eine wesentliche Rolle spielen, grundsätzlich zu trennen sind. Es gibt ein „kontemplatives", „interesseloses" Werten, das ohne Begehren des gewerteten Gegenstandes vor sich geht[2]). — Der „subjektive" Wert, von dem wir hier sprechen, ist nicht zu verwechseln mit dem „objektiven" gewußten, urteilsmäßig festliegenden Wert[3]), mit dem die Moral und die Wirtschaftstheorie arbeitet, und bei dem Gefühlseinschläge nicht mehr vorhanden sind.

Im allgemeinen machen wir an uns die Beobachtung, daß in einer erlebten und betrachteten Situation des täglichen Lebens jeder Inhalt in irgendeiner Gefallens-, Mißfallens- oder Gleichgültigkeitsbeziehung steht. Hierdurch scheint die Wertungseinstellung, wenn sie adäquat auftritt, ein strukturgebendes Moment von gefühlsmäßigem Charakter in der Gesamtsituation zu bedeuten.

Spezielle Formen der Einzelwertung sind das ästhetische Gefallen, Mißfallen usw. Als eine Form der Wertung, die mehr logisch den emotiven Zusammenhängen mit Inhalten gilt, möchten wir (vorbehaltlich weiterer Untersuchungen) das Interesse an einem Inhalt bezeichnen. Inwieweit bei ethischen und sozialen Wertungen Gefühlsanteile im Spiele sind, oder nur objektive Wertungen in Betracht kommen, kann hier nicht besprochen werden (vgl. später).

Was uns als „objektiver Wert" imponiert, was etwa als moralischer Grundsatz, als wirtschaftliche Wertbestimmung, als erfahrungsmäßige Zweckmäßigkeit bei der Motivation von Willenshandlungen bedeutungsvoll wird, zeichnet sich dadurch vor dem subjektiven Wert aus, daß hier eine Verbindung gefühlsmäßiger Anteile mit dem Inhalt nicht mehr vorhanden zu sein braucht. Es kann dann sein, daß z. B. ein früher gefallender, lustbereitender Inhalt allmählich verobjektiviert wird und nunmehr als abgelöstes Glied in einer objektiven Wertskala urteilsmäßig erscheint. Man denke an die Einstellung des wissenschaftlichen Ästhetikers, des Kritikers, des Moralisten usw. So scheint auch das rein erfahrungsmäßig bedingte Werturteil (beim Geld, der Ware, dem Tauschwert usw.) das Werthafte nur in der Einordnung in einer Wertskala zu haben. Natürlich kann sich mit „objek-

---

zu den Wertsystemen gekennzeichnet ist. — Der von uns verwendete Wertungsbegriff ist weiter als der Kruegers.

[1]) Meinong, A. v.: Über Annahmen. 2. Aufl. 1910. S. 324. „Ich hatte gemeint, das für alle Werttatsachen charakterisierende Verhalten in der Weise gefunden zu haben, wie man durch seine Gefühle zur Wirklichkeit als solcher Stellung nimmt. Diese Wirklichkeitsgefühle hatte ich darum als die eigentlichen Wertgefühle bezeichnet."

[2]) Das „Begehren" ist, wenn man den Begriff nicht über seinen ursprünglichen Umfang erweitert, eigentlich nur der Spezialfall eines Wunsches, nämlich des Wunsches, daß etwas mir gehöre, in meinem Besitz sei oder in ihn komme. — Wenn ich ein Kunstwerk genieße, etwa eine Architektur betrachte, habe ich dabei doch kein Begehren; mindestens ist der Wert, den ich dem Kunstwerk beimesse, in keinem Verhältnis zu einem dabei etwa auftretenden Begehren.

[3]) A. Messer (Psychologie, Kap. 19) unterscheidet mit Recht „gefühlsmäßige" und „intellektuelle" Wertungen. Er trennt die letzteren grundsätzlich von dem Wissen schon bestehender Werte. Die hier besprochenen „subjektiven" Wertungen sind „gefühlsmäßige Wertungen".

tiven Werten" (z. B. Pflichten, wirtschaftlichen Werten usw.) eine „subjektive" Werthaltung verbinden. Diese bestimmt aber nicht den objektiv „geltenden" Wert, den „Sollwert".

Es liegt uns ferne ohne weitere Analyse auf die komplizierte Gesetzmäßigkeit der Wertungen einzugehen, insbesondere auf das Adäquatheitsverhältnis Wert-Inhalt, die sich in ihren Erscheinungsweisen wechselseitig beeinflussen[1]). Es soll hier nur das herausgegriffen werden, was für die Pathologie der Stirnhirnverletzten von Bedeutung ist.

Unter den Erscheinungen, die hier in Betracht kommen, seien zwei Gebiete besonders herausgegriffen und zwar die wertende Einstellung auf den Gegenstand, die wir als „Interesse" bezeichnet haben, und die Einstellung, die uns als „Ernst" und seine Abwandlungen in Erscheinung tritt.

Wenn der Normale Interesse für etwas erlebt, so ist außer dem Gerichtetsein, der Zielstrebigkeit, der Erwartung, dem Zweckerlebnis, das sich am Inhalt und den Tätigkeiten äußert, eine gefühlsmäßige, wertende Einstellung, von der die Strebungsmomente und auch der Ablauf des inhaltlich-gegenständlichen Geschehens abhängig erscheinen. Uninteressiert sind wir, wenn uns der Gegenstand gleichgültig ist; dann kommt auch keine Strebung zustande. Dies gilt so gut für wirtschaftliche, wie für wissenschaftliche und ästhetische Gegenstände. (Der metaphorische Gebrauch des Begriffes, etwa im Sinne der Interessen politischer Art, wird hier vernachlässigt!) Die Gegenstände des Interesses sind bei dem Normalen individuell verschieden. Immerhin lassen sich aber innerhalb gewisser Stände und Bildungsgrade typische Interessenkreise erkennen. So ist das eigene berufliche Fortkommen, der gewerbliche Gewinn, die Zukunft bei dem größten Teil der sozial organisierten Menschheit Gegenstand des Interesses. Auch in bezug auf sonstige persönliche Interessengegenstände ist in bestimmt abgegrenzten Gruppen manches Gemeinsame zu erkennen: bei einer Gruppe von Menschen laute, auffallende Vergnügungen, bei anderen mehr stille Genüsse, Interesse für ästhetische Gegenstände, wissenschaftliche Probleme usw. (vgl. hierzu E. Sprangers „Persönlichkeitstypen"[1]).

Wenn wir am pathologischen Fall, hier dem Stirnhirngeschädigten, nach Inadäquatheiten in der wertenden Stellungnahme des Interesses zu bestimmten Gegenständen suchen, so wird der Vergleich zum Normalen nur innerhalb seiner Gesellschafts- und Bildungsschicht in gewissen Grenzen angestellt werden können. Wichtiger ist aber noch der Vergleich das Interessenzustandes nach der Verletzung mit dem der prämorbiden Persönlichkeit.

Der gefühlsmäßige Charakter der Wertung, die beim tragischen und· erheiternd-beglückenden Sachverhalt (ästhetischer oder profaner Art) vorgenommen wird, ist wohl nicht zweifelhaft. Die Komik (die ja in der Witzelsucht, in der Moria der Stirnhirngeschädigten in pathologischer Weise auftritt) ist vielfach Gegenstand theoretischer Erörterungen gewesen. Die psychologischen Erklärungen, wenn sie auch den Gefühlseffekt nicht übersehen, gehen doch vielfach von dem Inhaltlich-gegenständlichen der psychischen Situation aus und suchen in deren Gesetzlichkeit das primäre Moment der Komik. Der Witz, ein Spezialfall des Komischen, wird häufig als durch die „Technik" bedingt dargestellt. Von den inhaltlich-gegenständlichen Erlebnisanteilen gehen im wesentlichen (wenn auch nicht ausschließlich) aus Kant, Schopenhauer, Kraepelin und schließlich auch Lipps[2]). Es ist aber schwer, zwischen den verschiedenen Erscheinungsweisen des Komischen (z. B. einem Doppelsinnwitz, einer komischen Figur, einer scherzhaften Handlung usw.) etwas Gemeinsames zu finden. Es nützt uns auch die „Technik" nichts, wenn wir keine gefühlsmäßige Beziehung zum Sachverhalt des Komischen haben. Selbst bei vollkommenem Verständnis kann uns, wenn· wir nicht in Stimmung sind, der beste Witz gleichgültig lassen. Wenn daher

---

[1]) Vgl. zu dem Gegenstand O. Kraus: Die Grundlagen der Werttheorie. Philos. Jahrb. Bd. II. 1914.

[2]) Kant: Das Lächerliche ist ein Effekt der plötzlichen Verwandlung einer gespannten Erwartung in nichts. Schopenhauer spricht von Inkongruenz zwischen einem Begriff und dem durch denselben „gedachten Gegenstand". Kraepelin sucht das Komische durch den „Vorstellungskontrast" zu erklären. Lipps (vgl. hierzu Volkelt) spricht zwar ·von „Verblüffung" und „Erleichterung", faßt diese Momente aber als Erscheinungsweise der Apperzeption, der Auffassungskraft und der Aufmerksamkeit. Nach Freud besteht der Witz in „Ersparung an Hemmungs- und Unterdrückungsaufwand und dem dadurch bedingten Lustgewinn".

Hecker[1]) das Wesen des Komischen in einem „Wettstreit der Gefühle", einem „schnellen Hin- und Herschwanken zwischen Lust und Unlust" sieht, so ist bei aller Unvollkommenheit der Theorie doch das Primäre in das Gefühlsmäßige gelegt. Wir möchten uns für die Betrachtung unserer pathologischen Zustände der psychologischen Grundlegung anschließen, die J. Volkelt[2]) der Theorie des Komischen gegeben hat. Der Autor geht von der wertenden Einstellung des „Ernstnehmens" eines Sachverhaltes aus. Er hält es „für dringend geboten, der Theorie vom Komischen den allgemeinen Gegensatz des Ernst- und Nichternstnehmens als Unterbau zu geben" (S. 357). „Ernstnehmen ist gefühlsmäßiges Zuerkennen von Wert, ist Gefühl der Wertbejahung." „Das Nichternstnehmen ist kein Urteilen, Denken, Vorstellen, sondern eine gefühlsmäßige Haltung des Bewußtseins … ist ein gefühlsmäßiges Wertabsprechen" (S. 352). Nach Volkelt liegt im Komischen vor ein Umschlagen vom Ernstnehmen ins Nichternstnehmen, vom Bedeutenden ins Nichtige. Es ist somit das Wesen des Komischen nicht mehr ins Inhaltlich-gegenständliche, sondern ins Gefühlsmäßige der Situation verlegt, und hier wieder in die spezielle gefühlsmäßige Einstellung, in die wertende Stellungnahme.

Nach diesen Grundsätzen muß sich also der „Wertungsgegensatz" am gleichen produzierten und aufgenommenen Sachverhalte realisieren. Der Sachverhalt, die Witztechnik, die den Übergang von der positiven (ernsten) in die negative gefühlsmäßige Wertung hervorruft, ist komisch. Das Komische ist also um so wirksamer, der Witz um so besser, je unmittelbarer der Wechsel der gegensätzlichen Wertungen, je größer das „Gefälle" beim Übergang von der positiven (ernsten) in die negative Wertung ist. Was also früher von Inkongruenz, von „Kontrast" (vgl. Kraepelin) usw. gesagt wurde, darf also nicht auf das Begriffliche oder auf die Vorstellung (also den Anteil des Gegenstandsbewußtseins) bezogen werden, sondern muß sinngemäß auf die gefühlsmäßige Wertung des Sachverhaltes angewandt werden.

Es gibt nun komische Gesamtsituationen, bei denen der Gegensatz zwischen Ernstnehmen und Nichternstnehmen nicht immer zum „Umschlagen" führt, aber doch im ganzen wirksam ist; das ist in den Gesamtsituationen des Humors, der Satire und der Ironie der Fall. Der Unterschied liegt in dem Verhältnis der „Meinungsrichtung" zwischen dem das Komische Produzierenden und dem es Aufnehmenden. Beim Humor wird der ernst gegebene, aber unernst gemeinte Sachverhalt vom Aufnehmenden erfaßt, wie er vom Produzierenden geboten wird („gleichgerichtet"). Bei der Satire faßt der Aufnehmende etwas zunächst als unernst, was der Produzierende letzten Endes ernst meint; bei der Ironie (Hohn, Sichlustigmachen) wird vom Produzierenden ein Sachverhalt, den der Aufnehmende ernst wertet, ins Nichternste gezogen; darin liegt das Verletzende.

Den komischen Gesamtsituationen steht die komische Einzelsituation, der Witz, der Scherz usw. gegenüber. Auch Witz und Scherz können humoristisch, satirisch und ironisch sein. Der Witz unterbricht eine ernstgenommene Gesamtsituation und führt wieder in sie zurück. Er kann erfrischend sein (z. B. in einer langweiligen Rede), wird aber unangenehm (als Narrheit, „Moria"), wenn die Ernstsituation zu häufig durch komische Einzelsituationen unterbrochen wird.

Für den Unterschied zwischen dem Normalen und dem Pathologischen in bezug auf das Erlebnis der Ernstwertung und seiner Abwandlung gilt wieder das Prinzip der Adäquatheit; hier aber nicht zwischen Inhalt und Sachverhalt, sondern zwischen Sachverhalt und seiner gefühlsmäßigen Wertung. Eine pathologische Inadäquatheit ist hier also nicht eine Störung der „Inhalts-" oder „Gegenstandsadäquatheit" (wie etwa bei vielen Sinnestäuschungen oder den Wahnbildungen), sondern eine Störung der „Emotions"- oder besser der „Wertungsadäquatheit". Wenn also ein normaler Erwachsener einen Sachverhalt oder eine Situation, die im allgemeinen unter seinen Verhältnissen ernst genommen wird, als ernst nimmt, und eine komische Situation nicht ernst nimmt und darüber lacht, so liegt bei ihm das vor, was wir als die normale Wertungsadäquatheit bezeichnet haben. Nimmt aber einer einen normalerweise ernst genommenen Sachverhalt als

<hr>

[1]) Vgl. Hecker: Physiologie und Psychologie des Lachens und des Komischen. 1873. — Kraepelin: Zur Psychologie des Komischen. Philos. Stud. Bd. II. 1885. — Th. Lipps: Komik und Humor. 1898. — S. Freud: Der Witz und seine Beziehung zum Unbewußten. 1912. — R. Müller-Freienfels: Psychologie des Komischen. Dtsch. Psychol. Bd. I. 1916.

[2]) Volkelt, J.: System der Ästhetik Bd. II, S. 352f. 1910.

komisch oder einen komischen ernst, so liegt „Wertungsinadäquatheit" vor. Über die pathologischen Erscheinungsformen der Wertungsadäquatheit bei Stirnhirngeschädigten in der „Witzelsucht" und der Wertungsstumpfheit wird in späteren Ausführungen zu sprechen sein.

Es gibt eine produktive, ästhetisch wertvolle Komik. Es stellt aber die Komik, soweit sie nicht ästhetisch gemeint ist, etwas Primitives gegenüber der Ernsteinstellung dar. Scherze und Späße sind die Alltäglichkeiten im psychischen Leben des Kindes. Besonders eindrucksvoll ist die noch nicht ausgeglichene Wertungseinstellung gegenüber ernstzunehmenden Sachverhalten in der Pubertät, z. B. bei dem für Erwachsene oft nicht mehr recht einfühlbaren Witzeln der Backfische und Jünglinge. Wir möchten diese „physiologische Moria" der pathologischen gegenüberstellen.

Wenn das Verhältnis des Tätigkeitsanteils auf den inhaltlich-gegenständlichen Anteil betrachtet wird, so müssen die Erscheinungen der Aufmerksamkeit und die Willensphänomene untersucht werden.

Der Umstand, daß es für die Aufmerksamkeit noch keine psychologische Definition gibt, dürfte darauf zurückzuführen sein, daß die Aufmerksamkeit keine elementare Funktion ist, sondern vielmehr ein gegliedertes Zusammenspiel von vielen Funktionen, deren Effekt ein „Abheben von Bewußtseinsinhalten" (Dürr) und „ein lebhaftes Hervortreten und Wirksamwerden einzelner seelischer Gebilde auf Kosten anderer" [Bühler[1])] ist. Um dies zu erreichen, wird aber die Aufmerksamkeit aktiv eingeleitet, gespannt, determiniert. Neben diesen tätigkeitsmäßigen (aktuellen) Funktionen und durch sie in Aktivierung versetzt bestehen im Aufmerksamkeitsvorgang gegenständliche Funktionen, wie das Herausheben des Inhalts, seine Klärung, Verdeutlichung, die Hebung des Bewußtseinsgrades und der Bewußtseinsstufe des Inhalts (vom schlichten Gegebensein zur Konstatierung) usw. (Westphal). Auch die „passive" Aufmerksamkeit entbehrt nicht des „aktuellen" Momentes. Bei der psychopathologischen Untersuchung der Stirnhirngeschädigten besteht also die Frage, ob der Prüfling die „gegenständlichen Dispositionen am Aufmerksamkeitsakt" bei der Auffassung und der Leistung in normaler Weise besitzt. Andererseits ist zu untersuchen, ob eine Störung der Auffassung, des Bewegungsablaufes oder eines anderen inhaltlichen Geschehens von der Aktivierung, der Determinierung, der Anspannung, der Beibehaltung der Aufmerksamkeitsspannung, also einer Störung der „aktuellen Funktionen der Aufmerksamkeit" als primärer Schädigung abhängig ist.

Die aktuellen Vorgänge in ihren explizierten Formen werden in den Erscheinungen des Willens erlebt. Gerade in ihnen ist das Zusammenwirken des inhaltlichen Leistungsanteils mit den emotionalen und tätigkeitsmäßigen Anteilen von Bedeutung.

Zunächst mag gesagt sein, daß eine Unterscheidung in „äußere" und „innere" Willensvorgänge für die Betrachtung unserer pathologischen Fälle nicht von Belang erscheint. Im Verhältnis zum zentralen „Ich" sind ja alle Erlebnisse peripher, also „äußere" Vorgänge, ob sie nun Apperzeptionen oder Bewegungen sind, ob sie sich am eigenen Körper oder in der Außenwelt abspielen.

Wir haben früher am Willensvorgang unterschieden zwischen dem Moment „der Aktivität" und dem der „Spontaneität", die ihre verschiedenen Abwandlungen im gleichen Willensvorgang haben. Es sollen zunächst, soweit es für das Verständnis der Untersuchungen an Stirnhirngeschädigten notwendig ist, die Faktoren der Aktivität besprochen werden.

Als wesentliche Bestimmungsstücke eines aktiven Willensvorganges sind nach den Festlegungen von N. Ach[2]) die Antezipation des kommenden Erlebnisses und das Erlebnis der Abhängigkeit vom „Ich". Was das erste Moment betrifft, so besteht das Willensmäßige in der determinativen Wirksamkeit der antezipierten Zielvorstellung, nicht aber im Antezipationsvorgang selbst. Dieser ist ja auch bei der (rein kontemplativen) Erwartung eines kommenden Erlebnisses und auch bei dem Wunsch vorhanden, „daß etwas geschehe" (im Gegensatz zu „ich will etwas tun"). Beide Momente (Erwartung und Wunsch) können

---

[1]) Bühler, K.: Art. „Aufmerksamkeit" in Handw. d. Naturw.
[2]) Ach, N.: Der Willensakt und das Denken. 1905. — Derselbe: Art. „Wille" in Handw. d. Naturw.

während der Willenstätigkeit funktionierende Bestandteile sein, sind aber selbst kein Wollen. Der Antezipationsgestörte ist nicht willensgestört, sondern hat eine inhaltliche Störung. Wohl aber ist das zweite Moment, nämlich die Beziehung des Ich, das wesentliche Kriterium des Willens und bedingt zusammen mit dem spezifischen Erlebnis der Aktivität („Bewußtsein der Tätigkeit" nach Michotte) den Willensvorgang.

Nach den Darstellungen von Ach und Lindworsky[1]) sind am explizierten Willensvorgang zu unterscheiden erstens die Motivation, in der das Ziel der Willenshandlung gesetzt wird, zweitens (der primäre) Willensakt oder Entschluß, in der die antezipierte Zielvorstellung determinative Wirkung erhält, und drittens die Willenshandlung, in der der Erfolg zielgemäß zustande kommt.

Wir teilen für die Betrachtung der Verhältnisse bei Stirnhirngeschädigten die Willensvorgänge ein in „höhere Willensfunktionen", worin die verschiedenartigen Prozesse der Motivation zusammengeschlossen werden und „niedere Willensfunktionen"; die letzteren umfassen „Willensakt", das Erlebnis des „ich will wirklich" (Ach), die Impulsbereitschaft, den Impuls und die Willenshandlung. Der Entschluß leitet mit Hilfe der von dem Ziel ausgehenden Determination [der „determinativen Impulsbereitschaft" der nicht-automatisierten Handlung[2])] in den Impuls über. Unter Impuls wird ausschließlich der aktive Vorgang bezeichnet, der den „Anstoß" zu Beginn der Handlung gibt, die „Zündung", die den Ablauf der Handlung herbeiführt und für die Willensspannung im Ablauf der Handlung mitbestimmend wirkt. Die Stärke des Willensaktes beeinflußt die „determinative Bereitschaft", diese wieder die Promptheit und Intensität des Impulses selbst. Der Impuls wirkt sich in der Stärke und in der Dauer der Willensspannung während der Handlung aus; er ist, wenn er als „Gesamtimpuls" oder übergeordneter Impuls fungiert, bei Dauerleistung für die Hebung untergeordneter Impulse mitbestimmend.

Bei der Erforschung dieser Momente an den stirnhirngeschädigten Kranken ist aber der Einfluß bestimmter inhaltlich-gegenständlicher und emotionaler Bedingungen für das Willensgeschehen zu berücksichtigen. Zunächst kommt das Moment der „Schwierigkeit" der „Anforderungen", der Erleichterung und Erschwerung während des Verlaufes der Willenstätigkeit in Betracht. Je nach der Schwierigkeit wird die Impulseinleitung und -gebung sowie die übrigen Funktionen des Willens nach Intensität und Dauer beim Normalen eine bestimmte Anwendung erfahren. Häufig in der Literatur besprochen ist die Erleichterung durch die Übung bis zur Automatisierung und durch die Gewöhnung sowie die entsprechende „Ersparnis" an Aufwand aktueller Momente. Sie zu untersuchen wird Aufgabe späterer Betrachtungen sein.

Wichtig für die Beurteilung der Leistungen unserer Kranken als Willenshandlung ist das Moment, das wir den „Arbeitsmodus" der Leistung nennen wollen. Das ist der Umstand, daß die Leistung entweder mit maximaler Schnelligkeit und Anspannung oder in gemächlichem Tempo oder gar langsamer als es bequem ist, ausgeführt wird. Es ist so der „überoptimale" bis „maximale" Arbeitsmodus, der „subjektiv optimale" (bequeme) Arbeitsmodus und der „unteroptimale" (verschleppte) Arbeitsmodus zu unterscheiden. Streng genommen sind die inhaltlichen Resultate einer Handlung nur bei gleichbleibendem Arbeitsmodus, bei den üblichen Versuchen (Reaktions-, Arbeitsversuchen) gewöhnlich dem momentan maximalen vergleichbar.

Wir untersuchen die „niederen Willensfunktionen"[3]) an unseren Stirnhirnverletzten mit Hilfe der Reaktionsversuche, und zwar unter Abgleichung der einfachen

---

[1]) Lindworsky, J.: Der Wille. Leipzig 1919 u. 1921.

[2]) Der Begriff der „determinierenden Tendenzen" war zunächst für die entsprechenden Erlebnisfaktoren der automatischen Handlung von Ach gebraucht. Der Begriff „determinative Impulsbereitschaft" soll für jede Art von Handlung gelten (vgl. später S. 145).

[3]) M. Geiger („Fragment über den Begriff des Unbewußten," Jahrb. f. Philos. u. phaen. Forsch. Bd. IV; Halle 1921) untersucht vom Standpunkt des immanenten Realismus aus das Vorkommen unerlebten Wollens (3. Abschnitt, S. 94f.). Er scheidet in der Willenstätigkeit die „Wollenssetzung" vom „wollenden Verhalten". In der „Wollenssetzung" faßt er die „Zielsetzung" mit Richtung auf das Gegenständliche (das Ziel) und die „Selbstbestimmung zum Wollen" mit Richtung auf das Ich (reflexiv). Im „wollenden Verhalten" ist der Zustand gemeint, in dem (bei länger dauerndem Wollen) das Ich nach dem Entschluß

Reaktionsversuche gegen die „Unterscheidungsreaktionen" (Wundt), bei denen ein Unterscheidungsvorgang der einfachen Reaktion „vorgeschaltet" ist. Die Reaktionsversuche sowohl wie die Arbeitsversuche nach Kraepelin werden in unseren Untersuchungen benutzt, um über die determinative Bereitschaft zum Impuls (Nachwirkung des Entschlusses) und über die Art der Impulsgebung Aufschluß zu geben. Die Arbeitsversuche sowie die Durchstreichversuche nach Bourdon sollen über die Art der Willenshandlung bei den Kranken aussagen.

Die „höheren Willensfunktionen" sind für die Untersuchung und Interpretation der aktiven willentlichen Verhaltungsweise in den Erscheinungen der Motivation gegeben. Hier kommt am expliziertesten das Zusammenwirken inhaltlicher und gefühlsmäßiger Momente mit aktiv-willentlichen im intendierten Leistungsvorgang zum Ausdruck.

Bei der freimotivierten Willenshandlung ist der Motivationsvorgang sehr kompliziert und hängt in seiner Gestaltung von der Ausgangssituation und von der Zahl, Art und Wirksamkeit der wichtigen Bestimmungsmomente (z. B. der sog. „Motive") ab. Wir unterscheiden in Anlehnung an das, was M. Honecker in seiner unveröffentlichten Studie („Experimentell-psychologische Untersuchungen über Wahlprozesse") bespricht, in der Motivation 3 Phasen: 1. Die Bildung einer Reihe möglicher Ziele aus einer zunächst indifferenten Situation, 2. die Wahl eines möglichen Zieles unter Ablehnung der anderen möglichen Ziele, 3. die Entscheidung und dadurch die Setzung eines Inhaltes als wirkliches Ziel („Zielvorstellung").

Eine Wahl „im engsten Sinne" nennt Honecker die Wahl, wenn sie auf Grund einer Wertung vor sich geht, „im weiteren Sinne", wenn die Wahl nur intellektuell erfolgt. Wie die Wahl ist der Entscheidungsakt, aber auch schon die Setzung von konkurrierenden möglichen Zielen ein aktiver, willentlicher, nicht ein intellektueller, assoziativer Vorgang.

Die Setzung des Zieles geschieht unter Wirksamkeit der Motive. Lindworsky („Experimentelle Psychologie" S. 224; 1921) definiert den Begriff folgendermaßen: „Motiv des Willensaktes ist alles, was sich der Seele als ein durch den Willensakt zu verwirklichender Wert vorstellt." In dieser Definition ist sowohl das gegenständliche Moment („Vorstellung") als auch das emotionale Moment („Wert") betont. Daß freilich die Werte nicht alle subjektiv und somit gefühlsmäßig sein müssen, sondern als „objektive Werte" (ethische Grundsätze, wirtschaftliche Zweckmäßigkeiten usw.) verinhaltlicht sein können, ist früher schon hervorgehoben worden. Außer den subjektiven und objektiven Werten kommen noch Wünsche, Objektivierungen von Trieben, von Leidenschaften und Gewohnheiten als motivwirkende Erlebnisse in Betracht.

Kommen also in der Motivation, je nach der psychischen Situation, aus der heraus sie erfolgt, zum Teil hochkomplizierte intellektuelle und emotionale Prozesse vor, so führen doch alle diese Prozesse für sich allein noch nicht dazu, daß ein festliegendes, den Willensvorgang leitendes Ziel geschaffen wird. Diese inhaltlich-gegenständlichen und emotionalen Faktoren (auch die Wertungen) in der Motivation stellen die „nichtwillentlichen Motivationsgrundlagen" dar. Erst durch die spezifischen willensmäßigen und aktiven Momente werden diese „Motivationsgrundlagen" zum eigentlichen Motivationserlebnis zusammengeschmolzen. Es wird für die Untersuchung an Stirnhirngeschädigten festzustellen sein, ob eine primäre Störung des Motivierens im Bereiche der Motivationsgrundlagen, also den Inhalts- und Wertungsmomenten, oder in dem spezifisch willentlichen Motivationsfaktor liegt.

Für die psychologische Betrachtung der Folgen nach Stirnhirnschädigung ist die Abscheidung der besprochenen aktiven Momente des höheren Willensvorganges (Motivation) von dem Momente der Spontaneität notwendig.

Setzen wir die Festlegung einer Zielbestimmung durch einen Motivationsvorgang einmal so, daß die Aufstellung der möglichen Ziele, der Wahlakt und der Entscheidungsakt

---

auf die Ausführung gerichtet bleibt. Die „Wollenssetzung" ist nie unerlebt, wohl aber kann das „wollende Verhalten" unerlebt sein (vgl. determinierende Tendenzen im Achschen Reaktionsversuch, posthypnotische Aufträge usw.) In der „Selbstbestimmung zum Wollen" ist ein Teil unserer „Spontaneitätsfunktionen", in dem „wollenden Verhalten" unsere „determinative Bereitschaft" enthalten.

ausschließlich durch mich allein erfolgt und ein zweites Mal so, daß die gleiche Situation nur dadurch unterschieden ist, daß das endlich gewählte Ziel von mir als „Aufgabe" übernommen ist. Die Aufstellung konkurrierender möglicher Ziele, die Wahl und Entscheidung über das Handlungsziel können sich in beiden Situationen gleichen. Trotzdem ist ein ganz bestimmter Unterschied in den beiden angenommenen Situationen vorhanden, der psychisch-phänomenologisch durch ein „Bewußtsein der Verantwortung" für die Zielsetzung (nicht für die Durchführung!) ausgedrückt ist. Im Falle der selbständigen Entscheidung sind wir uns einer Verantwortung (gegen uns oder andere) für die Ausführung bewußt, im anderen Falle trifft die Verantwortung den, der den Auftrag (die „Aufgabe") gegeben hat. Dieses komplexe Moment des „Bewußtseins der Verantwortung" geht psychologisch genommen auf einen Faktor im Willensvorgang, der durch die Reihe: Motivation — Entschluß — Willenshandlung, also durch die Faktoren der „Aktivität des Wollens" nicht getroffen wird. Zu dem Moment des Verantwortungsbewußtseins gehört das, was wir schon oben als „Spontaneität des Wollens" („Selbstbestimmung" nach M. Geiger) abgeschieden haben. (Ob das Moment des „Bewußtseins der Verantwortung" ein durchgängiges Kriterium für alle Spontaneitätserscheinungen ist, lassen wir hier undiskutiert.)

Das Fehlen des „Bewußtseins der Verantwortung" in der Aufgabensituation gegenüber der selbstbestimmten Tätigkeit besagt, daß die willentliche Spontaneität des „Ich" durch die Übernahme der „Aufgabe" in bezug auf die Zielsetzung abgewandelt ist. Die „Aufgabe" ist in ihrer psychischen Rolle im Willensvorgang nicht nur nicht durch die aktiv-motivativen Faktoren erklärbar, sondern kann auch nicht in assoziativ-konstellative und inhaltlich-komplexive Faktoren aufgelöst werden. Wir sehen in der „Spontaneität des Wollens" und ihrer Abwandlung durch die Aufgabe etwas Originäres, das durch andere Willensmomente und intellektuelle Komponenten nicht aufgelöst werden kann. Die „Aufgabe" (der Auftrag, der Befehl usw.) ist ein Motiv unter anderen und kann durch ihren Charakter als Aufgabe eine höhere „Valenz" gegenüber anderen Motiven bekommen. Was aber dieses Motiv zur „Aufgabe" macht, ist nicht ihre Valenzsteigerung, sondern eben ihre spezifische Rolle im Willensvorgang, nämlich die Abwandlung der Spontaneität in der Willenstätigkeit. — Wir nennen diese Abwandlung der Spontaneität der Willenstätigkeit durch die Aufgabe vorläufig die „Bindung der Spontaneität" und bezeichnen eine Situation, in der spontan motiviert wird, als „freie" oder „ungebundene"; die Situation nach Übernahme der Aufgabe, eines Befehls usw. soll als „gebundene" Situation bezeichnet werden. Für den erwachsenen Kulturmenschen gibt es keine völlig ungebundene Situation, da das sittliche, wirtschaftliche Leben usw. bei jeder Tätigkeit schon Aufgaben und Bindungen mit sich bringt. Beim kleinen Kind (und vielleicht auch beim Tier) liegen die Verhältnisse wahrscheinlich anders. Wenn wir also von „ungebundenen" und „gebundenen" Situationen sprechen, so ist die Bindung immer relativ gemeint, d. h. im Verhältnis zu einer mehr bzw. weniger „gebundenen" Situation.

Damit aber eine Willenstätigkeit durch eine Aufgabe „gebunden" werden kann, ist es notwendig, daß die gleiche Tätigkeit durch freie Selbstbestimmung ausgeführt werden kann, ja es ist gerade die Selbstbestimmung in der „gebundenen" Situation als wesentlicher Faktor vorhanden. Eine Triebhandlung oder eine „selbstverständliche "Handlung kann, da ihre Motivierung nicht durch freie Selbstbestimmung hervorgerufen ist, nicht als gebundene Situation gefaßt werden. Bei Triebhandlungen usw. hat der Begriff Aufgabe und Bindung überhaupt keinen Sinn. Die Aufgabe, der Befehl usw. sind um so mehr bindend, je mehr vorhandene Spontaneität durch die Übernahme der Aufgabe ersetzt und abgewandelt wird. Wie in der freien Motivation, so muß auch in der gebundenen das wollende Ich dabei selbsttätig sein, es muß nicht nur der Faktor der „Zustimmung" (Meumann), sondern der der „Selbstbestimmung" bei der Aufgabenerfüllung vorhanden sein. Die Fähigkeit zur Bindung und zur Übernahme der Aufgabe ist unmittelbar abhängig von dem Grad und der Ausbildung der Willensspontaneität des Individuums.

War das in seiner Spontaneität relativ ungebundene Handeln phänomenologisch durch ein „Bewußtsein der Verantwortung" ausgezeichnet, so ist die „Gebundenheit" der Willensspontaneität durch die Aufgabe (den Befehl usw.) durch ein anderes Moment charakterisiert, nämlich durch die „persönliche Stellungnahme zur Aufgabe". Fehlt dieses Moment der „persönlichen Stellungnahme" bei der Aufgabenlösung, so liegt eine Bindung durch die Aufgabe nicht vor; die Aufgabenlösung ist dann „automatisch".

Als bindende Ursachen inhaltlicher Art kommen in erster Linie fremdpsychische Einflüsse in Betracht. Die Verhältnisse sind sehr komplex und können hier nicht näher besprochen werden. Die Probleme der „Autorität", der „Suggestion", der sozialen Unter- und Überordnung, der Führerschaft usw. haben es, soweit sie in die Willenstätigkeit einbezogen sind, mit den Bedingungen der Spontaneität des Wollens zu tun. (An die Situation der Hypnose sei hier nur erinnert.)

Es ist zu bemerken, daß der Vorgang „Spontaneitätsbindung" von einem „Gefühl des Gebundenseins" grundsätzlich zu trennen ist. Dieses Gefühl ist in den allermeisten Fällen von „Bindung" nicht vorhanden.

Die Aufgabe braucht nicht immer „von außen her" übernommen zu werden. Ich kann auch von mir selbst Aufgaben übernehmen. Durch meine ethischen Grundsätze, durch Prinzipien der Ordnung und Zweckmäßigkeit des täglichen Lebens kann ich „gebunden" werden.

Fassen wir also die Willensmomente in der Reihe: Motivation—Entschluß—Impuls—Willenshandlung als „Aktivitätsfunktionen" zusammen, so können wir die Faktoren der Selbstsetzung oder Fremdsetzung des Zieles, die Selbstbestimmung, die Übernahme von Aufgaben und Befehlen usw. als „Spontaneitätsfunktionen des Wollens" bezeichnen. Beide Funktionsgruppen sind aber Faktoren des „aktuellen Leistungsanteiles". Bei der Betrachtung der psychopathologischen Erscheinungen an Stirnhirngeschädigten werden die „Spontaneitätsfunktionen" von Bedeutung sein.

Mit dem „Bewußtsein der Verantwortung" und der „persönlichen Stellungnahme zur Aufgabe" ist aber die Wirkung zur Willensbindung noch nicht erschöpft. Es gibt Personen, die eine Verantwortung „scheuen" und die Bindung suchen, und andere, die „frei" arbeiten wollen und jede Art von Aufgabe als Nötigung ansehen. Beide können in der gleichen Aufgabe in Bezug auf den Verzicht der freien Wahl anderer möglicher Ziele in der gleichen motivativen Bindung sein. Sie unterscheiden sich aber voneinander durch das Bewußtsein des (erduldeten) Zwanges. Der erste hat dieses Bewußtsein nicht, der zweite im stärksten Maße. Das Bewußtsein des Zwanges ist dann um so größer (in der gebundenen Situation), je mehr die spontane Zielsetzung auf ein anderes als das Aufgabenziel, dessen Bindung und Realisierung aber doch übernommen wird, gerichtet war. Eine wenn auch noch so stark „bindende" Aufgabenlösung (z. B. Reaktionsversuch) ist nicht „gezwungen", wenn die „persönliche Stellungnahme" zustimmend in der Richtung des Aufgabenzieles geht, sie ist um so mehr „gezwungen", je mehr die „persönliche Stellungnahme" auf ein vom Aufgabenziel entferntes oder es ausschließendes konkurrierendes Ziel bei der Aufgabenlösung sich richtet. Diese Ausführungen über die Spontaneität (Bindung, Zwang) können naturgemäß nicht mehr als Andeutungen sein, die eine genauere Ausführung an dieser Stelle nicht erfahren können.

Immerhin werden die besprochenen Faktoren der Bindung und des Zwanges in der Willenstätigkeit für die Charakterisierung in der Verhaltungsweise bei Stirnhirngeschädigten von großer Bedeutung sein.

Wie die erwähnten Bedingungen bei ihrer Störung die Beurteilung des „Temperamentes" und „Charakters", weiterhin aber auch für die Fragen nach den Defekten der „Intelligenz" bei Stirnhirngeschädigten in Betracht kommen, wird in späteren Ausführungen erörtert werden.

Wenn wir nun im folgenden die Besprechung von 4 Fällen durchführen, so ist zur Methodik zu sagen, daß wir es vermeiden, irgendeine neue, in ihrem Symptomwert nicht erprobte Aufgabe für die Analyse heranzuziehen. Es ist also in unseren Fällen das „Prüfungsexperiment" zugleich „Forschungsexperiment" (W. Stern). Im übrigen wird ja der Untersuchungsaufgabe nur ein im gewissen Maße beschränkter Raum gegeben werden; es wird vielmehr die Anamnese und die Beobachtung des Kranken wichtige Beiträge für die psychologische Auffassung des Falles liefern müssen. Über die Ausführung und die Reichweite der verwendeten Prüfungsaufgaben wollen wir uns hier nicht weiter auslassen. Wir verweisen auf die einschlägige Literatur.

Bei der Auswertung der psychologischen Resultate werden wir uns nicht auf die analysierten Fälle beschränken, sondern auch auf andere Fälle aus unserer Kasuistik zurückgreifen.

II. Analyse der Fälle.

Fall XXXIII.

Vö., Ludwig.

Entwicklung der Krankheit.

Über die prämorbide Persönlichkeit geben Angaben des Vaters und Zeugnisse Aufschluß:
Vö. ist am 28. III. 1894 in einer Ortschaft bei München geboren. Geburt angeblich normal, Kinderkrankheiten sollen nicht vorgekommen sein, in der Schule soll Vö. gut gelernt haben, insbesondere sollen Fleiß und Betragen gut gewesen sein. Laut Schulzeugnissen war der allgemeine Fortgang mit Note 2 zensiert (= gut). Einmal Vermerk: „lungenleidend", sonst keine Bemerkungen.

Mit dem 15. Lebensjahr kam Vö., angeblich auf eigenen Wunsch, in die Unteroffiziersschule nach Fürstenfeldbruck. Er habe dort angeblich gute Fortschritte gemacht. Über Bestrafungen in dieser Schule ist dem Vater nichts bekannt geworden. Der Stammrolleneintrag über die Führung lautet für die Vorschulkompagnie „sehr gut", für die 2. Kompagnie „gut". Er ist nie bestraft worden.

Im Jahre 1911 trat er ins 20. Infanterieregiment ein. Rückte im August 1914 als Unteroffizier ins Feld, machte die Kämpfe dieses Regiments an der Westfront mit. Er wurde angeblich unter Überspringung des Sergeantengrades zum Offizierstellvertreter ernannt. Er blieb im Feld bis zu seiner Verwundung.

Über die Einschätzung, die er bei seinen Kameraden erhielt, ist zu bemerken, daß er als ein „Luftikus" galt, wie ein ehemaliger Regimentskamerad im Lazarett erzählte. Über durchgemachte Geschlechtskrankheiten ist dem Vater nichts bekannt.

Mitte August 1916 wird Vö. verwundet.

Das 1. Krankenblatt beginnt am 8. IX. 1916 (Kriegslazarett St. Quentin): „Vor ca. 3 Wochen verwundet... Die Wunde soll im Feldlazarett operiert worden sein. Pat. wird in leicht benommenem Zustand mit 38,5° Temperatur in die Offiziersklinik. eingeliefert (ohne Krankenblatt). Er läßt unter sich.

Etwa einmarkstückgroße Trepanationswunde mit Hirnprolaps in der rechten Stirngegend. Man sieht im Röntgenbild einen linsengroßen Granatsplitter in dem linken hinteren Schädelgrunde liegen. Die Glieder sind frei beweglich, die Sprache ist stotternd und verwaschen. Die Lumbalpunktion ergibt ganz klare Flüssigkeit, unter starkem Druck stehend.

... Macht einen ganz apathischen Eindruck, ißt und trinkt aber gut, schläft viel. Es wird eine Erweiterung der Trepanationsöffnung vorgenommen, wobei in rechter Seitenlage etwa ein Eßlöffel voll dickflüssigen Eiters abfließt. Hierauf Besserung. Abtransport in die Heimat.

Am 30. IX. 1916 (etwa 6 Wochen nach der Verletzung) wird Pat. im Reservelazarett Kliem in Berlin-Hasenheide aufgenommen. Er gibt dort an, vor 4 Tagen (!) verwundet worden zu sein, habe kein Erbrechen gehabt und sei selbst ins Kriegslazarett nach St. Quentin gegangen, von wo er nach Berlin übergeführt worden sei. Die Wunde ist dort schon im Vernarben. Vö. ist noch etwas benommen. Die Sprache ist sehr matt und undeutlich, rechte Gesichtshälfte schlaff, keine Bewegungsstörung. Nach längerem Gehen bekommt Pat. Schwindelgefühl, beim Stehen mit geschlossenen Augen kein Schwanken. Wunde heilt normal.

Am 15. XI. 1916 (3 Monate nach der Verwundung) Untersuchung durch Fachbeirat Prof. Lewandowski: „Es kann nur eine wesentliche Herabsetzung der Merkfähigkeit festgestellt werden."

Bei seiner Entlassung aus dem Lazarett Kliem am 26. XII. 1916 wird festgestellt: Störung der Merkfähigkeit und des Sprechens. Pat. ist sehr einsilbig, gibt nur kurze, nicht immer ganz richtige Antworten. Stimmung im wesentlichen heiter. Über Beschwerden hat Pat. nie zu klagen.

Ende Dezember 1916 wird Vö. im Fürsorgelazarett München aufgenommen. Er gibt dort an, daß er nach der Verletzung das Bewußtsein verloren habe und erst im Kriegslazarett St. Quentin aufgewacht sei.

Die Verletzungsstelle zeigt eine etwas druckempfindliche Narbe und eine Knochenauftreibung. Die Reflexe sind normal, im rechten Arm ist die Kraft etwas herabgesetzt, die rechte Hand blaurot verfärbt. Ermüdet rasch beim Schreiben. Bildet sich beruflich im Bankfach aus.

4. I. 1918 (1 Jahr 5 Monate nach der Verwundung). Subjektives Befinden gut. Objektiv fällt sein launenhaftes und reizbares Benehmen auf.

17. I. 1918. Vö. hat das Lazarett ohne Erlaubnis verlassen.

22. I. 1918. Vö. erscheint wieder und wird zur Bestrafung gemeldet.

24. I. 1918. Vö. hat neuerdings das Lazarett unerlaubterweise verlassen. Bei einer Rücksprache mit dem Vater stellt sich heraus, daß der Pat. auch bei Gelegenheitsbesuchen zu Hause durch sein eigentümliches Benehmen auffiel.

30. I. 1918. Wird nach Rückkunft in das Reservelazarett L, Station für Nervenkranke, verlegt.

Erinnert sich offenbar an die Vorkommnisse während seines Wegseins. Gibt an, wie bei anderen Anlässen so auch bei seinem unbefugten Aufenthalt außerhalb des Lazarettes unter einer „Art von Zwangsvorstellung" gestanden zu haben. Er sei erst vor wenigen Tagen zur Erkenntnis der Strafbarkeit seiner Handlung gekommen. Er habe auch Scham wegen einer neuerdings festgestellten Gonorrhöe, die er sich während seines Wegbleibens privatim habe behandeln lassen. (Die Gonorrhöe war noch nicht geheilt.)

Bei der neuen Untersuchung ergibt sich körperlich keine Änderung. Die genaue Lokalisation des Splitters ergibt seine Lage intrakraniell in der linken Schädelhälfte 3 Querfinger breit in der linken Basis der Felsenbeinpyramide, 4 Querfinger breit von der Medianlinie und 3 cm von der inneren Schädelkapsel entfernt. Während der ganzen Lazarettbehandlung (1919) keine Änderung der körperlichen Symptome. Bárány-Prüfung zeigt links verminderte Erregbarkeit. Wassermannsche Reaktion negativ (im Blut).

Während der Untersuchungen im Lazarett L ist Pat. gewöhnlich prompt in seinen Antworten, dagegen ist er in Spontanäußerungen wenig rege, fast etwas stumpf. Dabei zeigt er dem Stationsarzt gegenüber ein militärisch überkorrektes, „automatenhaftes" Verhalten. Dieser Eintrag findet sich häufig.

Während der Lazarettbeobachtung entfernt er sich häufig für kürzere oder längere Zeit. Bei seiner Rückkunft gebraucht er die verschiedensten Ausreden: Sei zu einem Vetter auf Besuch gegangen, habe einen Kameraden zufällig auf der Straße getroffen, der ihm gesagt habe, daß er jetzt wieder ins Lazarett müsse. Er habe selber nicht mehr daran gedacht, daß er ins Lazarett zurück müsse, habe geglaubt, er habe Urlaub. — Ein anderes Mal gibt er auf die Frage an, er habe nicht gedacht, daß er bestraft werden könne, habe nicht vergessen, daß er Soldat sei, habe bei seinem Vetter übernachtet, sei einmal mit Frauenzimmern herumgezogen. Sei nicht geisteskrank, sei nicht betrunken gewesen, habe keine Angstzustände.

Einige Wochen Besserung, arbeitet eine Zeitlang mehrere Stunden im Bureau zur Zufriedenheit seiner Arbeitgeber.

29. VIII. 1918. Wird bei einer Razzia von der Polizei aufgegriffen und ins Lazarett eingeliefert.

Folgende Antworten bei dem Verhör des ordinierenden Arztes mögen das Verhalten des Kranken illustrieren. Steht mit angelegten Händen da:

(Warum werden Sie nicht gestraft?) Weiß ich nicht.

Wieviel hätten Sie bekommen, wenn Sie vor das Kriegsgericht gestellt worden wären?) Weiß ich nicht.

(Ein paar Tage?) Jawohl.

(Warum hat man Ihnen das erspart?) Weiß ich nicht.

(An wem liegt es, daß Sie nicht gestraft werden?) An Herrn Stabsarzt.

(Aus welchen Gründen tue ich das?) Weiß ich nicht, wegen meiner Krankheit.

(Wen bestraft man überhaupt nicht vor Gericht?) Nervenkranke.

(Sind Sie geisteskrank?) Ich glaub nicht.

(Wie stellen Sie sich Ihre Zukunft vor?) Ich will in den Gisela-Verein gehen und dort Bureauarbeiten verrichten.

(Werden Sie dort auch wieder davonlaufen?) Nein, Herr Stabsarzt.

(Warum sind Sie davongelaufen?) Weiß ich nicht.

(Sind Ihnen diese Sachen nicht unangenehm, da Sie doch Offizierstellvertreter sind?) Gewiß!

(Haben Sie Klagen?) Nein.

(Was haben Sie zu sagen zu dem Ausdruck „kuhwarme Ziegenmilch"?) Lacht und sagt: Das gibt es nicht.

Der in der gleichen Zeit erhobene klinisch-psychologische Befund, bei dem hauptsächlich die intellektuellen Fähigkeiten geprüft werden, ergibt nach den Krankenblättern folgende Ergebnisse:

Sprache etwas hastig und verwaschen. Kopfrechnen gut.

Merken von optischen Stoffen gut: 4 geometrische Figuren sofort richtig nach Form und Stellung unmittelbar nachgezeichnet.

Gedächtnis für sprachliche Stoffe nicht wesentlich herabgesetzt: Erlernen von 6 vorgesprochenen sinnvoll verbundenen Wortpaaren nach Ranschburg nach 4 Lesungen, ein Komplex von 12 selbstgelesenen sinnlosen Silben nach Ebbinghaus wird nach 20 Lesungen erlernt. Die Ersparnis bei der Wiederholung des Versuches bei der gleichen Aufgabe nach 24 Stunden beträgt beim Ranschburgversuch 2 : 4, beim Ebbinghausversuch 5 : 20. Die Leistungen sind durchaus normal. Im Aufmerksamkeitsversuch nach Bourdon wird in kurzer Versuchszeit fehlerlos gearbeitet.

Im Assoziationsversuch kurze Zeiten, sinnvolle Reaktionen. Kenntnisse bei Beantwortung des Fragebogens gut. Allgemeines Verständnis von Sprichwörtern und Geschichten normal, Kombination von Wörtern zu Wortzusammenhängen (Sätzen) etwas erschwert, doch nicht unternormal.

Im ganzen zeigt also die klinisch-psychologische Untersuchung keine Ausfallserscheinungen in den Aufgabenlösungen. Anzeigen von epileptischer Reaktionsweise sind nicht vorhanden.

Am 20. I. 1919 (2 Jahre 4 Monate nach der Verletzung) wird Vö. wegen „Folgen einer Hirnverletzung mit psychischen Veränderungen im Sinne der Verstumpfung des Gefühls und Wollens" als d. kr. u. erklärt und seine E.-B. auf 85% festgelegt.

Am 17. XI. 1919 (3 Jahre 3 Monate nach der Verletzung) erscheint die junge Frau des Vö., im 7. Monat schwanger, im Lazarett und erklärt folgendes:

Ihr Mann war bis vor 3 Monaten in der Garnisonverwaltung angestellt, verließ dann plötzlich, ohne entlassen zu sein, den Dienst. Liegt lange Zeit des Tages im Bett, kümmert sich nicht um die Erfordernisse des Alltags, spielt ein der Frau unverständliches Kartenspiel für sich allein, nimmt Bücher ins Bett, ohne sie zu lesen. Wenn er auf ist, läßt er sich zu kleineren Aufträgen veranlassen. Leichtere Arbeiten kann er machen, doch muß man bei ihm stehen bleiben, wenn er sie ausführen soll. Komplizierte Arbeiten werden überhaupt nicht gemacht. Raucht ständig Zigaretten und legt alles Geld, was er in die Hand bekommt, in Zigaretten an. Hat er nicht genug Geld, um sich den gewünschten Bedarf an Zigaretten zu verschaffen, so wird er erregt und verlangt von seiner Frau Geld. Wird es ihm verweigert, so droht er, alles zusammenzuschlagen, hat es jedoch nie getan. Er äußert häufig Selbstmordideen, spricht von Pulsaderöffnen und Aufhängen, trägt immer ein Rasiermesser in der Tasche. Als ihm die Frau dies heimlich aus der Tasche nimmt, wird er sehr erregt. Einen wirklichen Selbstmordversuch oder irgendwelche Anstalten dazu hat er jedoch noch nie gemacht. Häufig äußert er Drohungen gegen abwesende Personen, die der Frau nicht bekannt sind. Einmal geht er aus dem Haus, kommt nach einigen Stunden ohne Hut und Stock nach Hause und erzählt auf Befragen, daß er eine Rauferei gehabt habe. Einer Verlegung ins Lazarett äußert er Widerstand entgegensetzen zu wollen.

Da die Frau um Aufnahme des Kranken ins Lazarett bittet, wird der Versuch gemacht den Vö. unter Vorgabe der Regelung einer Geldangelegenheit mit seinem Ersatztruppenteil zu veranlassen sich ins Lazarett aufnehmen zu lassen. Dies gelingt wider Erwarten.

Hier entweicht er alsbald wieder nach Hause, treibt sich aber dann an unbekannten Orten herum, bleibt oft bis zu mehreren Tagen von Hause weg. Kommt er in Abwesenheit der Frau nach Hause, so nimmt er in der leeren Wohnung Haushaltungsgegenstände, versetzt sie an Tändler oder verkauft sie an Bekannte, um Geld für Zigaretten zu bekommen. Auch seinen neuen Anzug trägt er aufs Versatzamt. Solange er genug Geld hat, bleibt er zu Hause. Als er dann einmal seiner schwangeren Frau gegenüber äußert, man „könne dem Kind nach seiner Geburt ganz einfach eine Nadel oben in den Kopf hineinstoßen, das merke niemand," wird Vö. auf Veranlassung der Frau in eine geschlossene psychiatrische Abteilung verlegt. Auf dieser Abteilung führt er sich gut, hält sich streng an die militärischen Umgangsformen.

Auf Vorhalt, warum er seine Sachen versetzt und sich dafür Zigaretten gekauft habe, gibt er an, es sei „Kundschaft" gewesen. Daß er die Frau bedroht und das Kind habe umbringen wollen, leugnet er. Es habe sich da um einen Fall in der Nachbarschaft gehandelt. Leugnet auch Selbstmordideen. Obwohl Vö. sich vorgeblich nicht für krank hält, läßt er die Zurückhaltung in der geschlossenen Abteilung ohne jeden Widerspruch über sich ergehen.

Einmal äußert er Mitpatienten gegenüber, er kaufe Holz in großen Mengen, bis zu 100 000 Tagwerk, baue Häuser. Sei einmal aus einem Fenster 17 m tief auf die Straße gesprungen, ohne sich etwas zu tun. Einmal sei er in der Heil- und Pflegeanstalt Eglfing gewesen, wo ihn Prinz Ludwig Ferdinand herausgeholt habe. Auch Bekannten gegenüber soll er gelegentlich „ganz tolle, von vornherein unglaubhafte Lügen mit der größten Kaltblütigkeit" geäußert haben. Auf Vorhalt stellt er alle seine Äußerungen in Abrede.

Die Wassermannsche Reaktion in Blut und Liquor wiederholt negativ.

Wird Ende 1919 ins Lazarett für Hirnverletzte zurückverlegt, wo er sich jedoch nur einmal vorstellt, um dann wegzugehen und nicht mehr wieder zu erscheinen.

Da er seine Umtriebe mit Verkauf und Versetzen von häuslichen Wertgegenständen fortsetzt, wird er auf Veranlassung seiner Ehefrau einige Tage später in die Psychiatrische Universitätsklinik übergeführt.

Hier benimmt er sich ganz unauffällig, ruhig und ordnungsgemäß, so daß der aufnehmende Arzt vor Empfang der Krankenakte gar nicht an eine geistige Veränderung glaubt.

Auf die Frage, warum er nicht ins Lazarett zurückkehre, gibt er an, daß es ihm dort nicht gefalle, daß ihm der Chefarzt unsympathisch sei, auf weitere Erkundigung auf den Grund dieser seiner Abneigung gibt er an, „weil er im Lazarett keinen Ausgang bekommen habe". Als ihn jedoch der Chefarzt selbst besucht, ist er gegen diesen so zugänglich und freundlich wie gegen die anderen Ärzte.

Der körperliche Befund ergibt nichts Neues. Den Aufenthalt in der Klinik, der mehrere Monate dauert, läßt er sich ohne jeden Affekt und ohne Äußerung eines Wunsches, wieder herauszukommen, gefallen. Den Mitpatienten gegenüber ist er vollkommen geordnet, spielt mit ihnen Schach und Karten, schließt Freundschaften. Im Verlaufe der Beobachtung in der Klinik treten gelegentlich gemütliche Stumpfheit und automatenhaftes Wesen in Erscheinung.

Wieder aus der Klinik entlassen, beginnt er sein Spiel von neuem, lädt einen Mitpatienten aus der Psychiatrischen Klinik zu sich ein, um ihm Lebensmittel seiner Frau um ein Fünftel des Kaufpreises abzugeben, versucht wieder Wertgegenstände zu verkaufen usw.

Es wird dann das Entmündigungsverfahren eingeleitet und seine Rentenbegutachtung durchgeführt, auf Grund deren er als 100% erwerbsbeschädigt und als dauernder Warte und Pflege bedürftig erachtet wird.

Die eingehende Schlußuntersuchung auf der Hirnverletztenstation ergab folgenden Befund:

Die allgemeine Einstellung zur Untersuchungsaufgabe ist die der vollkommenen Bereitwilligkeit. Während der Ableistung der Aufgabe ist der Mann von Beginn bis zu Ende bemüht die entsprechende Lösung herbeizuführen. Niemals ist eine Gegenstrebung und eine unernste Einstellung, kein Erschlaffen bei der Durchführung der gestellten Aufgabe beobachtet worden.

Über den aufgenommenen körperlichen Befund des Patienten ist zu sagen, daß der pulsierende Defekt im Bereich der rechten Stirnseite vollkommen reaktionslos war und daß eine geringe Reflexsteigerung und Schwäche der rechten oberen und unteren Extremität ohne Störung der Bewegungsabläufe und ohne wesentliche Beeinträchtigung der praktischen Gebrauchsfähigkeit vorhanden war.

Es sollen zunächst im psychologischen Befund diejenigen Aufgaben besprochen werden, die das willentliche Verhalten betreffen. Es kommen speziell die Reaktionsversuche in Betracht.

Reaktionsversuche wurden an 3 Versuchstagen nacheinander ausgeführt, und zwar zunächst 30 Reaktionen mit einfacher Zuordnung und mit der Instruktion auf sensorielle Einstellung (optischer Reiz).

Es zeigen sich am 1. Tag noch etwas verlängerte Zeiten (arithmetisches Mittel $= 373\ \sigma$) und stärkere Schwankungen (Streuung $176\ \sigma = 47\%$ des a. M.); am 2. und 3. Tag werden unter der Wirkung der Übung und Gewöhnung die Zeiten durchschnittlich normal (M. $= 180$

bzw. 191 σ) und die Schwankungen, wenigstens im ersten Teil der Versuche, wesentlich geringer (Streuung = 79 σ = 43% und 64 σ = 34% des a. M.). Es wurden dann Reaktionen mit doppelter Zuordnung nach Ach (Unterscheidungsreaktionen nach Wundt) gemacht. Bei der Instruktion „auf rot reagieren", „auf die übrigen Farben nicht", waren am 1. Versuchstag a. M. = 283 σ, Streuung = 21 σ = 7,4% des a. M.; am 2. Versuchstag a. M. = 248 σ, Streuung = 42 σ = 18% des a. M.

Bemerkenswert ist also die Verbesserung der Leistung von Tag zu Tag in bezug auf Zeit und Streuung, insbesondere das Kleinerwerden der Schwankungen (Streuungszahlen) beim Übergang von der einfachen Reaktion zur schwereren Wahlreaktion.

Beim Vergleich zwischen einfachen und mehrfachen Zuordnungen ist also bedeutungsvoll, daß die Komplikation, die in den mehrfachen Zuordnungen liegt, nur die normale Verlängerung der Reaktionszeit mit sich bringt, so daß ein störender Einfluß des „intellektuellen" Vorgangs auf den willentlichen Reaktionsablauf nicht zu konstatieren ist.

Auch in den psychologischen Arbeitsversuchen (s. Tabelle 5 S. 151) ist keine pathologische Reaktionsweise zu bemerken. Der Auffassungsversuch zeigt mittlere Leistungshöhe, schwankende Tageshöhe. Im fortlaufenden Addieren ist die Minutenleistung eine gute Mittelhöhe, es sind normale Schwankungen, Schlußsteigerung und Pausenwirkung vorhanden; von Tag zu Tag macht sich Übungswirkung bemerkbar. Die Kurve des Arbeitsschreibers ergibt stetigen Ermüdungsabfall und gute Pausenwirkung, ein Zeichen für maximale Anspannung der Kraft.

Bei dem sog. Konzentrationsversuch nach Bourdon leistet Vö. sehr gute Arbeit, macht seine Durch- und Unterstreichungen von Buchstaben im Text fast fehlerlos in sehr kurzer Arbeitszeit.

Die Prüfung der intellektuellen Leistungen bzw. ihrer Vorbedingungen ergibt folgenden Befund. Sprache gering verwaschen, rasch, beim Nachsprechen gelegentlich Silbenstolpern, desgleichen beim Lesen, doch liest Vö. mit richtiger Betonung und in sinnvollen Absätzen der Phrasen. Der Sinn des laut und leise Gelesenen wird gemerkt. Spontanschreiben, Abschreiben und Diktatschreiben gut, Sprachlautverständnis normal, Verständnis von konkreten und abstrakten Sprachbedeutungen richtig, übertragene Bedeutung gewisser Wörter und Sprichwörter machen einige Schwierigkeiten (z. B. weiß er Blaustrumpf, böse Sieben, das Kind mit dem Bad ausschütten usw. nicht zu erklären). Das Reihensprechen ist intakt, Wortfindungsstörungen sind nicht vorhanden, die rein sprachlichen Rechenfunktionen sind vorhanden, die Rechensymbole bekannt.

Die Praxie ist nicht gestört, von katatonischen Erscheinungen (Flexibilitas cerea, Negativismus, Manieren oder Stereotypien) ist nichts vorhanden.

Das optische Erfassen und Vorstellen erweist sich als ungestört, desgleichen die akustische Perzeption und Apperzeption.

Die unmittelbare Reproduktion aufgenommener Gedächtnisinhalte ist nicht unter der Norm, die für den Mindergebildeten im Lazarett aufgestellt ist. 6 Ziffern einzeln und im Zahlenkomplex werden unmittelbar behalten, 4 geometrische Figuren unmittelbar richtig reproduziert. Von sinnvollen Sätzen werden 22silbige noch richtig wiederholt, bei Sätzen mit 24 und 26 Silben kommen Vertauschungen und Verwechslungen vor. Die unmittelbare Wiedergabe von kurzen Gedichten ihrem Sinn nach geht, wo es sich um kleine Vorkommnisse handelt, ganz gut. (Z. B. die Christbaumgeschichte nach Bobertag usw.) Auch ein schwierigerer Abschnitt mit abstraktem Inhalt [Präsidentenfrage nach Binet, St. u. W.[1]), S. 40] wird nach der 3. Lesung in den 3 Hauptpunkten wiedergegeben. Daß hier nicht nur Gedächtnisfunktionen in Betracht kommen, ist selbstverständlich.

Das Lernen von Gedächtnisstoffen geht gut. 6 sinnvoll verbundene Wortpaare nach Ranschburg im Trefferversuch werden nach 3 Lesungen so gelernt, daß die Treffer der ganzen Reihe richtig reproduziert werden. Eine Reihe von 12 sinnlosen Silben nach Ebbinghaus, die die Vp. selbst lesen muß, wird erst in 50 Lesungen gelernt.

Beim Wiedererlernen nach 24 Stunden ist im Ranschburgschen Trefferversuch keine Ersparnis vorhanden, dagegen ist die Ersparnis bei der Reihe von sinnlosen Silben sehr erheblich (14 : 50).

---

[1]) Abkürzung für Stern und Wiegmann, Methodensammlung zur Intelligenzprüfung von Kindern und Jugendlichen. 1920.

Die Schulkenntnisse sind mittelmäßig, wie der Kenntnisfragebogen ergibt. Auffallend ist, daß Vö. als Berufssoldat bei der Aufgabe, die Achselstücke von bestimmten Offiziersgraden zu benennen, Unsicherheiten zeigt. Doch sind diese Verluste an assoziativ erworbenen Kenntnissen von Symbolen durch den langen Mangel an Beschäftigung mit militärischen Dingen, vielleicht auch geringes Interesse, noch erklärbar.

Die Leistung bei den Figurenergänzungen nach Heilbronner sind gut.

Die Denkleistungen weisen keine Defekte auf. Beim Beziehungserfassen und Abstrahieren an einfachen Aufgaben keine Störungen. Bei der Aufgabe, die gemeinsamen Merkmale an verschiedenen Polygonen zu finden (nach Moede und Piorkowski), werden 3 Lösungen gegeben, was als gute Leistung aufzufassen ist. Die kombinatorische Ergänzung von Sprachlückentexten nach Ebbinghaus wird bei geringerer und mittlerer Schwierigkeit gut gelöst. Die Kombinationsaufgaben nach Masselon (Typus: Mörder — Spiegel — Rettung), und zwar auch in der Modifikation von Piorkowski, die mehrere Lösungen für eine Aufgabe verlangt, werden mit mittlerer Güte geleistet. (Der obige Text ergibt zwei Lösungen, sonst durchschnittlich eine.)

Prüfungen mit formaler Schlußfolgerung wurden nicht vorgenommen. Die Rechenoperationen in reinen Zahlenaufgaben und auch in eingekleideten Aufgaben gehen gut vor sich. Die Pointe einer vorerzählten Geschichte wird zwar erst nach mehrmaliger Wiederholung, dann aber selbständig gefunden.

Bei Beurteilung einer Geschichte mit eingestreuten Sinnwidrigkeiten nach W. Stern (Zeitschr. f. pädag. Psychologie 1918) werden die meisten Sinnlosigkeiten sofort korrigiert, an einigen Stellen erfolgt die Korrektur erst nach Vorhalt. Wird Vö. nun gefragt, warum er den Sinn nicht gleich erkannt habe, so redet er sich ohne Verlegenheit auf irgendein Mißverständnis hinaus.

Auch bei Unterschiedsfragen und bei praktischen Schlußfolgerungen ergeben sich keine Störungen.

So zeigen sich sowohl bei experimenteller Prüfung als auch bei der Prüfung in der freien Unterredung keine Ausfälle der „intellektuellen Leistungsanteile".

Prüft man die „wertende Einstellung" des Kranken, so stehen keine als „Methoden" ansprechbare Verfahrungsweisen zur Verfügung. Exempla ficta („Was würden Sie tun, wenn ..."), die nur ein Wissen um Werte untersuchen können, werden korrekt und einsichtig gelöst. [Die Methode von Fernard-Jacobsen, bei der verschieden schwere Verbrechen von der Vp. in eine Reihe gebracht werden müssen, bietet ebenfalls kein Bild von der gefühlsmäßigen Wertung eines Kranken[1]).]

Das Wissen um objektive Werte ist also gemäß dem übrigen intellektuellen Verhalten intakt. Wirtschaftliche Werte (Geld, Vorteile usw.) ordnet Vö. in ein dem Normalen entsprechendes Wertsystem ein. Aus seinen Gesprächen geht hervor, daß er über die Pflichten und Zwecke seines Erfahrungskreises hinreichend orientiert ist. Vö. weicht dabei dem eigentlichen Konflikt immer aus und wählt den einfachsten durch die Erfahrung gestützten Weg.

Über „subjektive Wertungen" ist bei Vö. zu sagen, daß er zwar im ganzen verstumpft erscheint, daß er aber gerade in der Untersuchungssituation bei vielen Gelegenheiten zeigt, daß ihm Gefallen und Mißfallen, Ernsteinstellung und Komik, Interesse für Gegenstände und Angelegenheiten nicht verloren sind. Diese Urteile lassen sich aus dem, was früher über die allgemeine Beobachtung gesagt ist, ersehen. Die „Verstumpfung" hat ihre Quelle nicht in den Wertungsfunktionen (siehe später!).

Es ergeben sich somit als Untersuchungsresultate:

Vö. zeigt während der Beobachtung und in den Untersuchungen ein willentliches Verhalten, das in wesentlichen Punkten vom Normalen abweicht. Die „intellektuellen" Leistungsdispositionen haben sich im allgemeinen als gut erwiesen und entsprechen denen einer mäßigen Bildung und einer mittleren Begabung. Geringe Abweichungen von der Norm, z. B. das Vergessen der militärischen Abzeichen oder die Äußerungen über Größenideen und die Prahle-

---

[1]) Wir haben versucht, durch Vorlage von fiktiven Konflikten (z. B. in der Novelle Kleists „Michael Kohlhaas": Wer hat recht, die sächsischen Feudalgerichte oder Kohlhaas?) eine entsprechende Situation zu schaffen. Hier geht Vö. aber dem Konflikt geflissentlich aus dem Wege und bleibt ohne schärfere Begründung bei einer Eventualität (nämlich dem Gehorsam gegen die Gerichte), ohne die andere abzuschätzen.

reien, sind nicht imstande, das Urteil über das allgemeine „intellektuelle" Verhalten zu ändern, und finden im einzelnen ihre Erklärung. Eine wesentliche und durchgehende Störung liegt vielmehr nur auf den Gemüts- und Willensfunktionen, von der der Leistungsinhalt getragen wird.

Welche Funktionen im spezielleren Sinne gestört sind, wird im Zusammenhang besprochen.

Bei klinischer Betrachtung läßt sich differentialdiagnostisch an eine Form von traumatischer Epilepsie in der Gestalt der Poriomanie oder sonstiger deliranter Zustände denken. Dagegen ist zu bemerken, daß für Dämmerzustände mit nachfolgender Erinnerungslosigkeit nichts spricht. Eine Periodizität ist in dem Verhalten des Kranken nicht vorhanden. Auch in dem psychischen Gesamtkontext, den man als „Charakter" oder „Persönlichkeit" zu bezeichnen pflegt, ist nichts zu erkennen, was die genuine und gelegentlich auch die traumatische Epilepsie auszeichnet.

Dagegen haben die bei dem Pat. beschriebenen Willensstörungen manche Züge mit den bei Schizophrenie beobachteten Schädigungen gemeinsam, insbesondere die absonderlichen, gelegentlich „autistisch" anmutenden Handlungen sowie der Automatismus. Doch sind bei Vö. keine Sinnestäuschungen, keine Wahnideen vorhanden, in der Anstalt ist der Mann stets geordnet, besonnen und zugänglich. Wenn auch im Laufe der Krankheitsentwicklung eine gewisse Steigerung der Symptome zu beobachten ist, so ist doch kein zunehmender Verfall der „Persönlichkeit" im Laufe der Jahre und auch keine eigentliche Remission zu sehen. Vielmehr bestehen die Störungen, wenn auch mit gewissen Schwankungen, immer fort.

Auch mit den seelischen Schäden bei Psychopathie haben die Ausfälle in vielen Punkten Ähnlichkeit, insbesondere mit denen der willensschwachen und haltlosen Psychopathen. Auch bei diesen Fällen findet man Willensschwäche bei gleichzeitiger guter Lenkbarkeit durch autoritative Einflüsse usw. Doch ist selbst bei schweren Fällen dieser Unterschied nicht so schroff wie bei Vö. Es bleibt bei solchen Psychopathen doch immer noch ein gewisser Grad von Selbstbestimmung und Festhalten des gewählten Standpunktes bestehen, auch unter starker äußerer Beeinflussung. Wir haben (klinisch gesprochen) in den Psychopathen mangelhaft „strukturierte" und labile Persönlichkeiten vor uns, aber doch immer „Gesamtpersönlichkeiten", die in eine Vergleichsreihe zum Normalen eingefügt werden können. Vö. ist dagegen ein Fall mit psychischem Defektzustand; es liegt bei ihm ein Ausfall wesentlicher, die Persönlichkeit konstituierender Momente vor.

Fall XXXIV.

Ib., Max. Geb. 4. V. 1899, Sohn eines Spenglermeisters in München. Er selbst gibt an, keine Kinderkrankheiten, keine Entwicklungsstörungen gehabt zu haben. Nach Aussage der Mutter ist Ib. in den ersten Jahren ein ruhiges, folgsames Kind gewesen. Er war durchaus nicht scheu, spielte gern mit Kameraden ohne irgendwelche Auffälligkeiten; von den Eltern soll er als einziger Sohn neben 2 Schwestern ziemlich streng gehalten worden sein. Die Volksschulzeugnisse zeigen durchwegs gute Leistungen bei sehr gutem Fleiße und lobenswürdigem Betragen. 1910—1917 besuchte Ib. die Realschule in Freising. Bemerkung im Abgangszeugnis: „Bei großem Fleiß und lobenswürdigem Betragen hat der Schüler im Durchschnitt gute Unterrichtserfolge erzielt." Außer in den mathematisch-naturwissenschaftlichen Fächern, die mit „genügend" zensiert sind, werden die Leistungen als „gut", Turnen und Zeichnen als „sehr gut" beurteilt. So tritt Ib. als normal begabter, gut ausgebildeter Mann ohne körperliche Schäden im Beginn des 19. Lebensjahres am 2. VI. 1917 ins Heer ein und rückt im Februar 1918 ins Feld. Nach Mitteilung eines Kompagniekameraden soll Ib. im Felde ein lebhafter Mensch gewesen sein und zu allerlei Späßen und Schabernack geneigt haben. Dabei soll er ein tapferer Soldat und ein guter Kamerad gewesen sein.

Am 19. IX. 1918 wird Ib. durch Granatsplitter an der rechten Stirngegend verwundet. Nach eigener Angabe ist er nicht bewußtlos gewesen, sei vielmehr selbst zum Verbandsplatz gegangen. Im Feldlazarett sei er dann operiert worden und in ein Kriegslazarett verlegt worden. Krankenblätter über die erste nach Zeit der Verwundung liegen nicht vor.

Der erste vorliegende Krankenbericht stammt aus einem Heimatslazarett (Hersfeld).

22. X. 1918 (1 Monat nach der Verwundung): „Am rechten Stirnhöcker ein halbgänseeigroßer pulsierender Hirnprolaps mit trockenen Granulationen. Keinerlei Lähmungserscheinungen. Abgesehen von leichter Teilnahmlosigkeit normales psychisches Verhalten.

1. XII. 1918. Prolaps ganz zurückgegangen.

In weiterem macht Pat. eine schwere Polyneuritis mit: Starke Sensibilitätsstörungen in Form von Schmerzen, Parästhesien und Hypästhesien, ferner motorischer Schwäche an Rumpf und Extremitäten, Fehlen der Achillessehnenreflexe, positives Laséguesches Zeichen, Herabsetzung des Muskeltonus, unregelmäßiger Randnystagmus, gelegentlich rotatorischer Nystagmus bei Blick nach oben, keine Ataxie, keine Änderung der elektrischen Erregbarkeit von Nerven und Muskeln. Über psychische Veränderung, insbesondere über Gedächtnisstörungen (etwa vom Korsakoff-Typus), ist nichts vermerkt.

Polyneuritis bessert sich in der folgenden Zeit. Im Juli 1919 Vermerk in einem Gutachten: Organisch-neurologische Krankheitszeichen finden sich nicht mehr... Achillessehnenreflexe etwas abgeschwächt, was wohl ebenso wie die Schwäche des Händedruckes beiderseits als Resterscheinungen der überstandenen Polyneuritis aufzufassen ist."

März 1919 ($^1/_2$ Jahr nach der Verletzung) klinisch-psychologische Untersuchung: Hie und da Kopfschmerzen, insbesondere an der Wunde, Schlaf nicht fest, Stimmung zeitweise ganz gut, während der Untersuchung recht gedrückt. Muß häufig über sein Unglück nachdenken, dabei kommen ihm die Tränen in die Augen.

Die Sprachfunktionen zeigen keine Abnormitäten, auch in Wahrnehmungen und Vorstellungen und in den Sinnesgebieten keine Angaben über abnormes Verhalten.

Über das Gedächtnis für sinnlose Stoffe ist vermerkt: Das Merken und Nachsprechen von Reihen einzelner Ziffern scheint gegenüber von Normalen stark herabgesetzt. Dabei reagiert der Kranke sehr langsam und zählt die Anzahl der Ziffern an den Fingern ab. Er kommt nur ganz selten über die Zahl von 5 Ziffern hinaus, dabei ist ein gewisses „Hineinsteigern" auf größere Ziffernleistungen bis höchstens zu 6 zu bemerken. Die Leistung wäre selbst für einen Ungebildeten stark unternormal.

Beim Lernen von 6 sinnvoll verbundenen Wortpaaren im Trefferversuch (Sarg — Leiche usw.) nach Ranschburg zeigen sich stark verlängerte Zeiten. Die Reihen werden in 3 Lesungen gelernt (annähernd normal). Beim Wiedererlernen nach 2 Stunden keine Ersparnis. Ein Komplex von 12 sinnlosen Silben nach Ebbinghaus nicht geprüft. Zu einer Reihe von 6 sinnlosen Silben braucht er 16 Lesungen (unternormal), Wiedererlernen nach 24 Stunden 18 Lesungen (keine Ersparnis!). Das Gedächtnismaterial aus den Schulstoffen ist zum großen Teil zu Verlust gegangen, es sind kaum noch Reste von Wissen in der französischen Sprache vorhanden, ganz einfache Aufgaben aus der Algebra und Geometrie werden nicht gelöst, Fremdwörter, wie Kosmopolit, Byzantinismus usw., kann Ib. nicht erklären; weiß nur, daß er es „einmal gelesen" hat. Vom Handelsregister weiß er nur, daß es „ein Buch" ist.

Unter den speziellen Denk- und Kombinationsleistungen ist hervorzuheben: das Kopfrechnen mit abstrakten Zahlen in allen Rechnungsarten sehr verlangsamt, doch mit richtigen Resultaten. Eingekleidete Rechenaufgaben machen Schwierigkeiten. Leichtere Aufgaben, insbesondere auch Zinsrechnungen werden gelöst, und zwar mündlich und schriftlich. Interpretieren von Sprichwörtern gelingt.

Der einfache Assoziationsversuch zeigt stark verlangsamte und sehr schwankende Zeit. Inhaltlich ganz gute Reaktion.

In den „Arbeitsversuchen" nach Kraepelin sind die Leistungshöhen gering, keine paradoxe Wirkung der Pause, vielmehr geringe positive Pausenwirkung vorhanden. Zusammenfassendes Urteil der damaligen psychologischen Untersuchung. Herabgesetzte Gedächtnisleistung, gesteigerte Ermüdbarkeit, psychische Depression.

In diesem psychischen Zustand und mit den Resten seiner Polyneuritis wird Ib. im Juni 1919 ($^3/_4$ Jahr nach der Verwundung) mit einer E.-B. von 75% entlassen. Will sich der Betätigung im kaufmännischen Berufe zuwenden.

Ende Mai 1920 ($1^3/_4$ Jahre nach der Verwundung) erscheint Ib. im Lazarett mit dem Antrag um Verstümmelungszulage. Nach durchgeführter Untersuchung wird er im Oktober 1920 mit 85% begutachtet und bleibt weiter in ambulanter Behandlung. Meldet sich November 1920 von selbst zur stationären Behandlung wegen starker Kopfschmerzen und Druckempfindlichkeit in der Gegend der Wunde. Wegen Verdacht auf entzündliche Reaktion bzw. Abszeß wird eine probatorische Spaltung der Narbe vorgenommen. Außer Hyperämie im Bereiche des Schädelknochens nichts Pathologisches. Dura bei der Operation uneröffnet. Normale Wundheilung.

Die im folgenden wiedergegebenen Untersuchungsresultate sind aus den Untersuchungen vom Juli 1920 bis Februar 1921 zusammengestellt.

Bei der körperlichen Untersuchung zeigt sich Ib. als großgewachsener Mann in etwas reduziertem Ernährungs- und Kräftezustand. Gesichtsfarbe blaß, talergroßer Knochendefekt in der Gegend des rechten Stirnhöckers, mit einer (bei Rückenlage des Kranken) muldenförmigen Vertiefung, deren Sohle etwa $1^1/_2$ cm in der Schädelhöhle liegt. Die Projektion der Knochenverletzung auf die Hirnoberfläche nach dem Schema von Goldstein trifft die vorderen Teile des rechten 1. Stirnwindung, aus der große Teile zu Verlust gegangen sein müssen. Vielleicht sind auch die obersten Teile der 2. Stirnwindung von der Verletzung betroffen. Bei Neigung des Kopfes nach vorne und bei Anspannen der Bauchpresse füllt sich der Defekt bis zur Schädeloberfläche aus. Bei Aufrechterhaltung des Kopfes ist starke Pulsation zu sehen, die sich bei geistiger Anstrengung deutlich verstärkt, ebenso bei den emotiven Wallungen. (Sphygmo-plethysmographische Aufnahmen des Hirnpulses sind bei dem Kranken nicht gemacht worden.) Im übrigen Körperbefund fällt eine geringe Vergrößerung der Schilddrüse bei normaler Konsistenz auf. Ferner ist eine Abschwächung des rechten und unteren Bauchdeckenreflexes vorhanden. Sonst keinerlei Störungen der Reflexe und Ausfälle in der Bewegungs- und Empfindungssphäre.

Über das psychische Verhalten des Kranken ist folgendes zu bemerken: Der Kranke wohnt mit seinen Eltern und seinen 2 Schwestern zusammen. An Werktagen geht er in ein Eisenwarengeschäft, jedoch nur, wenn er sich wohl befindet; er wird dort, wie die Firma dem Untersucher mitteilt, mit leichten Arbeiten beschäftigt, z. B. Bedienen von Kunden, Packen, Austragen von Waren usw. Arbeiten, bei denen gelesen, geschrieben und gerechnet werden muß, führt Ib. nicht aus. Er hat Erlaubnis, zu kommen und zu gehen, wann er will, er sucht sich im allgemeinen die Arbeit aus, die ihm paßt. Die Geschäftsangehörigen vermeiden mit ihm jeglichen Konflikt. Hat er Kopfschmerzen, so bleibt er ohne Entschuldigung zu Hause, oft bis zu mehreren Tagen. Zu Arbeiten, die seiner Vorbildung entsprechen, kann Ib. nicht herangezogen werden. Er hat anfangs umsonst gearbeitet, später ein kleines Salär erhalten.

In der Familie ist er im allgemeinen ruhig und gutmütig; wenn man ihn nicht anregt, kommt es vor, daß er längere Zeit, oft stundenlang, auf dem Sofa sitzt, sich um nichts kümmert und mit nichts beschäftigt. Die Angehörigen müssen sich mit jedem Wort in Acht nehmen, da er bei der geringsten (oft genug mißverstandenen) Reizung in Zorn geraten kann. Er scheut dann nicht vor groben Ausdrücken, ja vor Handgreiflichkeiten an den Schwestern zurück. Der Affekt ist rasch verraucht. Oft kommt es vor, daß der Kranke, nachdem er eines seiner Geschwister geschlagen hat, in eine Ecke geht, bitterlich weint, um sich dann nach rascher Beruhigung zu den Angehörigen zu setzen, als wenn gar nichts geschehen wäre. Eine Nachwirkung der vorausgegangenen Erregung ist dann überhaupt nicht zu merken. Derartige Vorkommnisse sind allerdings nicht häufig. Oft ist Ib. traurig verstimmt, äußert, daß es ihm lieber wäre, wenn er nicht nach Hause gekommen wäre. Ein einziges Mal hat er der Mutter gegenüber, an der er mit großer Liebe hängt, Selbstmordideen geäußert.

Was seine Wertschätzung für äußere Güter und Liebhabereien betrifft, so sind diese sehr stark eingeschränkt. An der Art und Schmackhaftigkeit der Speisen und Getränke liegt ihm nichts, dagegen sieht er auf große Mengen. Geistige Interessen hat er gar keine mehr. Er liest nicht, sucht selbständig keine Theater und keine Vergnügungsstätten auf.

Über sein Verhältnis zu seinen Mitmenschen ist zu sagen, daß er mit großer Liebe an seiner Mutter hängt und sich ihren Wünschen unterordnet. Gegen Vater und Schwestern zeigt er ebenfalls spontan Zuneigung und ist oft zu Gefälligkeiten bereit. Dagegen äußert er manchmal ganz grundlos, „daß sie ihn betrügen," ohne aber weitere Konsequenzen aus dieser Idee zu ziehen. Wie mit den Hausmitbewohnern, gerät er auch gelegentlich mit Geschäftskollegen in Streit, so daß ihm, wie bemerkt, jeder nach Möglichkeit seinen Willen läßt. Von jüngeren und gleichaltrigen Kameraden hat er sich fast völlig zurückgezogen. Er verkehrt am liebsten mit älteren Herren, „weil ihn die alle leiden können". Umgang mit Mädchen und Frauen lehnt er strikte ab. Überhaupt werden erotische Erregungen bei ihm nicht beobachtet. Nach seiner Angabe sind die körperlichen Sexualfunktionen (Erektionen, Pollutionen) vorhanden.

Trotzdem Ib. im allgemeinen gutmütig veranlagt ist, ist doch bei allen Äußerungen und Betätigungen eine stark egoistische Note zu bemerken. Beispielsweise sieht er sehr darauf, gegenüber den Schwestern in keiner Hinsicht benachteiligt zu werden. Er spricht in ziemlich undelikater Weise von dem Tode der Eltern und von der Verteilung der Erbgüter. Dabei äußert er öfter die Ansicht, daß alle Hausgüter „Familieneigentum seien", womit er die falsche Auffassung verbindet, daß dann ihm als einzigem Sohn alles zufalle. Wenn auch selbst zu Gefälligkeiten bereit, ist Ib. doch stark auf sich und sein Leiden eingestellt und verlangt stets Rücksichtnahme. Bei subjektiven Verschlimmerungen seines Leidens zeigt er sich ängstlich und gelegentlich arztbedürftig.

Allgemeines Verhalten bei der Untersuchung.

Ib. erscheint jedesmal, wenn er bestellt ist, pünktlich zur Untersuchung. Seine Stimmung ist zunächst zum mindesten ernst, oft gedrückt. Die Gesichtszüge sind schlaff, der Kopf gesenkt, die Stirn in Falten nach oben gezogen, Augenbrauen leicht überhängend. Muß er warten, so sitzt er meist ruhig da, zeigt keine Neigung zu einer Beschäftigung. Unwillkürliche Spontanbewegungen gegenüber dem Normalen vermindert. Auf Anredung geht er sofort willig ein. Bei den Antworten stets geordnet, besonnen, über Zeit, Ort, eigene Person und Schicksal normal orientiert. Die Auskünfte sind wortkarg, stets Antworten auf Fragen, nur selten fängt Ib. selbst zu reden an. Ausgeprägtes Lachen ist nie beobachtet worden. Lächeln nur ganz ausnahmsweise. Kommt die Rede auf seine eigenen Angelegenheiten, so wird er leicht erregt, das Gesicht rötet sich, der Defekt pulsiert stärker, es treten Tränen in die Augen. Dabei wird das Gesicht nicht verzogen und werden keine Affektbewegungen gemacht. Die Erregung dauert gewöhnlich nur wenige Sekunden und hinterläßt keine objektiv feststellbare Nachwirkung. Stärkere affektive Wallungen sind nicht beobachtet worden.

Anzeichen von Sinnestäuschungen und Wahnideen sind nicht bemerkt worden, Selbstbeschuldigungen und Versündigungsideen sind niemals von ihm geäußert worden. Die oben wiedergegebenen Beobachtungen weisen auf Neigung zu Depressionen hin, doch ist die Grundstimmung größtenteils indifferent und apathisch. Macht Ib. manchmal den Eindruck eines habituell Verstimmten mit reaktiven Verschlimmerungen, so zeigt er sich zu anderen Zeiten nicht nur nach seinen äußeren, sondern auch in seinem mimischen und gestischen Verhalten in einer etwas gehobeneren Gemütslage. Aber auch an Tagen ohne Depression ist das Wesen unfrisch, die Bewegungen verlangsamt und träge.

Im Umgang mit dem Untersucher zeigt er nur die notwendigsten Höflichkeitszeichen (Anklopfen, Hutabnehmen, Grüßen), im übrigen ist sein Benehmen wenig verbindlich, Bewegungen und Äußerungen etwas nonchalant. Pat. macht kein Hehl daraus, daß ihm die Untersuchungen nicht angenehm sind.

Die Untersuchungen läßt er über sich ergehen im Hinblick auf die persönliche Nützlichkeit für die Begutachtung. Trotz der allgemeinen Gegeneinstellung gegen die Untersuchung ist der Kranke bei der Übernahme der Aufgabe stets willig, er geht an alle Aufgaben heran, auch wenn sie sich dann als zu schwer erweisen. Niemals hat er auch bei offenkundigem Widerwillen die Erfüllung einer Aufgabe abgelehnt. Nach anstrengenden Untersuchungsstunden droht er, wenn er wieder so geplagt werde, nicht mehr zu kommen. In jeder Versuchsstunde erkundigt er sich, wie lange die Untersuchung noch dauert.

Die Durchführung der Aufgabe ist in allen Fällen instruktionsgemäß, so weit die Möglichkeit der Lösung für den Patienten (inhaltlich und intentional) im Moment besteht. Kein absichtliches Abweichen von der Instruktion. Über Hemmungen und Verlauf der Aufgabenlösungen wird im weiteren an Hand der Aufgabenbeispiele gesprochen werden. Die allgemeinsten Grundbedingungen zum Verständnis und der Ausführung der Aufgabe inhaltlicher Natur sind vorhanden. Bewegungen sind normal, desgleichen die Sprache in Ausdrucks- und Benennungsfunktion. Pat. spricht altbayerischen Dialekt, die Ausdrucksweise ist wenig gewählt, doch immer den Inhalten entsprechend. Schrift gut, orthographisch, mit normalem Schriftsatz.

Spezielle Ergebnisse.

A) Gemüts- und Willensfunktionen.

Wir stellen zunächst die Leistungen dar, an Hand deren die „niederen" aktuellen Leistungsanteile (Impulsbereitschaft, Impulsgebung, Willenshandlung) geprüft werden: Reaktionsversuche, Arbeitsversuche, fortlaufende Leistungen. Im weiteren sollen dann die

„höheren" Funktionen, die der Motivation, gebracht werden, bei denen wir dann auf die in den früheren Abschnitten dargelegten Beobachtungen zurückgreifen müssen.

1. Reaktionsversuche.

Es werden an 3 aufeinanderfolgenden Tagen je 30 „einfache Reaktionen" (E. R.) und je 30 Unterscheidungsreaktionen (U. R.) mit sensorieller Instruktion ausgeführt. Es bestehen sehr starke Verlängerungen der Reaktionszeiten und sehr große Schwankungen innerhalb der Tagesreihen. Reaktionszeiten und Schwankungen gehen dann von Tag zu Tag mit zunehmender Übung zurück.

Die Durchschnittswerte der Reaktionsversuche mit einfacher Zuordnung (E. R.) betragen:

> 1. Tag: Mittelwert 750,8 σ, Streuung 226 σ (30,1% vom M. W.)
> 2. „   „   554,6 σ,   „   137 σ (25,0% „   „   „)
> 3. „   „   548,3 σ,   „   93 σ (17,0% „   „   „).

Bei den Versuchen mit mehrfacher Zuordnung (Unterscheidungsreaktionen = U. R.) betragen die entsprechenden Werte:

> 1. Tag: Mittelwert 817,0 σ, Streuung 147 σ (16,4% vom M. W.)
> 2. „   „   807,0 σ,   „   128 σ (15,4% „   „   „)
> 3. „   „   706,0 σ,   „   86 σ (12,1% „   „   „).

Der Gesamtdurchschnitt der Reaktionszeiten mit einfacher Zuordnung an den 3 Tagen beträgt 618 σ, der Reaktionen mit mehrfacher Zuordnung (U. R.) 777 σ. Die Differenz der Zeitmittelwerte zwischen U. R. und E. R. beträgt demnach 159 σ. Der Durchschnitt der Streuungsbreiten geht bei Ib. von den E. R. zu den U. R. zurück von 24,0% auf 14,6% im Durchschnitt der 3 Tagesreihen. Fehlreaktionen sind nicht vorgekommen.

Aus den Berechnungen der Reaktionsversuche ist zu ersehen, daß im Laufe von aufeinanderfolgenden Untersuchungstagen sich eine sehr gute Übungswirkung zeigt, die sich in der zunehmenden Beschleunigung der Reaktionszeit und der Verringerung der Streuungszeit, d. h. Zunahme der Stetigkeit der Leistung bemerkbar macht. Immerhin bleibt noch eine recht erhebliche Verlangsamung bestehen. Verglichen mit den Durchschnittszahlen, die v. Rohden („Über Reaktionsversuche an 220 normalen und pathologischen Soldaten, Zeitschr. f. d. ges. Neurol. u. Psychiatrie Bd. 62; 1920) an Hirnverletzten erzielt hat, ergeben sich bei Ib. folgende Differenzen zu diesen Zahlen:

Einfache Reaktionen:

Differenz der bei Ib. gefundenen Zahlen gegenüber dem Durchschnitt v. Rohdens

> bei Normalen . . . . (135 σ)[1] = + 483 σ
> „ Stirnhirnverletzten . . . . (190 σ) = + 428 σ
> „ Hirnverletzten . . . . . . (230 σ) = + 388 σ.

Unterscheidungsreaktion:

Differenz bei Ib. gegenüber dem Durchschnitt v. Rohdens

> bei Normalen . . . . (196 σ)[1] = + 621 σ
> „ Stirnverletzten . . . . . . (353 σ) = + 464 σ
> „ Hirnverletzten . . . . . . (365 σ) = + 452 σ.

Wir sehen also, daß die große Differenz der Reaktionswerte Ib.s nicht allein gegenüber den Normalen und dem Durchschnitt aller Hirnverletzten v. Rohdens besteht, sondern daß diese Differenz gegenüber dem Durchschnitt der Stirnhirnverletzten (nach v. Rohden) besonders groß ist.

Um so bemerkenswerter ist aber der Vergleich der Unterschiede zwischen den Durchschnittszahlen der einfachen Reaktionen und „Unterscheidungsreaktionen" (Unterscheidungsreaktion minus einfache Reaktion!) der v. Rohdenschen Fälle einerseits und unseres Kranken andererseits. Die Zeitverlängerung („Unterscheidungszeit" nach Wundt) durch die erschwerte Aufgabe bei der „Unterscheidungsreaktion" beträgt dort:

---

[1] Die Zahlen in Klammern sind die für die betreffende Kategorie gefundenen Durchschnittszahlen v. Rohdens.

$$\text{bei Normalen} \ldots \ldots \ldots \ldots + 61\,\sigma$$
$$\text{„ Stirnverletzten} \ldots \ldots \ldots \ldots + 163\,\sigma$$
$$\text{„ allen Hirnverletzten} \ldots \ldots \ldots + 135\,\sigma$$
$$\text{„ Ib.} \ldots \ldots \ldots \ldots \ldots \ldots + 159\,\sigma.$$

Die Verlängerung durch Erschwerung der Aufgabe in der U. R. bei Ib. entspricht dem Durchschnitt der Stirnhirnverletzten v. Rohdens.

Was die Streuungsbreite betrifft, so ist bei den Normalen v. Rohdens von der „einfachen Reaktion" zur „Unterscheidungsreaktion" ein Ansteigen der Verhältniszahl, d. h. ein Unstetigerwerden der Leistung zu sehen (E. R. : U. R. = 12,6 : 24,5%). Bei dem Durchschnitt aller Hirnverletzten steigt die Verhältniszahl aller Streuung nicht wesentlich (E. R. : W. R. = 19,6 : 20,8%). Ebenso bleibt sie bei den Stirnhirnverletzten v. Rohdens (19,5 : 20,9%) auf der gleichen Höhe, bei unserem Patienten fällt diese Verhältniszahl (E. R. : U. R. = 24,0 : 14,6%).

Ib. hat also in den Reaktionsversuchen verlängerte Zeiten, starke Schwankung, deutliche Übungswirkung in bezug auf Reaktionszeit und Schwankung, deutlichen Einfluß der Erschwerung der Aufgabe in Form von Verlängerung der Reaktionszeit von der einfachen Reaktion zur Unterscheidungsreaktion, dabei Stetigerwerden der Leistung mit der Schwierigkeit.

2. Arbeitsversuche[1]).

In den Additionsreihen zeigt Ib. sehr niedere Minutenleistungen (8—10 Additionen in der Minute). Der Normale würde bei der Vorbildung des Ib. zum mindesten 30—40 Leistungen in der Minute erreichen. Es fehlt die anfängliche Senkung nach dem initialen Antrieb, die Kurve ist „wurmförmig", d. h. es fehlen Ib. die Schwankungen von Minute zu Minute, die beim Normalen mit maximaler Anspannung ziemlich groß zu sein pflegen. Nach der Pause ist eine geringe Besserung der Leistung vorhanden.

Wie der Übergang von einer Einzelleistung zur anderen vor sich geht, insbesondere, ob nicht stärkere Schwankungen von Addition zu Addition vorherrschen, darüber kann nichts ausgesagt werden, da in der Kurve nur Leistungsgruppen in ihrem Minutenwert dargestellt sind. Prüfungen mit der elektrischen Feder, die eine Messung der Einzelzeit erlaubt hätten, konnten nicht gemacht werden.

Die Form der Kurve weist darauf hin, daß Ib. nicht mit maximaler Anspannung gearbeitet hat. Die Besserung der Leistung nach der Pause gibt aber einen Hinweis darauf, daß eine mehr oder minder bewußte Gegenstrebung, d. h. ein Zurückhalten der Spannung (wie es beim Neurotiker sehr häufig gesehen wird) bei unserem Kranken nicht vorliegt.

Aus den Kurven der Leistung am Arbeitsschreiber sieht man eine erhebliche Druckhöhe anfangs, jedoch ein sehr rasches Abfallen innerhalb der ersten Minute auf eine Stufe, auf der sich die Leistung während der folgenden Minuten hält. Das gleiche wiederholt sich nach der Pause, deren Erfolg in einer starken Hebung der ersten Leistungen besteht. Man könnte darin eine erhebliche Ermüdungswirkung sehen. Dies ist nicht wahrscheinlich. Denn es pflegen auch bei sehr Ermüdbaren, wenn die Leistung maximal erfolgt, die Kurven einen anderen Verlauf zu zeigen. Sie gehen nicht wie in unserem Falle so rasch auf eine „Indifferenzstufe" herunter, sondern senken sich allmählich wieder weiter bis zu einem tiefsten Punkt[2]). Eine genauere Interpretation von Ib.s Arbeitsweise erfolgt später (S. 153).

3. Fortlaufende Leistungen mit differentem Leistungserfolg.

Wir besprechen hier den bekannten Durchstreichversuch nach Bourdon, weil er uns hohen Symptomwert zu haben scheint. Ib. zeigt hier bei mehreren Versuchen verschiedenes Verhalten, bei einem Versuch mußte in der Mitte abgebrochen werden, bei einem zweiten liefert Ib. bei „mittelgutem Befinden" eine Leistung, die etwa die doppelte Zeit des Normalen zeigt, bei der sich nur wenige Fehler vorfinden, dabei schwankt die Leistung innerhalb von Viertelminuten sehr stark, sowohl was die Zahl der gelesenen als auch die

---

[1]) s. Tabelle S. 151.

[2]) „Unendliche Kurven". wie am Mossoschen Ergographen werden am Weilerschen Arbeitsschreiber innerhalb der Minuten des Arbeitsversuches bei maximaler Anspannung auch bei sehr Ermüdbaren nicht beobachtet.

Zahl der durchstrichenen Buchstaben betrifft. Es ist hier eine Herabsetzung der Aufmerksamkeitsspannung bei verhältnismäßig gutem „gegenständlichen" Funktionsanteil der Aufmerksamkeit zu beobachten (vgl. das Resultat bei den „Unterscheidungsreaktionen").

Bei fortlaufenden schwierigeren Multiplikationsaufgaben mit annähernd gleicher Schwierigkeit, die dem Pat. gegeben wurden und die ihn sehr ermüdeten, ergab sich eine rasche Zunahme der Verlängerung der Leistungszeit. Ferner war auffallend, daß mit zunehmender Ermüdung nicht mehr das festliegende Einmaleins benutzt wurde, sondern die einzelnen Zahlen reihenweise im Einmaleins hinausgezählt wurden. Eine eingeschaltete Pause hatte keine erholende Wirkung. Die Resultate waren sämtlich richtig.

Das rasche Abfallen der Leistungen in den fortlaufenden Reihen und der Mangel an erholender Wirkung an Pause scheint uns einen Hinweis darauf zu geben, daß der Pat., der nicht maximal eingestellt ist, bei Ermüdung nicht die Kompensation durch erhöhte Willensspannung sucht, wie der Normale es innerhalb gewisser Grenzen tut, um die Leistung bis zu einem gewissen Grade auf der Höhe zu halten. Dies bedeutet eine Schwäche der willentlichen Anpassung an die durch die Ermüdung verursachte Erschwerung (Fehlen des „Ermüdungsantriebs" nach Kraepelin).

4. Motivation.

Über die Motivation von Willenshandlungen kann nur die Betrachtung des Spontanverhaltens, nicht der Versuch Aufschluß geben. Im Gegensatz zu anderen, mit sozialen Gesetzen und Sitten in Konflikt kommenden Stirnverletzten ist bei Ib. zu bemerken, daß das allgemeine Verhalten in ethischer Beziehung intakt ist. Daraus wäre der Schluß zu ziehen, daß Ib. in ähnlichen Situationen, die bei anderen zu Ausschreitungen führen, die Motivation der Handlungen dem Normalen entsprechend funktionieren würde.

Freilich ist zu beobachten, daß Ib. den Kreis von Situationen, in denen eine kompliziertere Motivation notwendig ist, selbst stark einschränkt. Er geht allen Gelegenheiten aus dem Wege, in denen er selbständige Entschlüsse oder Entscheidungen zu treffen hätte. So begnügt er sich in seinem Berufe mit sehr leichten Arbeiten ohne wesentliche Verantwortung, und begründet es mit Kopfschmerzen und wechselnder Arbeitsfähigkeit. Aber selbst wenn diese Beschwerden an einer höheren geistigen Tätigkeit hindern würden, so zeigt doch der Mangel an Streben nach solchen Betätigungen, daß Ib. den Verantwortlichkeiten aus dem Wege geht. Er befindet sich damit in einem gewissen Gegensatz zu andersartigen (nicht stirnverletzten) jungen Hirnverletzten von gleicher Schwere der Verletzungen, etwa Aphatikern, Gelähmten usw. Auch diese Kranken leiden an Kopfschmerzen, Stimmungsschwankungen, erhöhter Ermüdbarkeit usw. Doch ist bei vielen nichtstirnverletzten Defektkranken zu beobachten, daß es ihre schlimmste Sorge ist, nicht mehr so arbeiten zu können wie früher, und daß sie oft große Anstrengungen machen in Schulen und Werkstätten, Verlorenes wieder hereinzubringen.

Von den der Motivation zugrundeliegenden gefühlsmäßigen und intellektuellen Momenten sollen die letztgenannten erst in einem späteren Abschnitt besprochen werden. Es mag nur hier bemerkt werden, daß die intellektuellen Dispositionen bei Ib. für sich kein Hinderungsgrund für das Erstreben und Erfüllen höherer Ziele abgeben.

Unter den gefühlsmäßigen Motivationsgrundlagen ist die Grundstimmung und die Affektbereitschaft des Kranken in erster Linie zu betrachten. Die indifferent-unlustbetonte Gemütslage, die „apathisch-depressive Verstimmung" hemmt die spontane Betätigung bei der Motivation jeglicher Handlungen, gleichgültig welchen Inhaltes. Sie verhindert eine wertende Bezogenheit auf bestimmte Ziele, sie hemmt die spontane Einleitung der Akte zur freien Betätigung und übt weiterhin bei begonnenen Tätigkeiten eine Hemmung auf die bereits determinierten Willensleistungen in ihrer Auswirkung in die Willenshandlung aus. Dazu kommt noch die erhöhte Bereitschaft zum Affekt, deren Niederkämpfung und Inzaumhaltung dem Pat. in vielen Fällen nicht gelingt. Dafür geben uns die früher erwähnten Zornanfälle entsprechende Beispiele. Was die „Trieblagen" des Pat. betrifft, insbesondere die Bereitschaft zu Äußerung der selbst- und arterhaltenden Triebe, so scheinen ihre Objektivierungen (Hunger, Liebe usw.) als motivative Faktoren wenig in Betracht zu kommen, andererseits spielen triebartige Wünsche egoistischer Natur für die Motivation der Handlungen eine große Rolle.

Was die auf die Inhalte gerichteten gefühlsmäßigen Einstellungen, nämlich die „subjektiven Wertungen" anlangt, so ist bei Ib. zu beobachten, daß lustbetonte Wertungen fast gar nicht vorkommen. Es ist ihm alles „gleich". Auf Grund dieser Wertungsstörung sind ihm also gegenständliche Inhalte, die einem Normalen gefallen, erstrebenswert erscheinen, von ihm gewünscht oder gewollt werden, wertlos. Sie kommen ihm also spontan nicht als mögliche Ziele in Betracht, und erhalten in einer gebundeneren Situation, etwa im Rahmen der Aufgabe, nicht die determinative Kraft wie etwa die lustvoll übernommene Aufgabe eines Normalen. Die Störung der subjektiven Wertung beeinflußt also motivativ die „persönliche Stellungnahme" des Kranken zu jeglicher Untersuchungsaufgabe in einer für ihre Ausführung ungünstigen Weise. Subjektive Wertungen in der Richtung der Unlustseite, wie sie bei Depressiven häufig beobachtet werden, also Ziele der Selbstvernichtung, sind bei Ib. zwar vorgekommen, jedoch außerordentlich selten. Im allgemeinen ist Ib. sogar um seine Gesundheit besorgt. Auch diese Erscheinung spricht nicht für eine im ganzen genommen depressive Grundeinstellung des Kranken. Die allgemeine Gefühlslage ist eine indifferente (apathische).

Die objektiven Wertungen, d. h. die Heranziehung residual gegebener Wertbestimmungen in die Motivation von Handlungen, scheinen bei Ib. intakt zu sein. Dies wird bei der späteren Betrachtung der inhaltlich-gegenständlichen Faktoren nicht verwunderlich erscheinen.

Die Stimmungs- und Wertungsstörungen beeinträchtigen in schwerer Weise die Spontaneität des Wollens. Der Kranke braucht eine Nötigung, einen Zwang, er tut selbständig nur wenig. Über den fremdpsychischen Motivationseinfluß sind im Früheren viele Beispiele angeführt worden. Der suggestive Einfluß autoritativer Persönlichkeit (Mutter, Arzt) ist vorhanden. Andererseits ist die Einordnung Ib. 's in die Gesellschaft im Sinne der „Geselligkeit" wohl auch unter dem Einfluß seiner gemütlichen Gesamtlage gegen früher beeinträchtigt. Daß der suggestive Einfluß in der gebundenen Situation der Untersuchungsaufgabe den Ablauf der Reaktion entsprechend erleichtert, ist offensichtlich.

Der Einfluß dieser Wertungsschwäche trifft insbesondere die selbsttätige Bestimmung eines möglichen Zieles, das den Ablauf der Willenshandlung determiniert. Desgleichen beeinträchtigt sie die determinierende Kraft übernommener Ziele in der gebundenen und erzwungenen Willenstätigkeit (Aufgabe, Befehl).

Durch die Störung ist weiterhin die motivative Wahl bei dem Kranken beeinträchtigt.

Als Beispiel sei folgende Beobachtung aufgeführt. Der Kranke hatte sich wegen starker Kopfschmerzen selbständig in Behandlung des Lazaretts begeben, war dann wegen einiger Angelegenheiten noch einmal nach Hause geschickt worden, um sich dann endgültig zur Behandlung im Lazarett einzufinden. Er kehrte lange nicht wieder, durch Zufall wurde er vor dem Tore des Lazarettes stehend gefunden. Auf Befragen gab er an, daß er sich nicht habe entschließen können ins Lazarett hereinzugehen.

Hier waren also die beiden Motive, das Streben nach Beseitigung seiner Schmerzen einerseits und die subjektive Unannehmlichkeit des Lazarettaufenthaltes in Alternation. Trotz der Einsicht der Zweckmäßigkeit der Behandlung gewinnt der Pat. nicht die Kraft, die dem Normalen selbstverständliche Hemmung des unzweckmäßigen Motives vorzunehmen und die entsprechende Wahl zu vollziehen. Diese Störung der übergeordneten Funktionen der Willenshandlung wirken sich in den niederen Leistungen aus. Es wird später zu besprechen sein, welcher primäre Schaden den Defekt charakterisiert.

Im ganzen ist also eine Schwäche der Gemüts-Willensfunktionen überhaupt und eine Schwäche der Anpassung des gemütlichen und aktuellen Leistungsanteils an den inhaltlich-gegenständlichen Anteilen vorhanden. Dies gilt für alle Stufen der Bindung von Willenshandlungen, die der Kranke vornimmt.

B. Inhaltlich-gegenständliche Leistungsanteile.

Zur Prüfung der inhaltlich-gegenständlichen Leistungsanteile ist es notwendig, auf die früher besprochenen Störungen des Gemütes und Willens Rücksicht zu nehmen. Wir werden deshalb diejenigen Prüfungsresultate für unsere Betrachtungen heranziehen, die den Ausdruck der günstigsten Disposition für die Leistung bei mehrfachen Versuchen darstellen, und im allgemeinen darauf verzichten, die ganze Schwankungsbreite der Leistungsmöglichkeit immer im einzelnen darzustellen. Bei Leistungen, die das Normale nicht erreichen, wird dann freilich die Frage akut werden, ob die Minderleistung durch Störung der Gefühls- und Tätigkeitsanteile oder der intellektuellen bedingt ist.

1. Aufmerksamkeit.

Nimmt man zunächst die Ansprechbarkeit der Aufmerksamkeit (aktive, passive Aufmerksamkeit) voraus, so ist die spontane, durch äußere Reize bedingte Aufmerksamkeitszuwendung (passive) auf den Wechsel von Ereignissen bei Ib. eher herabgesetzt als erhöht. Dies äußert sich in einer gewissen Stumpfheit und Interesselosigkeit unter den Vorkommnissen im Rahmen, in dem er sich befindet, was nach den früheren beschriebenen nicht wundernimmt. Doch erreicht die Herabsetzung der Ansprechbarkeit der Aufmerksamkeit keine besonders hohen Grade. Ib. merkt sofort, wenn hinter ihm die Türe aufgeht, rückt weg, wenn er jemandem im Wege steht usw.

Die Prüfung der aktiven Aufmerksamkeit fällt in das Gebiet der Willensfunktionen.

Über Konzentration und Verteilung der Aufmerksamkeit kann an Hand des Bourdonschen Durchstreichversuches einiges ausgesagt werden (vgl. oben). Es erscheint hier wesentlich, daß Ib. bei seiner stärkeren Verlängerung sehr wenig Fehler und Auslassungen ausweist, es ist dies ein Zeichen dafür, daß Ib., freilich innerhalb seiner untermaximalen Einstellung, verhältnismäßig gut eingestellt ist. Versuche über Aufmerksamkeitsverteilung am Tachistoskop sind nicht gemacht worden.

Die wichtigsten inhaltgebenden Funktionen der Aufmerksamkeit, wie die Herstellung der Klarheit und Deutlichkeit des Inhaltes des Bewußtseinsgrades und der Bewußtseinsstufe eines Inhaltes sind durch Prüfungsexperimente nicht eindeutig festzulegen. Der allgemeine Eindruck bei den Leistungsprüfungen spricht dafür, daß bei hinreichender Aktivierung der Willensanteile dieser Teil der Aufmerksamkeitsfunktionen in ausreichendem Maße vorhanden ist.

2. Ausdrucksfunktionen.

Es sollen hier nur die sprachlichen Ausdrucksfunktionen herausgegriffen werden.

In der Spontansprache zeigt der Wortablauf keine Störung der Artikulation, richtige dynamische und modulatorische Darbietung des Wortes. Der Aufbau des Satzes, die Wahl der Worte, die grammatische Struktur der Sätze lassen nirgends auf eine Störung des Sprechmechanismus schließen. Das Nachsprechen ist intakt. Wortlautverständnis und Wortsinnverständnis zeigen keine Abnormität.

Die Wortfindung erweist sich beim Bezeichnen vorgezeigter Gegenstände gelegentlich erschwert (z. B. Schwierigkeit, eine Nähmaschine, eine Wespe zu benennen). Diese Störung kann jedoch nicht als Rest einer aphatischen Sprachstörung aufgefaßt werden. Es ist vielmehr anzunehmen, daß sie mit der Reproduktion von Gedächtnismaterial, wozu auch der Wortschatz gehört, zusammenhängt. Mit der Schwierigkeit der Wortfindung mag wohl auch die Art des Kranken übereinstimmen, sich in der spontanen Rede ungewählt und vulgär auszudrücken; jedoch ist dabei ein willentlich-wertendes Moment sicher beteiligt.

Das Lesen macht keine Schwierigkeit, Schreiben geht mit gutem Schriftzug und normalem Schriftsatz.

3. Auffassung und Gedächtnis.

Die Aufnahme von Stoffen in Form von Wahrnehmungen ist für alle Sinnesqualitäten ungestört. Geruch und Geschmack weisen nicht auf periphere Schädigungen hin. Bei den Untersuchungen sind für alle Sinne keine allgemeinen und keine isolierten Ausfälle erkennbar gewesen.

Auch von optischen und akustischen Störungen ist nichts bemerkt worden.

Die Übernahme und die unmittelbare Reproduktion von Gedächtnisstoffen im Merkversuch von sinnlosem Material zeigt bei den verschiedenen Einzelversuchen recht verschiedene Ergebnisse. Während Ib. im Sommer nicht über 4 nacheinander gebotene Einzelzahlen wiederholen kann, leistet er im Sommer nach seiner Einlieferung ins Lazarett (1920) sofort 6 Ziffern. Bei späteren Versuchen beginnt er bei einer Reproduktionsserie zunächst 4 Ziffern, steigert seine Leistung allmählich auf 5 und kommt schließlich auf 6 Ziffern (vgl. die Leistung bei dem Pat. Ra. Fall XXXV). — Dabei erscheinen, was die Art der reproduzierten Reihen betrifft, besondere Ergebnisse. Während Ib. im Sommer, d. h. zur Zeit seiner schlechten Merkleistung, etwa die ersten 3 oder 4 Ziffern wiederholt (z. B. von den dargebotenen 9, 2, 7, 1, 3 nur 9, 2, 1 usw.), reagiert er im Winter auch bei Minderleistung mehr dem Normalen entsprechend, d. h. er wiederholt die ersten Teile der Zifferreihe und die letzte Ziffer und läßt Ziffern in der Mitte aus oder stellt sie um. Dies zeigt, daß Ib. die kollektive Erfassung des Komplexes (G. E. Müller) vornehmen kann. Daß die Sommerleistung eine solche auf den Gesamtkomplex gerichtete Kollektiveinstellung nicht aufweist, spricht mehr für ein aktuelles Versagen der Leistung als für eine Störung des Gedächtnisses. Bei Störung des unmittelbaren Behaltens sehen wir in der Regel wenigstens die Tendenz zur Kollektiverfassung, d. h. das Reproduzieren der den Komplex begrenzenden Elemente. Also auch hier ein wesentlicher Einfluß des emotional-aktuellen Leistungsanteiles.

Die unmittelbare Reproduktion von aufgenommenen sinnvollen Gedächtnisstoffen ist nicht schlecht. Vorgesprochene Sätze mit 22 Silben werden noch fehlerlos, solche mit 24 gelegentlich mit kleinen sinnvollen Änderungen wiederholt. Diese Leistung entspricht dem Durchschnitt älterer Schüler und mittelbegabter Erwachsener.

Die Reproduktion des Sinnes vorgelesener Erzählungen geht ganz gut vor sich. Die Bobertagssche Geschichte von dem Werkmeister Nitschke wird in vulgärer Rede ohne Wiedergabe des Namens, aber richtiger Wiedergabe des Sinnes aufs erstemal erzählt.

In dem ziemlich schwierigen Text mit abstraktem Stoff v. Binet für Erwachsene „Die Präsidentschaftsfrage" (Stern und Wiegmann, S. 400) bedurfte Ib. nur 2 Vorlesungen, um die 3 wesentlichen Unterscheidungspunkte bei Präsident und König richtig wiederzugeben.

Bei laut gelesenen Stoffen war die unmittelbare Reproduktion zwar etwas schlechter, dagegen wurde eine leise gelesene kleine Geschichte in den wichtigsten Punkten ohne weiteres reproduziert.

Nach diesen Untersuchungen ist der Schluß berechtigt, daß die Setzung von Gedächtnisspuren und ihre unmittelbare Reproduktion, soweit sie die rein inhaltlich-gegenständlichen Teile betreffen, in mittlerem Grade vorhanden sind. Eine Besprechung der schweren Ausfälle im Merkversuch wird später noch vorgenommen werden.

Beim Behalten von Gedächtnisstoffen über Zeitstrecken hin, wie sie im Lernversuch und beim Wiedererlernen nach einer längeren Pause geprüft werden, zeigt Ib. gegenüber dem Normalen verlangsamte und schlechtere Leistungen. Zu 6 vorgelesenen, sinnvoll verbundenen Wortpaaren nach Ranschburg, die gelernt und im Trefferversuch examiniert werden (Typus Sarg—Leiche, Zahl—Ziffer usw.) braucht der Kranke 6 Lesungen, um alle Assoziationsglieder richtig herzusagen. Allerdings fehlt ihm in der 5. Lesung nur 1 Treffer. Bei der Wiederholung der Reihe nach 24 Stunden gibt Ib. alle Treffer in der 4. Lesung, so daß eine ganz gute Ersparnis resultiert (der Normale lernt die Reihe in 2 Lesungen, Wiedererlernen in 1 Lesung). Es ist aber zu bemerken, daß Ib. beim Wiedererlernen bereits in der 2. Lesung alle Paare mit Ausnahme des Paares Last—Plage wiedergibt (an eine „Verdrängungswirkung", wie sie bei diesen Reihen öfters beobachtet wird, zu denken, liegt nahe.)

Zeigt sich also beim Trefferversuch mit sinnvollem Gedächtnismaterial ein zwar verlangsamtes Lernen, jedoch eine regelrechte Dispositionsteigerung nach der Pause (gute Ersparnis!), so wird der gleiche Effekt bei dem zum Teil recht unangenehmen Lernen eines simultan dargebotenen optischen Reihenkomplexes von 12 sinnlosen Silben nach Ebbinghaus vermißt (Typus: kysch, wob, täff usw.).

Während Ib. bei der ersten Serie in 40 Lesungen bis zu 11 Silben kommt (normal = 12 Silben in 16—25 Lesungen), so hat er nach 24 Stunden nicht nur keine Ersparnis, sondern lernt in 40 Lesungen nur 10 Silben. Dabei schwanken seine Leistungen nicht von Lesung zu Lesung in der Zahl der reproduzierten Silben, sondern es steigt die Zahl der Silben in den beiden Versuchen stetig von einer Wiederholung zur anderen. Die Protokollvermerke lauten am ersten Tag: „ganz gut disponiert," am Wiederholungstage „nicht so gut disponiert".

Im Wiedererkennungsversuch mit geometrischen Figuren reagiert Ib. so, daß er von den 4 30 Sekunden lang exponierten Figuren auf einer Suchtafel mit 20 Figuren nur bis zu 3 wiederfindet, und von diesen dreien gelegentlich nur eine. Auch hier ist die Reaktionszeit sehr stark verlängert, der Kranke braucht schon lange Zeit, bis er überhaupt mit dem Versuch beginnt, von normalen Versuchspersonen werden die 4 Figuren ohne weiteres auf der Suchtafel gefunden.

Die Prüfung der Schulkenntnisse deckt erhebliche Lücken auf. Während die in der Volksschule übermittelten Stoffe gewußt werden, sind dem Kranken selbst einfache Aufgaben aus der Mathematik oder der französischen Sprache zu schwer. Hier kann es sich freilich nicht darum handeln, daß die momentane aktmäßige Disposition die Förderung des

Wissensstoffes hindert, man muß annehmen, daß das Residuum stark geschwächt ist. Doch wird hier dabei zu bedenken sein, daß das Schulwissen, abgesehen von der Schädigung durch die lange, aller theoretischen Betätigung feindliche Beschäftigung als Soldat, dann aber auch durch den Mangel an Betätigungen in dem Leistungsgebiete, also durch den Mangel an Übung und Mitübung, schwer leiden mußte.

Dieser Effekt ist dann letzten Endes auf die Interesselosigkeit und Stumpfheit des Pat., also auf seine Störungen im „aktuellen" Anteil zurückzuführen.

Die Ergebnisse der Gedächtnisprüfungen zeigen also erhebliche Minderausfälle der Gedächtnisleistungen. Daraus eine spezifische Gedächtnisstörung herauszulesen, geht nach unserer Auffassung nicht ohne weiteres an. Dies würde vorliegen, wenn die Aufnahme, das Behalten und die Reproduktion sowie die sonstige Verarbeitung von residualem Material selbst gestört werden. Wir nehmen dagegen als den wesentlich gestörten Anteil den gefühls-willenmäßigen an, d. h. die Funktionen zur Aktivierung der Leistungen, an deren Ausfall die Gedächtnisdispositionen in der Regel geprüft werden. Die Gründe sollen später noch erörtert werden.

4. Denkfunktionen.

Die grundlegenden Funktionen des Denkens, das Erfassen der Beziehung des Gleichen und Verschiedenen und die Abstraktion wird am lebensfremden Stoff im Abstraktions-versuch nach Grünbaum in der Modifikation v. Kuenburgs geprüft. Paare von sinn-losen Figuren, je 2, 3 und 4, werden kurze Zeit dargeboten. Die Aufgabe besteht darin, je eine gleiche vorkommende Figur zu finden und in einem Schema zu lokalisieren (Haupt-aufgabe); weiterhin sollen auf einem Suchstreifen die sonstigen vorkommenden Figuren be-stimmt und lokalisiert werden (Nebenaufgabe). Es werden Übungsversuche gemacht.

Die Ergebnisse der Abstraktionsversuche bei Ib. sind folgende: Das Beziehungserfassen ist vorhanden, d. h., es werden die gleichen Figuren herausgehoben, die ungleichen abgelehnt. Die zur Ausführung der Leistung notwendigen Expositionszeiten müssen stark verlängert werden. Die Lokalisation der Figuren auf beiden Seiten wird nicht immer richtig ausgeführt. Nebenaufgaben werden überhaupt nicht gelöst. Immerhin wird der eigentliche produktive Anteil, also die Denkleistung, vollzogen.

Die Ausführung der Hauptleistungen im Abstraktionsversuch nach der Erhöhung der Schwierigkeit in Bezug auf die Zahl der dargebotenen Figurenpaare zeigen folgende Resul-tate: Stehen 2 Figuren zum Vergleich (2/2), so wird die Hauptleistung in etwa $^1/_8$ der Fälle als vollkommen gelungen bezeichnet (richtiges Erkennen der gleichen, richtiges Wieder-erkennen auf dem Suchstreifen, richtiges Lokalisieren im Schema). In $^1/_{25}$ der Fälle ist die Leistung ganz mißlungen (Aufzeigen falscher Figuren). Die übrigen Leistungen sind teil-weise gelungen (richtiges Erkennen und Wiedererkennen, falsche Lokalisation).

Bei je 3 Vergleichsfiguren (3/3) werden vollkommen gelungene Hauptleistungen in $^1/_{10}$, vollkommen mißlungene in $^1/_5$ der Fälle verzeichnet, die übrigen also teilweise gelungen an-gegeben.

Bei je 4 Vergleichsfiguren (4/4) sind keine vollkommen gelungene Hauptleistungen, $^1/_5$ vollkommen mißlungene, die übrigen als teilweise gelungene Hauptleistungen zu ver-zeichnen.

Zur Auswertung der Fähigkeit des Pat., die Beziehung der Gleichheit in dem erwähnten Versuche zu erfassen und positive und negative Abstraktion vorzunehmen, kommen nur die vollkommen mißlungenen Hauptleistungen zahlenmäßig in Betracht. Denn bei den teilweise gelungenen und vollkommen gelungenen Hauptleistungen ist der „Relations- und Abstraktionsanteil" in gleicher Weise gelungen. Die vollkommen gelungene und teilweise gelungene Hauptleistung unterscheiden sich nur durch die gedächtnismäßigen Anteile der Leistungen (Wiedererkennen, Einordnen usw.). Die Steigerung der Zahl der mißlungenen Leistungen von 2/2 auf 3/3 zeigt an, daß die erste Leistung des Pat. zu leicht fällt, daß sie noch im Bereiche seiner „optimalen Leistungsbreite" steht. 3/3 verlangt dagegen beim Pat. eine erhöhte Anforderung an Willensspannung und Konzentration, die er seiner spezifischen Anpassungsstörung nicht aufwendet, so daß schlechtere Leistungen resultieren. Daß sich aber dann beim Übergang von 3/3 zu der noch schwierigeren Leistung bei 4/4 die Verschlechterung der Leistungszahl nur in einem Herabgehen der vollkommen gelungenen Hauptleistung, nicht aber in einer Erhöhung der Zahl der mißlungenen Hauptleistungen ausdrückt, beweist, daß dem Kranken nicht die eigentliche Relations- und Abstraktionsleistung, sondern die mit der gesamten Hauptleistung verbundenen Gedächtnisleistungen erschwert sind. Über die Störungen der Gedächtnisleistungen ist schon gesprochen worden. Im ganzen zeigen aber die Ergebnisse der Hauptleistungen in den Abstraktionsversuchen, daß es (abgesehen von den Reproduktionsmomenten) an Störungen der „aktuellen" Anteile, also der Willens- und Aufmerksamkeitsfunktionen liegt, daß der Pat. weniger leistet. Es ist mithin keine Störung des Beziehungserfassens und der Abstraktion aus dem Versuche zu ersehen.

Auch mit sinnvollem Material zeitigt der Mann bei Prüfung der Denkfunktionen, wenn ihm seine Stimmung nicht an allen Leistungen verhindert, nicht normale Ergebnisse.

Die Kombination von Sätzen aus vermischten Worten (Typus: Hund, Herrn, ein, seinen, liebt, guter) gelingt bei 9 Elementen noch anstandslos. Beim Ergänzen von schwierigen Texten („Gulliver" nach Ebbinghaus; Stern und Wiegmann, S. 151) werden alle Wörter sinnvoll und richtig ergänzt, dreimal wird zuerst ein falsches, aber sinnvolles Wort eingesetzt, dann aber spontan korrigiert.

Bezeichnend ist das Verhalten des Kranken bei den Versuchen der Dreiwortmethode nach Masselon (Piorkowski). Die Worte werden akustisch dargeboten, die Aufgabe sprachlich gelöst. Wie bei dem Pat. Ra. sind die Anfangsleistungen prompt und gut und werden dann immer schlechter. Die letzten Aufgaben werden selbst nach langem Besinnen nicht mehr gelöst (Mörder, Spiegel, Rettung..., verfolgter Reiter, Mausloch, Gefangennahme). Die Verschlechterung der Leistung bezieht sich zunächst auf die Formulierung der Sätze, d. h. es wird die Kombination, die sich aus den 3 Worten ergibt, dem Sinn nach richtig wiedergegeben, jedoch mit Abänderung der Stichworte. Später werden die Lösungen derart, daß Ib. mit einem einleitenden „vielleicht" ·auf spezielle Vorkommnisse zurückgreift, endlich versagt er auch gedanklich vollkommen.

Wir glauben nicht fehlzugehen mit der Annahme, daß Ib. unter Bedingungen, die ihm eine gute aktuelle Anpassung ermöglichen, die Kombinationsleistung anstandslos vollführt.

Ergänzungen von Bildern nach Heilbronner gelingt gut. Von den schwierigen Ergänzungen nach Rossolimo, bei denen von den Gestalten nur Andeutungen von Strichen und Teilen gegeben sind (Stern und Wiegmann, S. 99—100), erkennt Ib. das Haus, den Kopf, den Baum, den Mann mit dem Karren ganz richtig.

Das Bilden von Oberbegriffen aus untergeordneten Begriffen, das an einem „schlechten Tag" nicht gelingt, wird zu einem anderen Tag gut geleistet:

(Hühner, Tauben, Enten?) = Haustiere.

(Spezieller?) = Geflügel (25 Sekunden).

(Eisenbahnwagen, Trambahnwagen, Droschken?) = Transportmittel (22 Sekunden).

(Sparsamkeit, Güte, Mildtätigkeit?) = gute Eigenschaften (45 Sekunden) usw.

Die Unterscheidung von abstrakten Begriffen, z. B. Irrtum, Lüge, unterrichten, erziehen usw., wird, wenn auch manchmal in ungeschickter sprachlicher Formulierung, richtig vorgenommen.

Schlüsse in den Formen Syllogismus werden in einfachen Fällen gezogen (z. B. der Schluß des Cajus) werden sofort gelöst. Dagegen machen kompliziertere Schlußformen dem Kranken Schwierigkeiten. Schlüsse von der Form: kein Kraut hat einen holzigen Stamm, jede Pappel hat einen holzigen Stamm, oder die Neger haben eine schwarze Haut, die Neger sind Menschen, werden weder sprachlich noch gedanklich gelöst. Ob man daraus eine spezifische Schwäche des formal-logischen, schlußfolgernden Denkens ersehen kann, erscheint uns sehr zweifelhaft, und zwar im Hinblick auf die starke Entwöhnung in geistigen Tätigkeiten überhaupt, dann aber auch in Bezug auf die Fähigkeit mittelgebildeter Normalen zu derartigen schwierigeren Schlußoperationen. Versuche mit intelligenteren Pat. haben uns vielmehr gezeigt, daß Schlüsse mit den oben angegebenen Prämissen in der Regel nicht gelöst werden.

Praktische Schlußfolgerungen, bei denen also die formallogische Anlage nach Prämisse und Schluß nicht gegeben ist, haben bei dem Kranken keine Störungen gezeigt.

Beurteilungen von Sinnwidrigkeiten in Texten (Stern und Wiegmann, S. 131) gelingen dem Pat. ganz gut. Gelegentlich muß ein Satz nochmal vorgelesen werden und eine Frage eingeschoben werden. Die Sinnwidrigkeit wird aber dann in jedem Fall erfaßt und richtiggestellt.

Die Beurteilung von Zusammenhängen und Situationen in Bildern nach Binet-Simon (Blinde Kuh usw.) und in Serienbildern der Münchner Bilderbogen (Entengeschichte,

Bäckerkarren und Pferdefuhrwerk (Stern und Wiegmann, S. 93—95) werden von dem Pat. ganz richtig gelöst. Beim Erfassen praktisch gegebener Situationen und Vorkommnisse, sowie bei der praktischen Vornahme von Plänen wurden inhaltliche Ausfallserscheinungen niemals beobachtet.

Zusammenfassend ist also über die inhaltlich-gegenständlichen („intellektuellen") Erlebnisanteile zu sagen, daß die Funktionen des Denkens, und zwar des kombinierenden und schlußfolgernden Denkens, ebenso wie die primären Grundlagen, das Relationserfassen, die Abstraktion und die Begriffsbildung bei Ib. nicht als gestört betrachtet werden können. Da, wo die Denkleistungen in den Aufgaben nicht zustande kamen, war eine aktuelle oder emotionelle Ursache nachweisbar. In spezifischer Weise scheinen zunächst die Gedächtnisleistungen gestört zu sein und hier wieder besonders das unmittelbare Behalten und Lernen von Gedächtnisstoffen. Hier ist aber zu bedenken, daß die Spanne des unmittelbaren Behaltens wie auch die Komplexbildung bei der Lernaufgabe in starker Abhängigkeit besteht von der Zeit, in der die Aufgabe gelöst wird. Wir wissen, daß Ib. auf Grund seiner aktuellen Störungen verlangsamt ist; diese Verlangsamung bringt mit sich, daß im Merkversuch (und ebenso beim Wiedererkennungsversuch) der Aufmerksamkeitsakt erst verspätet eingesetzt wird, so daß bis zur eigentlichen Leistung ein Teil der das Festhalten des Gedächtnisstoffes bedingenden Wahrnehmungsmateriales bereits entschwunden sein muß. Daß das gleiche Moment auch im Lernversuch leistungsherabsetzend wirken muß, braucht wohl nicht mehr im einzelnen ausgeführt zu werden. Der Umstand, daß unter den leistungsfördernden Bedingungen (z. B. der Heilungsbedürftigkeit) die Merkleistung die normale Grenze erreicht, spricht wohl auch dafür, daß die Gedächtnisdispositionen auch bei der Minderleistung nicht primär gestört sind. Die aktuell bedingte Verlängerung der Leistungszeit hat gerade die Gedächtnisleistung wegen ihrer besonderen Abhängigkeit von der Zeit am stärksten geschädigt.

Wir glauben also mit der Annahme nicht fehlzugehen, daß ebenso wie das gelegentliche Versagen im Denkversuch die Herabsetzung der Gedächtnisleistungen auf gemütlich-willentliche Momente zurückgeführt werden kann.

Bei Ib. liegen als Folgen der Verletzung des rechten Stirnhirnpols folgende Störungen vor: Indifferente Grundstimmung mit Neigung zu unlustbetonten Verstimmungen und Erregungszuständen. Herabsetzung der Triebäußerungen, Schwächung der Motivation von Willenshandlungen, Schwäche des Entschlusses, des Impulses und der Willensspannung innerhalb der Ausführung von Leistungen. Ferner sind die gemütlich-willentlichen Anpassungsfunktionen, sowie der Willküranteil der Aufmerksamkeit, aber auch die Wertungen und Einstellungen im Bereiche der Motivation intellektueller Leistungen bei Ib. gestört. Intellektuelle Leistungen erweisen sich nur in Abhängigkeit der aktuellen und emotionalen Funktionen gestört; die inhaltlich-gegenständlichen Leistungsanteile selbst sind nicht primär getroffen. (Über den eigentlichen „primären" Schaden siehe die spätere Besprechung der „Querschnitte"!)

Für die klinische Differentialdiagnose kommen das Auftreten einer Depression als Ausdruck manisch-depressiven Irreseins, ferner die Auffassung der Gedächtnisleistungsstörungen als Rest einer auf dem Boden der Polyneuritis entstandenen Gedächtnisstörung in Betracht. Abgesehen davon, daß bei Ib. keine depressive, sondern eine apathische Grundstimmung mit gelegentlichem Umschlag in Depressionen vorliegt, ist ein Wechsel der Stimmungslage nach der manischen Seite hin nicht beobachtet worden. Eine zirkuläre Psychose dürfte als ausgeschlossen gelten. Was die Polyneuritis betrifft, die der Mann kurze Zeit nach seiner Verletzung durchgemacht hat, so sind damals während der Dauer dieser Erkrankung keine stärkeren Ausfälle der Gedächtnisfunktionen, etwa im Sinne der Korsakoffsymptome, aufgetreten. Außerdem sind die Störungen der Gedächtnisleistungen trotz des vollkommenen Abklingens der Polyneuritis in ihren Symptomen nicht geringer geworden. Die starke Abhängigkeit von den emotionalen und aktuellen Momenten dürfte ebenfalls gegen eine Auffassung derselben als spezifischer polyneuritischer Gedächtnisstörungen sprechen.

Fall XXXV.

Ra., Anton, geb. 30. I. 1892. Er gibt an, daß seine Eltern gestorben seien an unbekannter Ursache, 5 Geschwister seien am Leben und gesund. Er selbst habe keine schwerere Kinderkrankheit gehabt, habe eine normale Entwicklung hinter sich, sei in der Schule gut gewesen.

Erkundigung über die Familie, Einforderung von Schulzeugnissen und andere Bemühungen, etwas Objektives aus dem Urteil des Ra. zu erfahren, haben nicht zum Ziele geführt. Nach der Schule gibt Ra. an Zimmermann geworden zu sein; habe immer gut arbeiten können, Alkoholgenuß und Nicotingebrauch mäßig, Geschlechtskrankheiten werden verneint, militärische Ausbildungszeit hat Ra. angeblich ohne Beschwerden durchgemacht.

Zu Beginn des Krieges eingerückt. Am 23. VIII. 1914 durch Infanteriegeschoß verwundet. Einschuß unter dem linken Jochbogen, Ausschuß nicht vorhanden. „Es findet sich starker subconjunctivaler Bluterguß sowie Lidödem auf beiden Augen; der rechte Augenbulbus ist blutunterlaufen und tritt stärker hervor als der linke.“

Bei den folgenden Augenuntersuchungen findet sich Abblassung des Nervus opticus rechts, Parese des rechten Musc. externus und Ruptur der Chorioidea nach oben, so daß Schwachsichtigkeit und gleichnamiges Doppelsehen vorhanden sind. Das Gesichtsfeld ist konzentrisch eingeengt.

Mehrere Röntgenaufnahmen zeigen, daß das Projektil in der Schädelhöhle auf dem Boden der mittleren Schädelgrube sitzt, nach dem Vergleich verschiedener Bilder seinen Sitz verändert hat, so daß angenommen wird, daß das Geschoß in der Gehirnmasse des rechten Schläfenlappens steckt.

Nach diesem Befunde ist also die Verletzung dergestalt, daß das Geschoß links den Gesichtsschädel durchschlagen hat, die Schädelbasis frakturiert, Orbita und hintere Teile des rechten Augapfels (Lederhautriß!) gestreift, den rechten Sehnerven und rechten R. Nerv. abducens verletzt, seinen Weg in die Gehirnmasse genommen und im rechten Schläfenlappen steckengeblieben ist. Die Verbindungslinie von Einschuß und Geschoßstelle führt quer durch den rechten Stirnlappen.

Am 27. X. 1914 (2 Monate nach der Verletzung) findet sich folgender Krankenblattvermerk. „Gedächtnis hat deutlich abgenommen, Ra. ist anderen gegenüber sehr teilnahmslos und spricht wenig.“

15. III. 1915 (8 Monate nach der Verwundung). Kopfschmerz stärker aufgetreten, Gedächtnisschwäche besteht noch weiter. Ra. äußert häufig, lebensüberdrüssig zu sein. Er wird immer scharf bewacht und beobachtet. Ist auffallend leicht erregbar. Der Schlaf läßt zu wünschen übrig.

Im Laufe des Jahres 1915 geht eine völlige Heilung der Augenschädigung vor sich. Es verschwindet der Aderhautriß und die Abblassung des rechten Sehnerven (laut Krankenblatt!), das Doppeltsehen geht zurück. Eine Untersuchung am 30. I. 1916 ergibt nahezu vollkommen normale Sehschärfe auf dem rechten Auge.

Am 19. IV. 1916 (1 Jahr 4 Monate nach der Verwundung) wird das Geschoß durch Trepanation entfernt. Nach Abheben eines Periost-Knochenlappens und Einschneiden der Dura findet sich das Geschoß in der Schädelhöhle in $3^1/_2$ cm Abstand vom rechten Schläfenbein. Es wird nach Abheben des Gehirns mit dem Spatel mit Hilfe der Kornzange herausgeholt. Es war in einer bindegewebigen Hülle wie in einer Kapsel eingelagert. Die Heilung erfolgt ohne Komplikation. Am 18.VII. 1916 findet sich nur mehr der Eintrag: „Bei der geringsten Anstrengung starke Kopfschmerzen und erhebliches Schwindelgefühl.“

Er wird am 27. VIII. 1916 (2 Jahre nach seiner Verwundung) wegen der Folgen seiner Hirnverletzung als dienstunbrauchbar in die Heimat entlassen mit einer E.-B. von 80%.

Im Mai 1917 erhebt er Anspruch auf Verstümmelungszulage wegen Zunahme der Kopfschmerzen und Druck im rechten Vorderkopf und Blutandrang bei Hitze.

Aus dem damals in einem auswärtigen Lazarett ausgestellten Gutachten ist hervorzuheben: Schwanken beim Stehen und Gehen mit geschlossenen Augen. „Ra. macht den Eindruck eines ruhigen und traurigen, keineswegs aber schwerkranken Menschen.“

Der Gutachter führt die Beschwerden auf die Verletzung und die Operation zurück, hält aber die Klagen zum nicht geringen Teil für neurotisch. Er lehnt die Verstümmelungszulage ab.

Ende Januar 1920 wird Ra. in das Versorgungskrankenhaus für Hirnverletzte in München eingewiesen. Er klagt über Kopfschmerzen, Schwindel und Gedächtnisschwäche.

Die im Lazarett vorgenommene Untersuchung ergibt folgenden Befund:

Der Bereich der äußeren Wunden ist vollkommen reizlos, die weitere körperliche Untersuchung ergibt an den inneren Organen keine Störung. Beim Fuß-Augenschluß (Romberg) geringes Schwanken, kein spontanes Vorbeizeigen im Zeigeversuch, kalorische Prüfung nach Bárány wurde nicht vorgenommen.

Am psychischen Verhalten ist auffällig eine starke gemütliche Stumpfheit. Ra. sitzt, wenn er nicht gerufen wird, viele Stunden einsam im Zimmer, ohne sich mit wesentlichen Dingen zu beschäftigen, fragt nur wenig nach Kameraden, sucht ihre Gesellschaft nicht selbständig auf, geht nur selten aus dem Lazarett. Gelegentlich treten heftige zornige Erregungszustände auf, einmal im Anschluß daran, daß er die gewünschte Entlassung nicht sofort erhält.

In dem allgemeinen Verhalten bei der Untersuchung ist der torpide, schwerfällige Eindruck, den der Kranke macht, noch deutlicher. Alle Äußerungen sind verlangsamt, selbständige Betätigungen verringert. Dem Untersucher gegenüber zeigt sich der Mann geordnet, besonnen, orientiert und für die Suggestion zugänglich. Befehle und Aufträge werden durchgeführt. Stereotypien, negativistische Sperrungen haben sich nie gezeigt. Außer der Verlangsamung ist der Mann jedoch einsilbig, gibt gelegentlich, besonders bei schwierigen Fragen, keine Antwort, spricht „mundfaul" ohne stärkere Bewegung des Mundes, macht eine mißmutige Miene und zeigt, daß ihm die Untersuchung unangenehm ist.

Untersuchungsergebnisse.

1. Willens- und Gemütsfunktionen.

a) Reaktionsversuche.

Die allgemeine Verlangsamung kommt in den Reaktionsversuchen auch zum Vorschein. Bei den „einfachen Reaktionen" beträgt das arithmetische Mittel 518 σ, die mittlere Variation 127 $\sigma = 24{,}5\%$ des arithmetischen Mittels. Bei den „Unterscheidungsreaktionen" ist das arithmetische Mittel 455 σ, die mittlere Variation 105 $\sigma = 23{,}1\%$ des arithmetischen Mittels. Es konnten aus äußeren Gründen Wiederholungsversuche zur Prüfung des Übungseinflusses nicht gemacht werden.

Außer der allgemeinen Verlangsamung ist also eine verhältnismäßig niedere Schwankungsbreite und das Fehlen der Erschwerungswirkung durch die kompliziertere „Unterscheidungsreaktion", ja eine kürzere Reaktionszeit bei der Unterscheidungsreaktion. Die Interpretation wird später erfolgen.

Einzelreaktionen mit verschiedenem, inhaltlich-differentem Reiz und differenter Reaktion stellen die „Assoziationsreaktionen" („Methode der zufälligen Wortreaktion" nach G. E. Müller) dar. Ra. fängt hier mit einer Reaktionszeit von 1,2 Sekunden an, die Reaktionszeit steigt von einer Reaktion zu der anderen, bei der 10. Reaktion ist Ra. bei 5 Sekunden, bei der 12. Reaktion bei 7,2 Sekunden angelangt, bei der 14. Reaktion antwortet er nach 8 Sekunden, bei der 16. Reaktion nach 15 Sekunden und gibt nach der 18. Reaktion gar keine Antwort mehr als ein kurzes: „Weiß nix." Vermerk: „Pat. macht ein mißmutiges Gesicht und schweigt." Der Inhalt der Reaktionen ist dabei gut.

Wir sehen also eine zunehmende Leistungsverschlechterung bei den Assoziationsreaktionen in bezug auf die Leistungszeit ohne Verschlechterung des Leistungsinhaltes. Im Vergleich zu den einfachen Reaktionsversuchen macht sich also hier noch ein anderer Faktor geltend, die „emotive Hemmung". Die psychologische Abgleichung dieses Faktors gegen das die „Verlangsamung" verursachende Moment wird ebenfalls später vorgenommen werden.

b) Fortlaufende Leistungsreihen.

Unter den Arbeitsversuchen werden zunächst die Resultate der Additionsreihen wiedergegeben. Hier arbeitet Ra. sehr langsam, schwankt um 10 Additionen in der Minute, braucht also zu einer Addition im Durchschnitt ungefähr 6 Sekunden; eine Pausenwirkung ist an den Pausentafeln nicht zu sehen („Wurmkurve"). Viel besser arbeitet Ra. am Arbeitsschreiber (nach Weiler). Hier hat Ra. gute Druckhöhen, eine normale Ermüdungskurve und gute Pausenwirkung am Pausentag.

Es fällt der Unterschied in der fortlaufenden Leistung der Additionsreihe und am Arbeitsschreiber auf. Daß die wesentlich unterscheidende Ursache in der Gegenüberstellung „körperlich"—„geistig" besteht, erscheint deshalb als unwahrscheinlich, weil der einfache Reaktionsversuch in „geistiger" Beziehung dem Arbeitsschreiberversuch nicht überlegen ist und doch bei Ra. sehr langsam vor sich geht. Die Ursache liegt in den „aktuellen" Leistungsmomenten; die genauere Analyse wird im Zusammenhang später erfolgen.

Wir schließen den Durchstreichversuch nach Bourdon an. Ra. vollführt die Leistung vollständig, braucht dazu 10 Minuten 56 Sekunden, läßt 16 e und 6 n in fehlerhafter Weise aus und macht eine Verwechslung; dabei läßt er eine Zeile mit 55 Buchstaben, 11 e und 6 n aus. Es bedeutet das eine mittelstarke Verlangsamung und eine mäßig erhöhte Fehlerzahl. Die Verteilung der Fehler ist so, daß eine große Zahl von Fehlern sich in den ersten 5 Zeilen findet, in den nächsten 5 Zeilen kein Fehler vorkommt, in weiteren 5 Zeilen sich die Fehler wieder äußern, während die letzten $4^1/_2$ Zeilen fehlerlos bearbeitet werden. Wir sehen also in der Ableistung untermaximales Arbeiten und große Schwankungen, die, weil in der Mitte vorkommend nicht auf Ermüdungswirkung zurückzuführen sind.

Es folgen Leistungsreihen, bei denen die Aufgabe eigentlich zur Prüfung der inhaltlichen Funktionen angestellt worden sind. Es ergeben sich jedoch für das „aktuelle" Verhalten des Kranken charakteristische Merkmale, so daß wir die Versuche hier schon bringen.

Es wird zunächst eine fortlaufende Leistungsreihe wiedergegeben, wie sie sich beim Merkversuch zur Prüfung des unmittelbaren Behaltens von Gedächtnisstoffen ergeben hat. Die Aufgabe besteht darin, Komplexe von Einzelziffern sofort nachzusprechen, die Größe des Komplexes kann (jedoch nur bei normaler Einstellung!) ein Maß für die Spanne des unmittelbaren Behaltens abgeben.

Vorgesagt:	Nachgesprochen:
(3 8 4 1)	+
(5 2 7 3)	+
(8 1 5 6 9)	8 1 5 . 9
(9 3 6 2 8)	+
(4 7 9 0 3)	+
(6 3 2 7 4 1)	6 3 2 . 4 1
(7 1 8 5 2 9)	+
(8 2 4 7 1 9)	+

Mehr als 6 Zahlen werden nicht gemerkt.

Schon bei der Spanne von 5 Ziffern versagt der Pat. zunächst, um dann aber die richtige Leistung zu erzielen. Das gleiche wiederholt sich beim Übergang auf die nächst höhere Stufe.

Bei der Interpretation der raschen inhaltlichen Leistungssteigerung an eine „Übungswirkung" zu denken, geht nicht an. Es entspricht nicht den Erfahrungen an Normalen und Inhaltsgestörten, daß innerhalb so weniger Versuche die Erreichung einer vorher nicht vorhandenen Disposition durch Übungssteigerung erzielt wird. Wir haben vielmehr Grund, anzunehmen, daß die wirkliche Disposition, die „Spanne des unmittelbaren Behaltens" („Merkfähigkeit"), dem zuletzt erreichten 6-Ziffernkomplex entspricht. Die Störung liegt vielmehr beim Übergang von einer Schwierigkeitsstufe auf eine nächst höhere, wenn auch noch erreichbare. Diese willentliche Anpassung an die Schwierigkeit ist bei dem Pat. offenbar geschwächt. Ra. bedarf erst einer gewissen „Anregung", um seine Spannung der neuen Schwierigkeit anzupassen.

Für die Richtigkeit der wiedergegebenen Auffassung spricht die Verhaltungsweise des Kranken auch bei anderen inhaltlichen Leistungsreihen.

Wir geben hier Reihen mit aufsteigender Schwierigkeit wieder, wie sie sich im tachistoskopischen Leseversuch nach Erdmann-Dogde am Paulischen Tachistoskop darbieten. Exposition 1 Sekunde:

Dargeboten:	Gelesen:
9 Buchstaben:	
(notwendig)	wendi
(Maschinen)	Maschin
(Krankheit)	+
(Treibjagd)	+
(Kartoffel)	+
(Anstriche)	Anstrich

10 Buchstaben:

(Heidelberg)	Heidel....
(Vermehrung)	vermehren
(Zahnreißen)	+
(Vergnügung)	Vergnügen

11 Buchstaben:

(Anwesenheit)	—
(Losungswort)	Losung
(Hauptstädte)	+
(Meerschweine)	Meer........

Nun ist seit den Untersuchungen von Erdmann und Dogde bekannt, daß die Reizworte, trotz der Gleichzahl ihrer Buchstabenelemente, durchaus nicht gleichwertig in bezug auf ihre Lesbarkeit und ihre Reproduzierbarkeit sind. Doch wird man wohl sagen können, daß in unseren Versuchsreihen von jeder niedrigeren Buchstabengruppe zur nächst höheren, im ganzen genommen eine Steigerung des Schwierigkeitsgrades eintritt. Es zeigt sich bei jedem Übergang von der niederen Stufe zu der höheren die gleiche Erscheinung, daß zunächst eine Erschwerung und Fehlleistung da ist, sodann eine Besserung bis zur Richtigleistung und endlich wieder ein Abfall der Leistung vor sich geht. Es ist demnach teilweise das nämliche Phänomen vorhanden wie im Merkversuch. Wir werden also hier nicht eine „Übungswirkung", d. h. eine inhaltliche Dispositionssteigerung, innerhalb jeder Schwierigkeitsgruppe annehmen, um so mehr ja auch ein Schlechterwerden der Leistung erfolgt. Das Verhalten im tachistoskopischen Versuch ist dann auch ein ganz anderes als etwa das eines „inhaltlich" gestörten Optisch-Agnostischen. Bei diesen ist eine Grenze zu bestimmen, bei der der Kranke unsicher wird. Unser Pat. zeigt dagegen keine eigentliche untere Fehlergrenze, sondern steigert sich innerhalb eines gewissen Bereiches bei jeder neuen Schwierigkeitsstufe allmählich in die neue Schwierigkeit hinein, läßt aber auch bald wieder nach.

Wir lassen hier noch einige Beispiele inhaltlicher Leistungen folgen, bei denen die Versager ebenfalls auf das aktuelle Moment zurückgeführt werden.

Dem Pat. wird die Fabel vom Löwen vorerzählt, den ein von ihm verschontes und daher dankbares Mäuschen aus einer Verstrickung durch Zernagen des Strickes befreit. Er soll sie nacherzählen. Zunächst Stillschweigen.

(Was hat das Mäuschen getan?) Einen Strick zernagt.
(Ist das die ganze Geschichte?) — — —
(Weshalb hat das Mäuschen den Strick zernagt?) Daß der Löwe davongekommen ist.
(Was war mit dem Löwen?) Er war im Strick drin.
(Kann sich der Löwe nicht selber helfen?) Es war ein großer Strick.
(Kann das kleine Mäuschen einem so großen Tier nützlich sein?) Ja.

Die „Gedächtnishilfe" der Fragen (bis auf die letzten) ist nicht groß, da die Frage meist nicht mehr gibt als die vorausgehende Antwort besagt hatte. Es wäre vielmehr ein Fehler gewesen, das Stillschweigen als Unfähigkeit zur Reproduktion zu deuten. Ra. hat den Sinn, wenn auch vielleicht nicht die symbolische Bedeutung, erfaßt. Was dem Kranken fehlt, ist die spontane selbsttätige Anregung zur Leistung. Die einsilbigen Antworten, die für den Pat. jedesmal eine neu einzuleitende „Tätigkeit" bedeuten, müssen immer wieder von außen her durch Fragen „angeregt" werden. Die Antworten selbst lassen auf das Wissen und eine richtige inhaltliche Reproduktionsbereitschaft schließen. Der Fehler liegt also an den einleitenden a k t u e l l e n Faktoren.

Charakteristisch ist das Verhalten bei folgenden, in der dargestellten Reihenfolge gemachten Kombinationsversuchen mit der 3-Wort-Methode nach Masselon.

Geschrieben dargeboten:
(Vogel — Nest — Baum.) Nach 1 Minute 20 Sekunden: Auf dem Baum ist ein Vogelnest.
Akustisch dargeboten:
(Wasser — Berg — Tal.) Zweimal vorgesagt. Das Wasser fließt vom Berg in das Tal.
Akustisch dargeboten:
(Dieb — Fenster — Wunde.) Der Dieb hat vom Fenster eine Wunde.
(Was soll das bedeuten? Was hat der Dieb mit dem Fenster zu tun?) Fenster zerbrochen.
(Warum?) Reingekommen.

Akustisch dargeboten:
(Bauer — Stadt — Milch.) — — —
(Sprechen Sie es nach!) Bauer — Stadt — Dorf.
(Nochmal vorgesprochen.) Richtig nachgesprochen.
(Satz bilden.) „Ich muß immer an die Worte denken, ich komm von die Worte nit weg.“
(Wie kommen die Worte zusammen? Was hat ein Bauer mit der Milch in der Stadt zu tun?) Verkaufen.
(Und jetzt einen Satz machen!) Der Bauer verkauft die Milch in der Stadt.

Wir sehen an den ersten Beispielen, daß Ra. den Kombinationsvorgang als solchen ganz gut beherrscht. Die Sukzession der gebotenen Worte ist nicht von Belang; das zeigt das erste Beispiel, in dem die Antwort mit dem letzten Reizwort beginnt. Eine gewisse Erschwerung gegenüber der optischen bedeutet die akustische, weil hier die Reizworte gemerkt und innerlich rekonstruiert werden müssen.

Diese kleine Erschwerung erklärt jedoch für sich allein noch nicht das allmähliche Schlechterwerden der Leistung. Diese sukzessive Verschlechterung ist aber ein durchgehendes Charakteristikum von Ra.s Verhaltungsweisen bei Leistungen, was aus den früher beschriebenen Versuchen hervorgeht. Erhöhte Ermüdbarkeit ist bereits früher abgelehnt worden. Die Verschlechterung der Leistung, die in zunehmendem Maße äußere Hilfen zu ihrer Ausführung benötigt, darf also auch hier wieder nicht auf die inhaltliche Leistungsdisposition, sondern muß auf die aktuelle Einleitung der Leistung zurückgeführt werden.

Man könnte nun sagen, daß die allmählich eintretende Verlangsamung und Verschlechterung der Leistung einfach darauf zurückzuführen ist, daß dem Kranken das Arbeiten zuwider ist und eine zunehmende emotive Hemmung eintritt. Bei einem vorgenommenen Rechnungsversuch mit Schlußrechnungen, bei dem Pat. in der gleichen Weise einsilbig ist und nur durch Zwischenfragen zur Antwort gebracht wird, findet sich nach Beendigung der Leistung der Vermerk: „Pat. ist ganz fröhlich, daß er die Lösung richtig gefunden hat,“ Der Kranke war während der Aufgabenlösung bei der Sache und stimmungsgemäß durchaus nicht gehemmt. Das hindert nicht, daß der Ablauf selbst in gleicher Weise wie die früheren Leistungen mit Schwierigkeiten und in einzelnen Absätzen, dabei inhaltlich richtig vor sich geht. — Es ist also bei diesen Versuchen ein anderes Prinzip vorhanden als bei der Verschlechterung der Leistung im Assoziationsversuch, wo emotive Hemmung konstatiert werden konnte. Die Leistungsherabsetzung ohne emotive und intellektuelle Hemmungsfaktoren spricht für Störung im Bereiche der aktuellen Funktionen.

2. Erkenntnisleistungen und Denkfunktionen.

Aus den bisher mitgeteilten Resultaten ist nicht mit Sicherheit zu bestimmen, ob bei dem Pat. nicht doch eine Störung der inhaltlich-gegenständlichen Momente der Aufgabenlösung, d. h. also der intellektuellen Anteile, nämlich der Erkenntnis- und der Denkvorgänge, vorliegt. Es ist klar, daß man sich nicht an die Art der Lösungen halten kann, da hier die aktuellen Einschläge die eindeutige Auswertung der Resultate verbieten. Man muß vielmehr die Grenzen der Resultate bestimmen, die selbst bei bester Einstellung gerade noch bzw. nicht mehr erreicht werden.

Die höheren Sinne, Gesicht und Gehör, sind intakt. Die Bewegungsfähigkeit ist vollkommen erhalten. In der Praxie ist in Bezug auf intransitive und transitive Handlungen keine Störung. Die Sprachfunktionen sind normal: Spontansprache etwas faul, doch gut artikuliert und richtig in Wort- und Satzbau. Schrift der Vorbildung entsprechend, Schriftsatz ohne starke Orthographiefehler; guter Schriftsatz. Rede und Schrift sinnvoll. Nachsprechen auch schwieriger Worte möglich. Wortlautverständnis o. B. Gegenstandsbezeichnen ohne Störung der Wortfindung. Wortsinnverständnis für konkrete und abstrakte Bedeutungen gut, übertragene Bedeutungen machen dann Schwierigkeiten, wenn die Wörter und Ausdrücke nicht recht bekannt sind, das gleiche gilt vom Erklären der Sprichwörter. Grammatische Kombinationen aus Einzelwörtern gut gelöst.
(Brücke ich heute Freund spazieren gehe mit über meinem die.) + (40 Sekunden).
Das optische Wahrnehmen und Erkennen ist gut. Farben richtig benannt, desgleichen Gegenstände, 4 sinnlose geometrische Figuren, die 10 Sekunden exponiert

waren, aus dem Gedächtnis unmittelbar richtig nachgezeichnet. Die Leistung steht sogar über dem Durchschnitt der von Ungebildeten im Lazarett geleisteten Aufgabenlösung.

Das akustische Wahrnehmen ist in seinen Elementarstufen gut, doch ergeben sich Störungen beim Erfassen und Produzieren akustischer Gestalten. So kann das Zapfenstreichsignal nicht geklopft werden, einfache Lieder können spontan nicht gesungen oder gepfiffen werden. Der Versuch, das Lied „Ich hatt' einen Kameraden" zu pfeifen, ergibt nach Melodie und Rhythmus ein falsches Resultat. Auch das Nachklopfen und Nachsingen gelingt nicht. Der Mann gibt selbst an, vor der Verletzung haben singen und pfeifen zu können.

Es liegt nahe, bei diesem Fall von Verletzung des rechten Stirnlappens an die Störung zu denken, die von K. Mendel als „motorische Amusie" bezeichnet worden ist. Über die theoretische Auffassung vgl. S. 24 f! Inwieweit die Störung nicht ebenfalls mit den „aktuellen" Ausfällen des Ra. im Zusammenhang steht, ist nicht zu entscheiden. Daß die „amusische" Störung nicht die primäre Ursache für sonstige psychische Ausfälle ist, bedarf wohl keines Beweises.

Das Erfassen optisch räumlicher Gestalten ist normal, desgleichen die Vorstellung der optischen Gestalten. Pat. kann aus der Vorstellung sofort die Gestalt eines Kugeldurchschnittes und nach einmaliger Korrektur die Seiten eines Würfels angeben.

Das Erfassen von Bedeutung optischer Gestalten und Situationen ist ganz gut, die Situationsbilder nach Binet-Simon, wie Karrikaturen, werden richtig gedeutet.

Das unmittelbare Behalten und Reproduzieren im Merkversuch ist früher schon besprochen worden. Der Kranke kommt auf die 6-Ziffern-Spanne und erreicht damit den Durchschnitt des ungebildeten Normalen.

Beim Lernen und gedächtnismäßigen Organisieren von optisch gebotenen Komplexen und sinnlosen Silben macht sich die Einstellungsstörung des Kranken besonders stark bemerkbar. Immerhin ist eine Steigerung der Leistung beim erstmaligen Lernen und eine Ersparnis beim Wiedererlernen nach 24 Stunden vorhanden.

Der Kenntnisbesitz des Pat., soweit er sich aus den Untersuchungen ergibt, entspricht der Vorbildung.

Die einfachsten Leistungen des Denkens ohne sprachliche Vermittlung werden im Abstraktionsversuch verlangt. Es wurden die Abstraktionsversuche mit sinnlosen Figuren nach Grünbaum vorgenommen, jedoch nicht mit tachistoskopischen Expositionen, sondern (in der Modifikation von Gräfin Kuenburg) mit einer Exposition von 3 Sekunden.

In der kurzen Expositionszeit von 3 Sekunden wird von dem Pat. keine einzige Leistung vollzogen. Die kürzeste Zeit ist 3,6 Sekunden, der Durchschnitt 5—6 Sekunden. Bei der einfachsten Aufgabe, d. h. bei je 2 Figurengruppen, werden 5 vollkommene Leistungen (Haupt- und Nebenleistungen) vollzogen. Bei 4/4 ist keine Hauptleistung mehr vorhanden, d. h. es werden zwar gleiche Figuren identifiziert, jedoch nicht mehr lokalisiert. Von Nebenleistungen ist nichts mehr vorhanden.

Jedenfalls ist aus dem Versuch zu ersehen, daß die elementarsten Denkleistungen, nämlich das Erfassen der Gleichheits- und Verschiedenheitsrelation und die positive und negative Abstraktion, bei dem Pat. sogar bei größerer sachlicher Schwierigkeit vorgenommen werden. Die komplizierende Leistung des Merkens wird allerdings nicht mehr vollführt.

Zur Prüfung der Begriffsbildung wurden einige Versuche gemacht. Der Kranke findet leicht den Oberbegriff für eine Reihe von untergeordneten Begriffen, z. B.

(Bäume, Blumen, Pilze, Sträucher.) Gewächse.

(Messer, Gabel, Löffel.) Besteck.

Die Beurteilung von Situationsbildern, die im allgemeinen richtig vor sich geht, wurde oben besprochen.

Die Schlußbildung wurde an Versuchen mit unsprachlichem Material nach Störring geprüft.

(A ist links von B, B links von C. Wie steht A zu C?) + (18 Sekunden).

Einfache Schlüsse in sprachlicher Formulierung werden ebenfalls richtig gezogen.

(Zerbrechliche Sachen sind keine Kinderspielzeuge, Porzellan ist zerbrechlich. Also?) + (4 Sekunden) usw.

Die kombinatorischen Leistungen beim Kopfrechnen mit absoluten Zahlen, bei eingekleideten Rechnungen im Masselonschen Versuch u. a. sind, wie zum Teil früher gezeigt, nach ihrer inhaltlichen Seite, wenn auch gelegentlich mit Hilfen, möglich.

Im intellektuellen Verhalten und verschiedenen praktischen Situationen haben sich, soweit dies im Lazarett zu beobachten war, niemals Störungen gezeigt.

Epikritisch ist zu bemerken, daß bei dem akinetischen Stirnhirnkranken Ra. über die prämorbide Persönlichkeit nicht viel bekannt geworden ist, jedenfalls aber nichts Pathologisches. Bei den Prüfungen und Beobachtungen ist der gegenständliche Anteil der Leistungen nur bei der musikalischen Produktion im Sinne einer „motorischen Amusie" gestört. Im übrigen sind die inhaltlich-gegenständlichen Leistungsanteile gut, die reproduktiven und produktiven psychischen Vorgänge zeigen keine Dauerstörung, der Kenntnis- und Fertigkeitsschatz des Pat. entspricht der Vorbildung und Übung eines Landarbeiters ohne hervorragende Begabung. Die Verlangsamung der Leistungen und das teilweise Versagen ist auf den „aktuellen" Anteil der Leistung zurückzuführen. Die psychologische Abgrenzung des primären Schadens wird im Zusammenhang mit den anderen Fällen erörtert werden.

Fall XXXVI.

Schie., Johann, geb. 23. III. 1890 in der Rheinpfalz. Nach Angaben des Schie. ist der Vater gesund, die Mutter an einem Herzleiden gestorben, 6 Geschwister leben. Er gibt an, daß er selbst keine Kinderkrankheiten durchgemacht und eine normale Jugendentwicklung gehabt hat. Er besuchte 7 Jahre lang die Volksschule und 3 Jahre lang die Feiertagsschule. Die Beurteilung des Verhaltens und der Leistung in der Schule, wie sie sich aus einer Zeugnisabschrift ergeben, war folgende: Fähigkeiten 3 (= genügend), Fleiß 3, Fortgang 3, Betragen 2 (= gut). Ferner wird von dem Hauptlehrer seines Geburtsortes schriftlich mitgeteilt: „Das Betragen des Schie. war in der Schule, besonders aber in der Zeit bis zum Eintritt zum Militär kein tadelfreies. Schie. ist ein schnell aufbrausender Mensch. Er war fast bei allen Exzessen beteiligt. Er ist ein Faulenzer, und im geeigneten Falle auch ein Simulant." Nach der Schule betätigte sich Schie. als Bergmann. Im Jahre 1910 wurde er wegen Diebstahls zu 14 Tagen Gefängnis verurteilt.

1912 rückte er als Rekrut bei der Infanterie ein; konnte den Dienst ohne besondere Beschwerden machen.

August 1914 rückte Schie. ins Feld, machte 4 Wochen nachdem eine Ruhrerkrankung durch, blieb dann bis zu seiner Verwundung bei der Truppe. Während seiner Feldzugszeit hat er sich laut Kriegsstammrolle „sehr gut" geführt. Nach Aussage seines Bataillonsführers, der selbst Patient im Lazarett der Hirnverletzten war, muß Schie. ein guter Soldat gewesen sein.

Über die Persönlichkeit des Schie. vor der Verletzung kann also ausgesagt werden, daß es sich um einen intellektuell gering begabten, dabei willensschwachen Menschen mit habituell labiler Affektlage handelt, der jedoch im allgemeinen sich in der menschlichen Gesellschaft ganz gut halten kann und im Krieg seinen Mann stellt.

Am 3. VI. 1916 wird Schie. durch eine Gewehrgranate am Kopf verwundet. Aus den Krankenblättern ist zu entnehmen:

„Oberhalb des rechten Ohrläppchens ein ca. 1 cm großer Wunddefekt (rechte Stirn-Schläfengegend). Das rechte Auge ist zertrümmert, der rechte Augapfel nach unten verdrängt, völlig ausgelaufen. Oberhalb der rechten Tränensackgegend, über der Nasenwurzel, klaffende Weichteilwunde, aus der zerstörte Hirnteile hervorquellen. Hirnteile auch im Bindehautsack und in der Wunde über dem rechten Jochbogen." Die Behandlung besteht in „Ausweidung und Reinigung des Augapfels, Reinigung der Stirnwunde, aus der nach Spalten Knochensplitter entfernt werden. Der Mann ist anfangs benommen, unruhig, reißt sich den Verband ab." Während der Behandlung reichliche Eiterung aus den Wunden und Abstoßung von Knochensplittern. Im übrigen geht die Wundheilung gut vor sich, am linken Auge keine wesentlich krankhaften Zeichen.

24. VII. 1916 (1 Monat nach der Verletzung): „Von seiten des Zentralnervensystems keine pathologischen Erscheinungen."

Die Wunde in der Tränensackgegend heilt sehr langsam und hinterläßt 2 Fisteln, die sich aber anfangs 1917 ($^1/_2$ Jahr nach der Verletzung) nach Abstoßung von Knochensplittern schließen.

Über das psychische Verhalten des Kranken finden sich die Vermerke: „Während des Aufenthaltes auf der Augenstation ist Pat. sehr aufgeregt gewesen." „Ist sehr wenig verträglich." „Dem Arzt gegenüber ist er dann wie vor den Kopf gestoßen."

Am 27. IV. 1917 (10 Monate nach der Verletzung) wird Schie. zum Ersatztruppenteil entlassen.

Am 20. VII. 1917 (13 Monate nach der Verletzung) als kriegsdienstunbrauchbar aus dem Heeresdienst entlassen.

Am 2. XII. 1917, also ziemlich genau 1½ Jahre nach der Verletzung, wird Schie. im Reservelazarett in Zweibrücken aufgenommen. Er klagt darüber, daß er alle 4—5 Tage einen Krampfanfall habe, den er nicht vorausmerke, der dann bis zu ½ Stunde dauere und nach dem er sich „dösig im Kopf" fühle. Während des 18 tägigen Lazarettaufenthaltes wird kein Anfall beobachtet, so daß das Urteil einer kommissarischen Untersuchung die Richtigkeit der Angaben des Kranken über die Anfälle bezweifelt.

Dagegen findet sich: „Schie. ist ein sehr unverträglicher Mensch und hat schon mit der Schwester und Pflegerin Krach gehabt."

Er wird dann wegen Verlust des rechten Auges und Entstellung des Gesichtes und wegen der Hirnschädigung mit Begutachtung einer E.-B. von insgesamt 75% entlassen.

Im Februar 1918 wird ein Gesuch um Rentenerhöhung abgewiesen.

September 1918 gibt Schie. um die Gewährung des Anstellungsscheins für den Dienst als Unterbeamter ein. Wird 1 Monat später für diesen Dienst als ungeeignet erklärt.

Februar 1919 Antrag auf Gewährung der Verstümmelungszulage, die ihm verliehen wird.

Oktober 1919 befindet sich Schie. in Würzburg. Der Vermerk des Bezirkskommandoarztes besagt: „Schie. ist ein gewalttätiger und sehr aufgeregter Mann, der nach wiederholter Verweigerung der Lazarettaufnahme immer wiederkommt. Zu seiner jetzigen Erregung mag auch seine Ausweisung aus der Pfalz beigetragen haben." Eine Anfrage bei der Heimatbehörde erwies die Angabe des Schie. in bezug auf die Ausweisung als richtig. Er hatte sich französischen Soldaten gegenüber „zu viel erlaubt und mußte ins Rechtsrheinische fliehen".

Wird schließlich auf der Nervenstation des Lazaretts Würzburg aufgenommen. Der körperliche Befund zeigt gut vernarbte Wunden, Augenhöhle reizlos, pulsierender Defekt in der rechten Schläfengegend. Psychologisch ist „eine genauere Untersuchung nicht anzustellen, weil er sich weigert". Gibt fortwährend zu Klagen Anlaß. Queruliert über das Essen, hetzt die anderen Kranken auf, beschuldigt das Personal der Unredlichkeit. Bettelt in der Stadt herum. Will heute entlassen werden, um morgen gegen die zugestandene Entlassung wieder zu protestieren. In seinem ganzen Verhalten und in seinen Äußerungen ist er voller Widersprüche. Ist sehr heftig und leidenschaftlich, auf energische Zurechtweisung andererseits rasch umzustimmen. Bittet gleich wieder um Entschuldigung, verspricht Besserung, hält die Versprechungen aber nie. Hat große Pläne, will sich für eine Würzburger Firma als Repräsentant anstellen lassen.

Januar 1920 (3½ Jahre nach der Verletzung) wird Schie. mit seinem Einverständnis entlassen. Im Schlußbefund der Würzburger Station heißt es: „Schie. ist ein geistig schwer geschädigter Mensch. Sein Verhalten ist nicht auf neurotische Entartung, sondern auf einen durch die erlittene Gehirnverletzung gesetzten schweren zerebralen Defekt zurückzuführen."

März 1920 wird eine Strafanzeige des Stadtrates Würzburg gegen Schie. erstattet, und zwar

1. weil er an der Korps-Zahlungsstelle versucht habe, die bereits erhobene Rente noch einmal zu erhalten;

2. weil er als Reisender einer Bilderfirma mehreren Personen bewußt falsche Lieferungen besorgt hatte und sich dadurch einen Vermögensvorteil verschaffen wollte.

Außerdem findet sich in polizeilichen Protokollen, daß er um diese Zeit von der Staatsanwaltschaft Kassel, Frankfurt a. M. und Zweibrücken wegen Diebstahls und Betrug verfolgt gewesen sei.

Laut Strafliste ist Schie. dann im März 1920 wegen Diebstahls und Betrugs zu einer Gesamtgefängnisstrafe von 6 Wochen und im April 1920 wegen Betrugs zu einer Strafe von 4 Wochen Gefängnis verurteilt worden. Die erste Strafe hatte er verbüßt, der zweiten ist er durch die spätere Bemühung des Lazarettes als nicht straferstehungsfähig bisher entgangen.

Im Mai 1920 gibt er wegen Leidensverschlimmerung um Lazarettbehandlung ein, wird zunächst für ein Erholungsheim bestimmt, dort aber als für die Anstalt ungeeignet bezeichnet und darauf am 23. VI. 1920 (4 Jahre nach der Verletzung) im Versorgungskrankenhaus München-Reisingerianum aufgenommen.

Aus der Entwicklung des Leidens ist zu ersehen, daß bei einem freilich schon von Jugend auf wenig charakterfesten Mann nach der Verletzung des rechten Stirnhirns sich eine schwere psychische Schädigung einstellt, deren besondere Zeichen in starken Schwankungen der Stimmung, Haltlosigkeit des allgemeinen Verhaltens und Neigung zu Verstößen gegen die Rechtsordnung besteht. Während das Verhalten des Schie. vor seiner Verwundung immerhin die Möglichkeit des selbständigen Verbleibens in der menschlichen Gesellschaft gestattet hat, ist der Verwundete jetzt in einem Zustand, in dem dies nicht mehr möglich ist. Dieses unterscheidende Merkmal ist bei der Betrachtung der Untersuchungsergebnisse zu berücksichtigen.

Untersuchungsbefund.

Die Resultate der Untersuchungen erstrecken sich auf die zweite Hälfte des Jahres 1920 und die erste Hälfte 1921.

Die körperliche Untersuchung ergibt: Pulsierender Defekt in der rechten Schläfengegend über dem rechten Jochbogen gut vernarbt, reizlose Narbe in der rechten Nasenrücken-Augenbrauengegend, Fehlen des rechten Auges; auch in der leeren Augenhöhle Pulsation vorhanden. Im Röntgenbild finden sich mehrere bis erbsengroße Knochensplitter in der rechten Stirnhöhle und mehrere intrazerebrale Knochensplitter. Der Lokalisation des Schußkanals nach sind durch die Verletzung die untersten seitlichen und vordersten Teile der Rinde der rechten 1. Stirnwindung und die orbitalen Teile derselben, sowie die dazwischenliegenden Teile der weißen Substanz getroffen.

Im übrigen ist neurologisch kein abnormer Befund erhoben worden. Von Zeit zu Zeit sind Krampfanfälle mit Reaktionslosigkeit der Pupille, Blauwerden im Gesicht ohne Zungenbiß und Einnässen gesehen worden.

Psychisches Verhalten.

Was das Spontanverhalten betrifft, so macht er schon in der ersten Zeit dem Lazarettpförtner gegenüber unwahre Angaben darüber, daß er außerhalb der allgemeinen Ausgehezeit vom Arzt Ausgangserlaubnis habe. Geht am Tage auf der Straße vor dem Lazarett mit einer auffallenden weißen Mütze und einer Reitpeitsche spazieren, belästigt Passanten, besonders weiblichen Geschlechts. Treibt sich mit allerlei zweifelhaften Personen herum. Eines Tages erscheint eine Frauensperson (die später wegen Gewerbsunzucht bestraft wurde) im Lazarett und zeigt an, daß Schie. sie an einem Abend auf der Straße angesprochen habe, sie ins Kino mitgenommen habe, sie dann in einer abgelegenen Seitenstraße geschlechtlich benutzt und ihr nachher unter Mißhandlungen das Eintrittsgeld für das Kino wieder abverlangt habe. Schie. scheint überhaupt häufig und wahllos geschlechtlichen Verkehr zu üben. Er erwirbt sich dann auch während seines Lazarettaufenthaltes eine Syphilis.

Häufig treffen Fragen und Klagen von den Versorgungs- und Fürsorgebehörden im Lazarett ein, aus denen hervorgeht, daß Schie. sich mit Hilfe öffentlicher Stellen ihm nicht zukommende Vorteile mit allen Mitteln zu erwerben sucht. Er läßt sich an verschiedenen Fürsorgestellen Kleidungsstücke, Stiefel usw. zuweisen, die er wieder verkauft. Geht ohne Wissen des Arztes zu den Versorgungsstellen, beantragt alle möglichen Zuschüsse und Unterstützungen, begründet seine Angaben mit unwahren Behauptungen: Gibt einmal an, ein uneheliches Kind zu erwarten und die Braut in wenigen Wochen heiraten zu wollen (was er nicht getan hat). Dabei nennt er einen Namen seiner Braut und einen Straßennamen als deren Wohnung, die polizeilich nicht auffindbar sind. Ein andermal gibt er an, schon verheiratet zu sein, bald aus dem Lazarett entlassen zu werden und Geld für Handwerkszeug zu benötigen. Wendet sich an einen sozialdemokratischen Abgeordneten um Vermittlung bei der Beschaffung von Kleidern und Stiefeln. Bekommt er auf den Dienststellen nur die geringste Einwendung gemacht, so schlägt er sofort Lärm, gebärdet sich aufgeregt, schimpft herum. Einmal wurde er so erregt, daß er auf eine geschlossene Abteilung der psychiatrischen Station verlegt werden mußte.

Im Lazarett findet er sich anfangs nur schwer in die Hausordnung ein. Ist lange Zeit untätig, verweigert die Arbeiten der in Lazarettschreinerei, die ihm angeboten wird, mit der Begründung, sich in der Malerei ausbilden zu wollen. Macht aber keine Anstalten, diesen Beruf zu erlernen. Später arbeitet er in allen Werkstätten, verfertigt aber seine Werkstücke hudelig und schlampig, so daß sie nicht zu gebrauchen sind und die Meister ihn an den Arbeitsstellen nicht halten können. Einmal vergnügt er sich damit, von einem Fenster des 3. Stockes auf Straßenpassanten hinunterzuspucken. Ein anderes Mal schließt er sich mit einer Frauensperson in einem Zimmer ein. Öffnet erst auf Drohung des wachhabenden Arztes das Schloß zu sprengen. Wird den Mitpatienten aus den verschiedensten Anlässen unleidlich, so daß es schwer fällt, ihn längere Zeit in einem Krankensaale zu belassen. Erzählt den Kameraden Geschichten aus seinem Vorleben, die von Lügen und Aufschneidereien strotzen. Gibt an, daß er aus der Pfalz habe flüchten müssen, weil er einen französischen Hauptmann erstochen habe. Er habe ihm ein großes Messer in den Leib gerannt und ihn bis zur Brust hinauf aufgeschlitzt. Auf die Frage, wo er das Messer hergenommen habe, antwortet er, daß die Schwarzen da seien, da kriege man schon ein Messer. Ein anderes Mal erzählt er auf die Frage, ob er denn gar nicht heim wolle, daß er alle 5—6 Wochen verkleidet in die Pfalz fahre; das letztemal sei er als Greis mit einem weißen Barte nach Hause gekommen. Unbekannten gegenüber gibt er sich als Oberleutnant aus. Gefragt, warum er im Felde nicht befördert worden sei, sagt er, daß er Vizefeldwebel gewesen sei, aber wieder degradiert worden sei.

Außer durch seine Lügen wird Schie. auch durch sein sonstiges Benehmen den Lazarettangehörigen lästig. Benutzt Gebrauchsgegenstände (Messer, Schuhcreme, Mützen usw.) von Zimmergenossen, ohne zu fragen. Nimmt ihnen Seife, Briefpapier, Brot usw. weg, auch kleiner Diebstähle im Lazarett wird er verdächtigt, ohne daß etwas nachgewiesen werden kann.

Kommt mit den Kamaraden häufig in Streit, ist dabei sehr erregt, wird aber nie handgreiflich. Bei einem Streit mit der Lazarettschwester, bei dem er sich zunächst recht ungebärdig benimmt, wird er auf energische Anrede sehr kleinlaut und läßt sich sofort darauf nichts mehr anmerken.

Im Benehmen gegenüber dem Arzt ist er anders wie gegenüber der sonstigen Umgebung. Zeigt im Untersuchungszimmer stets ein ruhiges Benehmen, ist zugänglich und freundlich, bringt in anständigem Ton seine Klagen vor, läßt sich stets untersuchen und alles mit sich geschehen. Ist er durch irgendeinen der häufigen Anlässe erregt, so läßt er sich rasch beruhigen. Werden ihm durch den Arzt Vorhalte gemacht, so spricht er in erregter Weise über die Sachverhalte, auf die sich die Vorwürfe beziehen, schimpft auf Behörden, Mitpatienten usw., greift aber niemals den Arzt an und läßt sich von diesem vielmehr recht erhebliche Beschuldigungen gefallen. Ist selbst aus starker Erregung heraus durch freundliches Zureden von seiten des Arztes ganz unvermittelt zu besänftigen und zum Lachen zu bringen. So wurde in einer Demonstration vor einem größeren Hörerkreis in seiner Gegenwart sein ganzes Vorleben entrollt, seine Strafen dargelegt und er selbst nach der Richtigkeit der Angaben befragt. Er ist zunächst aufgebracht, versucht zu leugnen und sich auf Verleumdungen hinauszureden, äußert, sofort das Lazarett verlassen zu wollen. Als er aber unmittelbar darauf gefragt wird, wie es ihm im Lazarett gefalle, ist die Antwort: „Gut,“ mit einem höflich verlegenen Lächeln.

Allgemeines Verhalten bei der Untersuchung.

Wie beim Umgang mit dem Untersucher im allgemeinen, ist der Kranke auch in der stärker gebundenen Situation der Untersuchungsaufgabe zugänglich und willig. Er ist besonnen, geordnet, über Gegenstand und eigene Person orientiert, gibt richtige Auskunft. Die Sprache ist gut artikuliert, die Wortfindung intakt, das Sprachverständnis normal. Schie. spricht ausgeprägten Pfälzer Dialekt. Hochdeutsche Ausdrucksweise ist ihm unmöglich, der Satz der Rede ist vulgär und ungewählt.

Untersuchungsergebnisse.
1. Willens- und Gemütsfunktionen.
a) Reaktionsversuche.

Es wurden 30 Reaktionen mit einfacher optischer Zuordnung an 3 Tagen hintereinander gemacht (E. R.), weiterhin wurden 3 Serien mit doppelter Zuordnung („Unterscheidungsreaktionen“ = U. R.) zu je 30 Versuchen, darunter 15 Vexierversuchen, an 3 aufeinanderfolgenden Tagen angestellt.

1. Tag	M.-W. = 115 σ,	m. V. = 31,1 σ (= 27,1% des M.-W.)
2. Tag	„ = 105 σ,	„ „ = 21,3 σ (= 20,3% „ „)
3. Tag	„ = 133 σ,	„ „ = 33,1 σ (= 24,8% „ „)
Gesamtdurchschnitt	„ = 118 σ,	„ „ = 28,5 σ (= 24,1% „ „)

Reaktionen mit doppelter Zuordnung (U. R.).

1. Tag . . . . M.-W. = 165 σ, m. V. = 46,0 σ (= 27,8% des M.-W.)
2. Tag . . . . „ = 152 σ, „ „ = 39,4 σ (= 25,9% „ „)
3. Tag . . . . „ = 115 σ, „ „ = 24,0 σ (= 20,9% „ „)
Gesamtdurchschnitt . . . . . . „ = 144 σ, „ „ = 36,5 σ (= 25,3% „ „)

Es zeigt sich, daß bei den W.-R. ein deutlicher Übungsfortschritt in Bezug auf die Verkürzung der Reaktionszeit und in Bezug auf die Verringerung der Streuungsbreite vorhanden ist. Ein solcher Übungsfortschritt ist auch bei den E. R. am zweiten Tage vorhanden, am dritten Tage dagegen eine wesentliche Verschlechterung der Leistung.

Beim Vergleich mit den Durchschnittszahlen, die v. Rohden (1. c.) an Normalen und Hirnverletzten gefunden hat, ergeben sich für Schie. folgende Verhältnisse:

	Durchschnitte nach v. Rohden	Resultate bei Schie.	Differenz
E. R. { Normale	135 σ		— 17 σ
Stirnverletzte	190 σ	118 σ	— 72 σ
Sämtliche Hirnverletzte .	230 σ		—112 σ
U. R. { Normale	196 σ		— 52 σ
Stirnverletzte	353 σ	144 σ	—209 σ
Sämtliche Hirnverletzte .	365 σ		—221 σ

Der Vergleich zeigt, daß Schie. übernormal rasch reagiert. Er übertrifft nicht nur den Durchschnitt der Hirnverletzten, sondern auch den der Normalen um ein Erhebliches.

Vergleicht man die Streuungsbreiten bei unseren Kranken mit den Durchschnitten bei v. Rohden, so ergeben sich folgende Verhältnisse:

	Streuungsbreiten bei den Durchschnitten nach v. Rohden	Streuungsbreiten bei Schie.
E. R. { Normale	m. V. = 12,6% des M.-W.	
Stirnverletzte	„ „ = 19,5% „ „	m. V. = 24,1% des M.-W.
Sämtliche Hirnverletzte	„ „ = 19,6% „ „	
U. R. { Normale	m. V. = 24,5% des M.-W.	
Stirnverletzte	„ „ = 20,9% „ „	m. V. = 25,3% des M.-W.
Sämtliche Hirnverletzte	„ „ = 20,8% „ „	

Es zeigt sich bei Schie. eine starke Vergrößerung der mittleren Streuungsbreite, die im Vergleich zu den v. Rohdenschen Durchschnittswerten nicht nur den Wert bei Normalen, sondern auch den bei Stirnhirnverletzten und sämtlichen Hirnverletzten um ein Wesentliches überschreitet. Es sind also bei Schie. sehr starke Schwankungen innerhalb der Leistungsreihen vorhanden.

Der Übergang von E. R. zu U. R., d. h. von der inhaltlich einfachen Reaktion zu der Reaktion mit „vorgeschalteter" erhöhter inhaltlicher Schwierigkeit vollzieht sich bei Normalen dadurch, daß eine Verlängerung der Reaktionszeit und eine Erhöhung der Streuungsbreite erscheint. Bei den Durchschnittszahlen v. Rohdens für Normale beträgt die Erhöhung der Reaktionszeit + 61 σ, die Streuungsbreite steigert sich von 12,6% des M.-W. auf 24,5% des M.-W. Bei den Stirnverletzten v. Rohdens drückt sich die „Anpassung an erhöhte inhaltliche Schwierigkeit" in einer erheblichen Steigerung der Reaktionszeit aus (+163 σ), die Streuungsbreite bleibt annähernd gleich (19,5% des M.-W. auf 20,9% des M.-W.). Bei sämtlichen Hirnverletzten ist ein ähnliches Verhalten in Bezug auf die Reaktionszeit (+135 σ) festzustellen, während die Streuungsbreite ebenfalls annähernd gleich bleibt.

Bei Schie. ist zwar eine Erhöhung der Reaktionszeit und Verbreiterung der Streuung vorhanden. Doch ist die Erhöhung der Reaktionszeit als Anpassung an die vergrößerte inhaltliche Schwierigkeit nur sehr gering (+ 26 σ), also kaum ein Drittel des Wertes bei Normalen. Auch die Verbreiterung der mittleren Variation ist nur sehr gering.

Es ist also in der Reaktionsweise von Schie. bei den Reaktionsversuchen ein übermäßig rasches, ohne hinreichende Berücksichtigung der inhaltlichen Anforderungen der Aufgaben vor sich gehendes Arbeiten zu beobachten (wie es bei der „muskulären Reaktion" vorkommt). Die Überhastung, das hudelnde, schlampige Wesen des Kranken kommt also auch in den einfachsten Reaktionsversuchen zum Ausdruck.

Psychologische Arbeitsversuche[1].

Während Schie. in einer ersten Serie (Mitte 1920) von 4 Tagen nur unregelmäßig zur Untersuchung erscheint, die Versuche in der Mitte abbricht und schließlich gar nicht mehr arbeitet, ist er in einer zweiten Serie von 6 Tagen (Anfang 1921) ganz willig und liefert gute Resultate. Er zeigt im fortlaufenden Rechnen nach Kraepelin in der Minute mittlere Leistungshöhe (30 Durchschnittsadditionen) mit normalen Minutenschwankungen beim Leistungsfortschritt. Er bemüht sich und zeigt im Pausenversuch eine entsprechende Erholung. Auch im Versuch am Weilerschen Arbeitsschreiber ist die Leistungshöhe ganz beträchtlich, die abfallende Ermüdungskurve entspricht der normalen; es ist gute Erholung nach der Pause sichtbar, ein Zeichen von entsprechender Willensspannung. Die Fortschritte der an jedem Tage bewältigten Gesamtleistung ist dagegen von Tag zu Tag nicht stetig; es machen sich vielmehr starke Tagesschwankungen bei der Durchführung bemerkbar.

Fortlaufende Leistung mit verschiedenartigem Inhalt.

Beim Bourdonschen Durchstreichversuch bearbeitet Schie. den Text unter Auslassung einer Zeile in 7 Minuten 40 Sekunden, also in einer an der Grenze des Normalen stehenden Arbeitszeit, macht jedoch 31 Fehler hinein, eine Zahl, die das Normale um ein Erhebliches überschreitet. Was die Fehlerzahl von Zeile zu Zeile betrifft, so schwankt sie, ist zunächst sehr hoch, nimmt rasch ab, steigt dann wieder an, um am Schluß wieder abzufallen. Es sind also auch hier starke Leistungsschwankungen vorhanden.

Es ist zu bemerken, daß Schie. bei fortlaufenden Leistungen „hudelig" arbeitet, d. h., er arbeitet ohne Zügelung „drauflos". Die Zeit, die er sich nimmt, ist der restlosen Erfüllung der Leistung nicht angepaßt. Er müßte sich vielmehr, um die Leistung fehlerlos zu vollführen, mehr Zeit nehmen. Die Folge dieses überhasteten Arbeitens ist die Verschlechterung der Qualität des Erarbeiteten.

Wir haben an den Versuchen gesehen, daß Schie. keine „Antriebsschwäche" hat, daß er eher eine Erhöhung der Antriebe zeigt.

Aufmerksamkeit.

Aus den vorstehenden Erörterungen läßt sich schon vieles für die Art und den Verlauf der Willküraufmerksamkeit unseres Pat. ersehen. Schie. ist nicht immer gut konzentriert, schwankt stark, er hat eine Neigung, die Aufmerksamkeit in erhöhtem Maß zu verteilen. Was die passive Aufmerksamkeit betrifft, so ist eine erhöhte Ablenkbarkeit und geringere Konstanz der einem Inhalte bereits zugewendeten Aufmerksamkeit dagegen nicht beobachtet worden.

Erkenntnisvorgänge.

Es sei zunächst auf das sehr schlechte Schulzeugnis der Volksschule hingewiesen. Der Lebensgang des Kranken macht es wahrscheinlich, daß die an sich schon geringen in der Schule erlernten Kenntnisse und Fertigkeiten nur in sehr beschränktem Maße weiter geübt oder durch Mitübung auf der bei der Schulentlassung vorhandenen Höhe stehen geblieben sind.

Die Untersuchung ergibt:

Sprachfunktionen intakt. Die Spontansprache (Pfälzer Dialekt) nach Wortbildung, Satzbau und Wortfindung richtig. Sprachverständnis ohne Ausfälle. Nachsprechen auch schwieriger Worte gelingt gut. Lesen gut. Spontan- und Diktatschreiben mit zügiger flüchtiger Schrift, jedoch sehr schweren orthographischen Fehlern.

Das Wahrnehmen von optischen Inhalten mit dem erhaltenen linken Auge und einem korrigierenden Glas ist vollkommen intakt. Erkennen optisch-gestaltlicher Gegenheiten normal, Bedeutungen richtig erfaßt.

Akustische Prüfung ergibt geringe Herabsetzung der Hörweite auf dem rechten Ohr (Erkrankung des inneren Ohres). Die Wahrnehmung akustischer Inhalte und Gestalten ergibt keine gröberen Störungen.

Das taktile Erfassen, die kinästhetischen Empfindungen zeigen keine Störung. Der Geschmack zeigt keine Störungen, die Geruchsprüfung ergibt, daß auf beiden Seiten Geruchsempfindung vorhanden ist; Urteile jedoch sehr unsicher.

---

[1] S. Tabelle S. 151.

Gedächtnis. Es wird zunächst die Spanne der unmittelbaren Erfassung im Merkversuch geprüft. Von dargebotenen nacheinanderfolgenden Einzelziffern werden 7 auf einmal behalten, was eine verhältnismäßig gute Leistung darstellt. Beim tachistoskopischen Lesen kommt Schie. bei $^1/_{10}$ Sekunde zu 5 sinnlosen Buchstaben und in bekannteren Wörtern bis zu 9 Buchstaben. Auch hier werden bei gleicher Schwierigkeit unter richtige Leistungen Fehler aller Art gemacht, was nach unseren früheren Erörterungen nicht mehr verwunderlich ist. Sinnvolle Sätze werden bis zu 25 Silben unmittelbar reproduziert. Doch kommen schon bei 20 und 21 Silben gelegentlich Ungenauigkeiten vor. Im ganzen ist also das unmittelbare Auffassen und Reproduzieren einfacher, nicht schulmäßig erlernter Inhalte, bei dem Pat. nicht unternormal.

Die unmittelbare Reproduktion sinnvoller Texte unter freier Wiedergabe des Sinnes gelingt bei akustischer Darbietung verhältnismäßig einfach gelagerter Gegebenheiten (z. B. die Erzählung des Werkmeisters Nitschke nach Bobertag) ganz gut, wenn auch mit sehr schlechter Ausdrucksweise. Dagegen war es bei einem vorerzählten Text mit mehr abstraktem Inhalt (was offenbar ein stärkeres „Mitdenken" erforderte, nämlich die „Präsidentenfrage nach Binet) nicht möglich, von den drei wesentlichen Unterscheidungen des Königtums und Präsidententums nur ein Merkmal nach mehrmaliger Lesung zu erhalten. Doch geht dieses über das Gebiet des Gedächtnisses hinaus.

Das Wiedererzählen leise und laut gelesener Texte ist sehr mangelhaft, was auf die sehr schlechte Schulbildung (s. früher) zurückgeführt werden muß.

Beim Wiedererkennungsversuch mit sinnlosen Figuren (Aufsuchung von vorher gebotenen Figuren auf einer Suchtafel) war die Leistung nicht unter dem Durchschnitt.

Das Lernen assoziativ verbundener Glieder im Trefferversuch zeigt ebenfalls normales Verhalten. Bei 6 sinnvoll verbundenen Wortpaaren nach Ranschburg wurden im Trefferversuch nach der zweiten Lesung die richtigen Assoziationsglieder reproduziert, bei 6 sinnlos verbundenen Wortpaaren bedurfte es 5 Lesungen. Beim Wiedererlernen nach 24 Stunden war jedoch keine Ersparnis zu sehen. Schie. brauchte vielmehr zu den sinnvollen 4 Lesungen, zu den sinnlosen 6 Lesungen. Ein anderes Mal war das Wiedererlernen der Ranschburgschen Reihen leichter, jedoch wiederum ohne Ersparnis.

Das Lernen von optisch gebotenen, selbstgelesenen Reihen sinnloser Silben nach Ebbinghaus und Müller-Schumann ist verlangsamt. Es gelingen ihm am ersten Tage in 30 Lesungen nur 10 Silben, dagegen ist hier beim Wiedererlernen nach 24 Stunden eine gute Ersparnis zu merken, da jetzt in 20 Lesungen alle Silben erlernt werden. Die Setzung von Gedächtnismaterial aus Kollektivinhalten (Reihen, Komplexen usw.) und das Behalten derselben über eine längere Zeitstrecke hin ist bei Schie. von der Tagesschwankung der „Einstellung" abhängig. Bei adäquater Einstellung ist die Gedächtnisleistung etwas verlangsamt in ihrem Umfang, jedoch so, daß man keine Ausfälle erkennen kann.

Der Bestand an dispositivem Gedächtnismaterial in Form von allgemeinen Kenntnissen ist, was das Schulwissen betrifft, sehr mäßig. Die praktischen Kenntnisse und ebenso Kenntnisse aus dem Bereiche der Tagesvorkommnisse (aus der Kriegszeit usw.) erweisen sich dagegen als nicht unter dem Durchschnitt.

Die Geschicklichkeiten und Fertigkeiten zu technischen Handhabungen sind die eines Menschen, der keine Facharbeit gelernt hat. Irgendwelche Abnormitäten innerhalb praktischer Betätigungen haben sich nicht gezeigt.

Was die Vorstellungsbewegung betrifft, so zeigt der Mann eine gewisse Armut der Einfälle und Ungeschicklichkeit der Stoffanordnung, beispielsweise im Versuch mit Assoziationsreaktionen („zufällige Wortreaktionen" nach G. E. Müller). Er antwortet hier fast durchwegs mit Wiederholung des Reizwortes unter geringer Abwandlung desselben oder mit Worten gleichen Anlautes oder dergleichen ersten Silbe ohne Sinnzusammenhang („Klangassoziationen"). Die Zeiten sind im allgemeinen nicht über dem Mittel (1—3 Sekunden), doch kommen mitunter längere Zeiten vor, die jedoch die Qualität der Wortreaktion nicht verbessern. Im allgemeinen ist also über die im lebensfremden Versuch geprüften Gedächtnisleistung, d. h. die Aufnahme, das Behalten, die Reproduktion von Gedächtnisbesitz und die zu ihr führenden Hilfen zu sagen, daß sie den Durchschnitt des Normalen nicht erreichen, ohne aber auf echte Ausfälle hinzuweisen.

Denkleistungen.

Mit den Denkleistungen steht es bei Schie. nicht besser als mit den Gedächtnisleistungen.

Das Erfassen der Beziehung des Gleichen und Verschiedenen ist bei dem Pat. normal. Die positive Abstraktion des Gleichen ist nicht unternormal. Bezeichnend für das schwankende „aktuelle" Moment ist der Umstand, daß Schie. im Abstraktionsversuch (v. Kuenburg) beim Vergleich von je 2 Figuren auf beiden Vergleichsseiten in der Leistungsserie schwankende und unsichere Resultate liefert, während er bei den schwierigeren Aufgaben von je 3 und 4 Figuren sicherer und stetiger arbeitet.

Das Erfassen von Bedeutungsbeziehungen ist für gegenständiges Material ganz gut. So werden Gegenstandsbilder richtig erkannt und beurteilt. Die Situationsbilder nach Binet und Simon werden richtig gedeutet. Dagegen bereiten Serienbilder aus den Fliegenden Blättern ohne Text große Schwierigkeiten. Schie. hält sich an das einzelne Bild und erkennt den Fortschritt der Handlung von Bild zu Bild nur sehr schwer.

Abstrakte Begriffe, Deutung und Anwendung derselben, machen dem Schie. große Schwierigkeiten. Hier mag auch der Einfluß der Ungeschicklichkeit in der sprachlichen Gestaltung eine gewisse Rolle spielen.

Die kombinatorische Gestaltung von Sätzen aus gegebenem Wortmaterial gelingt bei 6 Wörtern ganz gut (Typus: Hund, treuer, Herrn, seinen, liebt, ein).

Die kombinatorische Ergänzung von sinnvollen Figuren nach Heilbronner geht ganz gut vor sich. Sogar die recht schwierigen Figurenergänzungen aus nur geringen und andeutungsweise gegebenen Teilen nach Netschajeff (Stern und Wiegmann, S. 100) gelingt recht gut.

Abzeichnen und Gedächtniszeichnen mit schlechter Technik, jedoch richtiger Anlage.

Die sprachliche Ergänzung selbst in einem einfachen Text nach Ebbinghaus („Der habgierige Hund") machen dem Schie. große Schwierigkeiten.

Im Kombinationsversuch nach der 3-Wortmethode (Masselon) kann Schie. nur einfache naheliegende Lösungen finden und auch da hält er sich nicht an den Wortlaut der gegebenen Einheiten, sondern ändert sie nach dem Sinne ab. Die logischen Inhalte der gefundenen Sätze sind einfältig, meist nur durch ein zufälliges Nebeneinander der gegebenen Worte charakterisiert. Die Reaktion spricht nicht für tiefere gedankliche Verarbeitung. Eine Mehrzahl von Lösungen bei Folge von 3 Worten, wie sie von Piorkowski verlangt wird, ist bei Schie. niemals zu erzielen. Die Leistungszeiten sind sehr lang. Die Qualität der Leistung entspricht etwa der des Durchschnittes zehnjähriger Schulkinder.

(Soldat, Tod, Vaterland.) Der Soldat stirbt für's Vaterland.

(Matrosen, Mädchen, Tanz.) Der Matrose tanzt mit dem Mädchen.

(Jäger, Sonne, vorbeigeschossen.) Der Jäger hat an der Sonne vorbeigeschossen.

(Hat das einen Sinn?) Es hat keinen Sinn.

(Wenn es heißen würde Hase, würde man sagen, am Hasen vorbeigeschossen?) Ja. Ähnliche und schwierigere Tests werden von dem Pat. abgelehnt.

Die Bildung von Oberbegriffen geht bei einfachen Aufgaben mit konkreten Inhalten nicht schlecht.

(Messer, Gabel, Löffel.) Eßgeschirr.

(Hobel, Hammer, Zange.) Werkzeug.

Dagegen ist von abstrakten Begriffen aus, auch wenn sie verstanden sind, die Auffindung eines entsprechenden Oberbegriffes nicht zu erzielen.

Einfache Schlüsse ohne sprachliches Grundmaterial nach Art der von Störring angegebenen werden dem Schie. erst nach zeichnerischer Veranschaulichung klar, die er jedoch selbst nicht findet.

Bei sprachlich formulierten Schlüssen werden die einfachen Schlüsse (Modus Barbara) richtig gelöst. Schlüsse mit negativ gegebenen Prämissen und schwierigere Schlußbildungen werden nicht mehr ausgeführt. Bei Unterschiedsfragen hält er sich an oberflächliche Eigenschaften der zu unterscheidenden Inhalte, ohne auf die spezifische Differenz derselben einzugehen.

(Unterschied zwischen Wasser und Eis?) Wasser ist flüssig, Eis ist hart.

(Unterschied zwischen Vogel und Schmetterling?) Vogel ist groß, Schmetterling ist klein.

(Sonst ist alles gleich?) Sonst weiß ich nix.

Die Beurteilung von Sinnwidrigkeiten bei einfachen Sätzen gelingt leidlich. In dem Text von W. Stern (Stern und Wiegmann, S. 134) werden grobe Sinnstörungen übersehen.

Was die wertungsmäßige Einstellung an den intellektuellen Inhalt der einzelnen Prüfungsaufgaben betrifft, so ist gelegentlich eine Neigung zu Witzeleien zu bemerken.

(Wer war Christus?) Ein Mensch.

(Was für ein Mensch? Was wissen Sie von ihm?) Die Katholiken haben ihn angebetet als Heiligen (mit spöttischem Gesicht).

(Was hat man für Pflichten gegen den Nebenmenschen?) Jeden Tag einander hauen.

Was die praktisch-intellektuellen Leistungen in den Werkstätten betrifft, so ist früher schon gesagt worden, daß sie schlecht und ohne Fleiß ausgeführt werden. Schie. beginnt z. B. ein Kästchen zu streichen, verklext die Innenseite des Kästchens, macht außen nur einige Pinselstriche und verdirbt ein ganzes Werk. Fast alle von ihm fertiggestellten Gegenstände müssen entweder weggeworfen oder von neuem bearbeitet werden. Das gleiche gilt von seinen Schreinerarbeiten. Das Versagen ist freilich weniger durch einen inhaltlichen Ausfall als vielmehr durch das oft erwähnte hudelige und schlampige Wesen, d. h. durch eine Störung des „aktuellen" Leistungsanteils verursacht.

In seinen Delikten ist Schie., wie erwähnt, wenig originell. Er gleicht nicht im mindesten dem genialen Schwindler. Seine Verbrechen haben den auch sonst zu beobachtenden Charakter der Straftaten von schwachsinnigen Landstreichern und Taugenichtsen. Seine Lügen, Ausreden und Aufschneidereien sind plump und durchsichtig.

Zusammenfassend ist über den psychopathieähnlichen Stirnhirnverletzten Schie. zu sagen, daß er schon vor der Verletzung schwach begabt und affektiv labil war. Nach der Verletzung erweisen sich in der Beobachtung und den Untersuchungen die „intellektuellen" Dispositionen entsprechend einer niederen Stufe des ungebildeten Normalen. Die Veränderung gegenüber der (in den Zeugnissen der Schule und der Militärvorgesetzten zum Ausdruck kommenden) prämorbiden Persönlichkeit liegt im Bereich der gemütlichen und aktuellen Funktionen. — Die Spezifizierung des primären Schadens wird im folgenden vorgenommen.

III. Spezielle Untersuchungsresultate.

Bei den vier verschieden gearteten Fällen, die als Repräsentanten der Stirnhirnverletzten psychologisch analysiert worden sind, ist der Versuch gemacht worden, den gestörten psychischen Zustand (im „Längsschnitt") zu zergliedern und an jedem Fall eine oder mehrere Funktionen oder Funktionsgruppen herauszulösen, deren Störung auf Grund der Analyse als besonders stark angesehen werden konnten. Es entsteht die weitere Aufgabe die Untersuchungsresultate (im „Querschnitt") miteinander zu vergleichen, die primären Störungen zu bestimmen, gegeneinander abzugrenzen und die gefundenen primär geschädigten Funktionen in einem psychologischen System zu gruppieren.

Der Vergleich wird uns innerhalb des engen Rahmens, der uns durch den Stand der heutigen Untersuchungstechnik gezogen ist, dadurch erleichtert, daß eine Reihe von Untersuchungen an den Kranken in gleicher Situation und mit gleicher Methodik angestellt worden ist.

1. Inhaltlich-gegenständliche Erlebnisanteile.

Die Untersuchung ergibt, daß bei keinem der Kranken die elementaren und die auf ihnen sich unmittelbar gründenden gegenständlichen Erlebnisse in wesentlichem Grade gestört sind. Die Empfindungen aller Sinnesgebiete sind vorhanden, Wahrnehmungen, Gestalterfassung, Erkennungsvorgänge usw. sind auf keinem Sinnesgebiet bei den Kranken in einer die psychische Gesamtstörung eindeutig verursachenden Art geschwächt. Die Einäugigkeit Schie.s stört seine optische Leistung nicht in nennenswerter Weise; die Störung der akustischen Gestalterfassung bei Ra. ist isoliert und spielt für seine Erlebnisweisen eine so geringe Rolle, daß sie für die Erklärung seiner Störung als grundlegender primärer Schaden nicht in Betracht kommt.

Es hat sich jedoch bei Vö. ergeben, daß er zu Hause, wenn man ihn in Ruhe läßt, ziellos herumspielt und sich benimmt wie ein Kind, daß er aber in den Prüfungen im Untersuchungszimmer Resultate produziert, die einem mittelgebildeten normalen Erwachsenen durchaus entsprechen. — Anders ist es bei Schie. Dessen Äußerungen zeigen im freien Verkehr schon keinen hohen Stand intellektueller Fähigkeiten. Er bringt nur mäßige Leistungen zustande, und zwar auf dem Gebiete des Gedächtnisses ebenso wie auf dem des logischen Denkens. Welche Bedingungsveränderung man auch annimmt, keine hilft ihm zur besseren Leistung. — Ib. fällt von vornherein dadurch auf, daß bei ihm eine Herabsetzung der Gedächtnisleistungen, und zwar des unmittelbaren Behaltens und des Lernens vorhanden sind, und daß auch die Schulkenntnisse Lücken aufzuweisen scheinen. Es zeigt sich aber, daß es Situationen gibt, z. B. im Zustand der Arztbedürftigkeit, in denen er sich rascher und bereitwilliger an Aufgaben macht und dann zu normalen Leistungen, z. B. des unmittelbaren Behaltens, kommt. Die Leistungen des Denkens sind, soweit nicht gedächtnismäßige Momente in der Aufgabe verlangt werden, dem Normalen nicht wesentlich unterlegen. — Ra. vollends produziert in freier Situation fast nichts, was einen zureichenden Schluß auf seinen „Intelligenzgrad" zuläßt. Unter der Untersuchungsaufgabe leistet er auf vielen Gebieten Unvollständiges. Aber alle Arten von Leistungen sind entweder durch kleine Hilfen zu steigern oder so zu gestalten, daß der Untersucher das Vorhandensein der Fähigkeit zur inhaltlichen Ableistung konstatieren kann. Ferner zeigt er bei Reihenaufgaben ein „Hineinsteigern" in die Leistung, das ihn schließlich bis zur normalen Ausführung bringt. Häufig genug folgt der gesteigerten Leistung dann ein rasches Herausfallen in die Minderleistung.

Wir sehen also, daß bei den vier Geschädigten trotz des Fehlens gröberer Störungen auf dem Gebiete der Empfindungen, Wahrnehmungen usw. doch in verschiedenen Situationen, Abweichungen von Normalen, besonders auf dem Gebiete des Gedächtnisses und des Denkens, aufweisen. Handelt es sich hier um primäre Störungen der „inhaltlich-gegenständlichen Leistungsdispositionen" oder sind diese sekundär gestört?

Der Nachweis wird durch das Mittel der Variation der Bedingungen und der Abgleichung der Resultate geführt. Sehen wir n i c h t - g e g e n s t ä n d l i c h e Bedingungen im Rahmen bestimmter variierter Situationen, nach deren Variation eine vorher gestörte Leistung nunmehr gelingt, so können wir auf eine Störung der „Fähigkeit" zur Leistung (z. B. also des Gedächtnisses, des Denkens usw.) im Falle des früheren Versagens nicht schließen, sondern müssen eben die nicht-gegenständlichen Faktoren (Gefühle, aktuelle Funktionen usw.) als p r i m ä r innerhalb des Leistungsganzen gestört auffassen. [Daß auch „Inhaltgestörte" (Aphatiker, Agnostiker) Schwankungen, die durch „aktuelle" Momente wie Aufmerksamkeit bedingt sind, aufweisen, ist bekannt. Doch kommen diese Gestörten unter Variation emotionaler und aktueller Situationsbedingungen nicht immer wieder zu normaler Leistung.]

Für die Denkstörungen wie sie bei Vö., Ib. und Ra. vorkommen, gelingt eine solche Bedingungsvariation. Versetzt man Vö. in die Situation der Untersuchungsaufgabe, so ist er nicht mehr „intelligenzgestört" (auf der „Stufe" eines Kindes). Auch Ib. und Ra. kommen bei den Denkaufgaben etwa, wenn „sie im Schusse sind" oder einen „guten Tag haben", zu ganz normalen Denkleistungen. Von Schie. wird später gesprochen.

Die gleiche Erklärung wie bei den Denkstörungen wird nicht ohne weiteres möglich sein, wo es sich um die Beurteilung der Gedächtnisleistungen handelt. Besteht doch bei psychiatrischen Untersuchungen die Praxis, aus dem „Merkversuch" und dem „Lernversuch" häufig genug schlechthin auf das Gedächtnis einen direkten Rückschluß zu machen. Auch die Stirnhirnverletzten klagen über Gedächtnisschwäche. Es gibt Autoren, die Gedächtnisstörungen als spezifisch für Stirnhirnschädigung ansehen. Bei Ib. und Ra. finden sich Störungen des Merkens. Es ist bei Ib. zu sehen, daß er in etwas bedrängter Situation, die ihn zu stärkerer „Einstellung" auf die Aufgabe veranlaßt, normale Leistungen erzielt. Andererseits sieht man, wie er z. B. beim unmittelbaren Behalten eines Komplexes akustisch gegebener Ziffern erst nach etwa 4—5 Sekunden an die Aufgabe herangeht und die Leistung dann langsam genug hervorbringt. Bei einer solchen Arbeitsweise würde auch ein nicht besonders gedächtnisbegabter Normaler einen Teil der aufzunehmenden und wiederzugebenden Elemente bis zum Moment der Reproduktion verloren haben. Die Herbeiführung einer Situation, die den Kranken zu „festerem Zufassen" veranlaßt, führt dann zum normalen Resultat und beweist, daß die Störung nicht an der Aufnahme und gedächtnismäßigen Organisierung von Stoffen, sondern an Momenten, die irgendwie die Aktivierung der unter bestimmten Bedingungen durchaus möglichen Dispositionen besorgen. Das Moment des sukzessiven „Hineinsteigerns", wie es bei Ra. übrigens nicht nur für die Gedächtnisleistung zu beobachten ist, findet sich auch bei anderen Patienten, z. B. bei Me. (Fall XVIII). Dieser klagte darüber, daß er sich „nichts mehr merken könne", bei der Untersuchung war die Leistung zuerst unternormal, steigerte sich aber dann stetig, bis eine gute Normalleistung zustande kam. Es war dann, nach dem Ausdruck des Untersuchenden (Dr. Ruederer), „als wenn der Patient sich erst warmlaufen müßte". Also auch hier keine Störung der aufnehmenden, organisierenden und reproduzierenden Vorgänge, d. h. also des „inhaltlichen" Anteils der Gedächtnisleistung (vgl. hierzu auch Fall Hi. von Eliasberg und Feuchtwanger, l. c.).

So ist es denn bei den untersuchten Stirnhirnverletzten, die eine Störung der Gedächtnisleistung haben, auch dann, wenn sie selber darüber klagen, nicht das „gegenständliche Moment" an der psychischen Leistung, das primär gestört ist, sondern andere konstitutive Leistungsanteile.

Mit Absicht ist der Fall Schie. eingefügt worden, bei dem viele Leistungen reproduktiver und produktiver Art geschwächt sind und durch keine Bedingungsvariation auf normale Höhe gebracht werden können. Es entsteht die Frage, ob dies die Wirkung der Stirnhirnschädigung ist. Unsere Erkundigungen bei den Schulbehörden haben ergeben, daß der Mann schon vor seiner Verwundung sehr schlechte Leistungen produziert hatte. „Die Fähigkeiten" werden von den Lehrern mit „noch genügend" (3), die „Fortschritte" gesondert mit der Note 3 qualifiziert, was auf ein unterhalb des normalen Durchschnittes liegendes intellektuelles Verhalten hinweist. Da auch das gemütliche und willentliche Gehaben in der Schule nicht ganz einwandfrei war, ist es nicht zu verwundern, daß der Mann nichts gelernt hat, also keine Kenntnisse bei der Prüfung aufzuweisen hat. Auch etwa vorhandene Fähigkeiten haben sich durch Mitübung nicht ausbilden können. Wir wissen sehr gut, daß derartige Schulzensuren nicht eine psychologische Erforschung der prämorbiden Persönlichkeit ersetzen, wir sind aber praktisch genötigt, diese Zensuren in unsere Betrachtungen hereinzuziehen, da uns andere Möglichkeiten, etwas zu erfahren, nicht zur Verfügung stehen. Nach dem, was bei Schie. aus den Beurteilungen des Lehrers zu ersehen ist, hat er also bereits vor der Verletzung eine Herabsetzung der „inhaltlich-gegenständlichen" Leistungsanteile gehabt (wie ja zweifellos auch die aktuellen und emotionalen Momente nicht intakt waren). Jedenfalls darf die Herabsetzung im Bereiche der inhaltlich-gegenständlichen Leistungsdispositionen bei Schie. im Gegensatz zu den drei anderen Fällen auf eine angeborene schwache Begabung zurückgeführt werden. Er hat aber mit den anderen Stirnhirnverletzten gemein, daß die Störung im Gegenstandsbewußtsein nicht die primäre Folge der Stirnhirnverletzung ist.

Auch bei anderen nicht genauer analysierten Fällen, die Störungen der intellektuellen Leistungen zeigen, z. B. bei den witzelsüchtigen Wi. (Fall IX) oder bei Hö. (Fall XXV), scheint es möglich, die Herabsetzung der „Intelligenzleistungen" auf die Witzelsucht, die Störung der Aufmerksamkeitsspannung, die Stumpfheit usw. zurückzuführen, und zwar aus der Beobachtung heraus, daß diese Kranken in Situationen, in denen sie ernst oder „angeregt" sind, ganz gut geistig funktionieren. Auch für die Fälle in der Literatur, bei denen man „Störung der Urteilsfähigkeit", „Gedächtnisstörungen", „Intelligenzabnahme", „Korsakoff-Symptome" u. a. vermerkt findet, gilt ebenfalls die Forderung nach genauer psychologischer Untersuchung und Feststellung, inwiefern die intellektuellen Störungen primär oder sekundär sind.

Es fragt sich noch, ob die Trugwahrnehmungen und Wahnbildungen der schizophrenieähnlichen Stirnhirnverletzten als primäre Störungen des Gegenstandsbewußtseins gefaßt werden müssen. Zweifellos gibt es Sinnestäuschungen, die durch Reizung der „Sinnesphären" verursacht sind, also reine „Inhaltstäuschungen" darstellen, z. B. bei dem Alkoholisten und dem Cocainisten. Andererseits aber werden auch Störungen der adäquaten Erfassung bei den echten Schizophrenien (ebenso wie bei den Manischen und Hysterischen) (als sog. „apperzeptive" Täuschungen) auf die Willens- und Gemütsstörungen dieser Kranken bezogen. Eine genaue Untersuchung dieser Phänomene war im Rahmen unserer Studien nicht durchzuführen. Doch besteht die Möglichkeit, auch bei unseren schizophrenieähnlichen Stirnhirnkranken die Sinnestäuschungen und Wahnbildungen, also die Inadäquatheit der Sachverhaltserkennung und -beurteilung, mit den sonstigen Störungen nicht-gegenständlicher Natur dieser Kranken ohne Zwang in ursächlichen Zusammenhang zu bringen. Damit soll freilich nichts Endgültiges über diesen schwierigen Stoff ausgesagt sein.

2. Gefühlsmäßige Erlebnisanteile.

a) Grundstimmung.

Was wir hier als „vitale Grundstimmung" (s. S. 88) bezeichnet haben, dürfte für die prämorbide Zeit bei Vö., Ra., Ib. wohl als normal angenommen werden. Auch bei Schie. ist es nicht die Grundstimmung, die eine charakteristische Abweichung vor der Verletzung gezeigt haben mag, wenn auch manche andere Komponente der Gefühlshaltung.

Macht Vö. nach der Verletzung seiner Mimik nach den Eindruck des Affektarmen, indifferent Verstimmten, so ist er es nicht seinem Benehmen nach. Fragt man ihn, ob er traurig sei, so verneint er es, bejaht die Frage nach heiterer Stimmung. Während der Untersuchung zeigt er sich ganz angeregt. Auch bei seinen pathologischen Handlungen zeigt er nicht, daß er stumpf ist, sondern den Änderungen der Situation stimmungsmäßig nachgeht. Eine primäre Störung der Grundstimmung nach der heiteren oder indifferent-unlustbetonten Richtung liegt bei ihm nicht vor. Das Ausdrucksphänomen des Stumpfen ist auf andere, später zu besprechende psychische Faktoren zu beziehen. Schie. ist in seinen pathologischen Akten nicht dauernd heiter oder zornmütig verstimmt, so daß auch bei ihm nicht die Stimmungslage, wenigstens nicht für die Mehrzahl seiner Störungserscheinungen, als primäre Ursache angesehen werden kann. — Bei Ra. herrscht der allgemeine Eindruck der Verstumpfung, der vollkommenen Indifferenz vor. In der Untersuchung zeigt sich aber auch bei ihm, daß er Interesse und Freude haben kann (z. B. an der Lösung von Untersuchungsaufgaben), ohne daß dadurch die Leistung nach Tempo und Qualität verbessert wird. Die Verarmung an Bewegungen und spontanen Äußerungen darf nicht auf eine indifferente oder depressive Stimmung bezogen werden; es sind hier vielmehr andere noch später zu besprechende primäre Ursachen dafür maßgebend. — Dagegen besteht bei Ib. eine dauernde indifferente Grundstimmung. Gewöhnlich verneint er die Frage, ob er traurig sei, und gibt an, daß ihm alles „wurscht" sei. Er lacht nie, manchmal treten traurige Affekte auf, die aber rasch bei ihm wieder vorübergehen. Alles, was er tut, macht er ohne Freude und gemütliche Anteilnahme, offenbar unter einem gewissen Zwang der Situation. Bei ihm ist tatsächlich die Alteration der Grundstimmung von der früher bestehenden „vitalen Grundstimmung" des Normalen in die indifferente Stimmungslage hinein durch die Verletzung verursacht worden. Er ist als Apathiker zu bezeichnen. Seine Verlangsamungen und sonstigen Störungen sind unter Einrechnung dieser primären Störung zu betrachten.

Unter der Gesamtheit der Stirnhirnverletzten (s. 2. Abschnitt) finden sich Störungen der Stimmungslage als Folge der Schädigung.

1. Bei den Heiter-Verstimmten, 2. bei den Depressiven, 3. bei den Apathischen.

Bei allen diesen ist die Störung der Grundstimmung als die primäre, häufig als die einzige Folge der Verletzung des Stirnhirns anzusehen.

b) Affekte.

Von der Grundstimmung zu unterscheiden sind die Affekte („Organgefühle" nach Störring), die als gefühlsmäßige Reaktionen auf einzelne Inhaltserlebnisse erscheinen. Vö. scheint in bezug auf seine Erregbarkeit bei oberflächlicher Betrachtung etwas eingeschränkt. Er ist nicht schreckhaft, nicht ängstlich. Im Zorn ist er überhaupt nie gesehen worden. Die Erinnerung an seine Taten scheinen ihn auf Vorhalt kalt zu lassen. Auch persönlichen Einflüssen affektiver Art gegenüber etwa einer freundlichen oder einer groben Anrede ist die Affektreaktion nicht sehr stark. Doch ist er immerhin durch einen Scherz zum Lachen zu bringen und im ganzen gegen seine Umgebung nicht unfreundlich. Man kann von einer gewissen Herabsetzung der affektiven Ansprechbarkeit bei Vö. reden, ohne daß diese Alteration jedoch seine Leistungen und sein Verhalten im Lazarett besonders charakterisieren, ohne daß man aus dem Affektmoment (ebenso wie aus der Grundstimmung) sein Benehmen im unbeeinflußten Zustand erklären kann. — Schie. ist in erhöhter Weise affektiv erregbar. Kleine Anlässe lassen ihn in Jähzorn auflodern, der jedoch rasch wieder verpufft, ohne besondere Nachwirkung auf die Grundstimmung des Kranken. Depressive Affekte sind bei Schie. nicht beobachtet worden, durch ein freundliches und witziges Wort ist er leicht zum Lachen zu bringen. Charakteristisch für Schie. ist es, daß zornige und heitere Affekte bei ihm rasch auszulösen und zu verhältnismäßig intensiver Äußerung zu bringen und ebenso rasch wieder abzudämmen sind. — Ra., der im allgemeinen starres und stumpfes Wesen zeigt, ist jedoch durch äußere Beeinflussung sehr wohl in Erregung zu setzen. Depressive Affekte sind bei Ra. nicht beobachtet worden. Im ganzen ist die Affekterregbarkeit des Ra. trotz seiner Stumpfheit vorhanden, sein Verhalten ist auf andere psychische Momente zurückzuführen. — Bei Ib. besteht außer der Alteration der Grundstimmung im Sinne einer dauernden Apathie eine Neigung zu depressiven Affekten mit Ausbrechen in Tränen. Der Affekt dauert nicht lang; es ist auffallend, daß er gar nicht nachwirkt, d. h. daß er ihm nicht wie etwa dem Normalen, die „Stimmung verdirbt". Ib. „tut dann, als wenn gar nichts geschehen sei" (man vergleiche das analoge Verhalten bei sonst andersartiger Affektbereitschaft bei Schie.!). Die depressive Affekterregbarkeit bei Ib. summiert sich jeweils zur apathischen Grundstimmung zu einer für den Kranken charakteristischen apathisch-depressiven Gesamtstimmung.

Leichte Affizierbarkeit der Affekte unabhängig von der Grundstimmung ist bei den Stirnhirnverletzten oft zu beobachten. Ra. (Fall V) fällt durch sein immerbereites Lachen auf, mit dem er in einer sonst gleichmäßigen Stimmung irgendeine Anrede beantwortet. Der witzelsüchtige Wi. reagiert, in welcher Grundstimmung er sich auch befindet, auf jede Beeinflussung mit lauter heiterer Affektäußerung. Auch sonst als ganz stumpf imponierende Kranke sind durch leichte Affizierbarkeit heiterer, manchmal auch zorniger Art, andere wieder durch ein übermäßig freundliches, oft bis zur Taktlosigkeit zutrauliches Wesen auffällig.

Daß auch traurige Affekte in nicht adäquater Weise aus einer andersgearteten Grundstimmung heraus auftreten, beweist das Verhalten des leicht hypomanischen Rü. (Fall VI), der beim psychologischen Arbeitsversuch plötzlich in lautes Weinen ausbricht, ohne daß eine Erklärung dafür zu finden ist. Auch sonst sind gelegentlich zornige, ärgerliche und traurige Affekte ohne zureichende Anpassung an den Inhalt der psychischen Situation der Stirnhirnverletzten gesehen worden.

Man hat also Grund anzunehmen, daß die Affektbewegung, die in struktureller Abhängigkeit von dem Ablauf der inhaltlichen Einzelerlebnisse im situativen Erlebniszusammenhang sich vollzieht, bei einer Reihe von Stirnhirngeschädigten auch außerhalb der Grundstimmung, der die Affektbewegung superponiert ist, in ihrer Erregbarkeit, ihrer Intensität, ihrem An- und Abklingen und ihrer Nachwirkung auf die Grundstimmung primär und isoliert gestört sein kann. Damit ist natürlich nicht gesagt, daß dies immer der Fall ist, vielmehr sind bei der Mehrzahl der Stimmungsgestörten auch die Affekterregungen in einer der Grundstimmung entsprechenden Weise beeinflußt.

Über die Bildung von Gefühlsassoziationen und ihre Bedeutung für die Reproduktion gefühlsbetonter Erlebnisse läßt sich bei den Stirnhirnkranken nichts aussagen. Fragen nach dieser Richtung werden mißverstanden, Versuche mit Selbstbeobachten waren an dem Krankenmaterial, wie schon bemerkt, nicht auszuführen.

c) Wertungen.

Bei der Bedeutung, die die Wertungsvorgänge für das Willensleben und die allgemeine Verhaltungsweise der Kranken haben, möchten wir uns nicht allein auf die subjektiven Wertungen, die ja ausschließlich den Gemütsfunktionen angehören, beschränken, sondern wollen von dem Erlebnis der objektiven Werte (der „intellektuellen" Werte), obwohl sie eigentlich den Gebilden des Gegenstandsbewußtseins angehören, zunächst sprechen.

Die objektiven Werte stellen sich als ethische, wirtschaftliche, allgemein-utilitarische, wissenschaftliche usw. Werte dar (z. B. Pflichten, Grundsätze, Geld und Gut usw.). Es handelt sich darum festzustellen, ob bei pathologischen Handlungen das Wissen, eine Kenntnis dieser objektiven Werte vorhanden ist, damit man ein Urteil über den entsprechenden Motivationsanteil erhält, da ja die objektiven Werte eine ähnliche Funktion haben wie die subjektiven Werte. Bei der Prüfung gewähren beispielsweise die Antworten in den Fragebogen, das Ausfragen der Kranken durch den Untersucher und die Betrachtung ihres Verhaltens manchen (wenn auch nicht immer umfassenden) Aufschluß.

Vö. beantwortet alle Fragen nach dem Pflichtenkreis korrekt, ist über die wirtschaftlichen Güter seinem Bildungskreis entsprechend orientiert. Er nimmt in den „Exempla ficta", die man ihm vorlegt, stets seinen Standpunkt ein, daß man den Eindruck hat, er verfügt über das Wissen an ethischen Grundsätzen, er kennt den Wert der wirtschaftlichen Güter. Seine Straftaten gehen jedenfalls nicht auf einen Mangel an gedächtnismäßigem Besitz, an Wissen von objektiven Werten zurück. — Bei Ib. ist die Kenntnis der objektiven Wertsysteme auf guter Höhe. Alle Fragenbeantwortungen und vorgestellten Situationen in den Aufgaben ergeben richtige Reaktionen. — Der stumpfe Ra. hat weder in seinem Vorleben noch in seinem Verhalten im Krankenhaus in ethischer Beziehung eine Abnormität gezeigt, auch über die wirtschaftlichen Werte ist er gut orientiert. — Nur Schie., der allen einschlägigen Fragen (auch z. B. nach religiösen Kenntnissen) mit spaßhaften Bemerkungen aus dem Wege geht, hat auf dem Gebiete des Wissens objektiver Werte Lücken zu verbergen, die der allgemeinen Einschränkung seiner intellektuellen Fähigkeiten entsprechen. Jedenfalls führt ein Vergleich mit den Schulzeugnissen darauf, daß ihn nicht erst sein Stirnhirnschuß seine moralischen Grundsätze hat vergessen lassen.

Von den früher in der Gruppe der psychopathieähnlichen Fälle zusammengestellten Kranken kann bei keinem über einen Mangel an Wissen und Kenntnissen über ethische und wirtschaftliche Werte etwas ausgesagt werden.

Daß die Stirnhirnverletzten also in bezug auf das erlebnismäßige Vorhandensein der objektiven Werte, die beim Motivationsvorgang eine Rolle spielen, durch die Verletzung nicht verändert sind, ist nicht verwunderlich, da, wie bemerkt, die objektiven Werte den inhaltlich-gegenständlichen Erlebnisanteilen angehören, die ja auch sonst bei Stirnhirngeschädigten nicht gestört erscheinen[1]).

Dagegen spielen die „subjektiven Werte" als Gebilde der subjektiven Wertungen in ihren Äußerungen bei Stirnhirnverletzten eine wichtige Rolle.

Es fragt sich zunächst, welche allgemein wertenden Einstellungen die Stirnhirngeschädigten den Inhalten und Vorgängen der psychischen Situationen gegenüber einnehmen. Fassen sie das, was als Situation des Ernstnehmens (s. S. 90 f.) im allgemeinen geboten wird und vom Normalen so erfaßt wird, in entsprechender Weise auf? Erleben sie heitere, komische, tragische Situationen adäquat dem Normalen?

Vö. ist während aller Untersuchungen ruhig, lacht bei einem Spaß, bleibt ernst bei sachlichen Erörterungen. Im ganzen ist in der Untersuchungssituation eine durchaus adäquate Wertungseinstellung bei diesem Kranken vorhanden. — Bei Ib. ist die allgemeine Wertungseinstellung gestört. Ein Witz bringt ihn nicht zum Lachen, kein Sachverhalt macht ihm Freude und regt ihn an. Dagegen nimmt er harmlose Bemerkungen seiner Verwandten leicht übel und ist geneigt, die Vorgänge des täglichen Lebens von der schwärzesten Seite zu nehmen. Ebenso wie die Affekterregbarkeit ist auch die Wertungseinstellung bei Ib. unserer Auffassung nach in Abhängigkeit von seiner apathischen Grundstimmung aufzufassen. Es ist diese Alteration bei der Betrachtung der Motivation der Handlung dieses Kranken zu berücksichtigen. — Ra. ist bei all seiner Verlangsamung den Dingen und Vorgängen gegenüber ganz sachlich eingestellt, versteht einen Scherz, zeigt Wertschätzung und Mißbilligung, Äußerungen des Gefallens und Mißfallens in normaler Weise. Seine Störung liegt nicht auf dem Gebiet der wertenden Einstellung. — An Schie. haben wir eine gewisse Neigung, ernste, insbesondere ethische und religiöse Dinge spaßhaft zu behandeln. Aber auch unabhängig davon läßt sich eine Inkonsequenz wertender Einstellung bei Schie. feststellen. Die gleiche Situation, der gleiche Anlaß, der ihm zuerst mißfallen hat, verwandelt sich im nächsten Moment in ein spaßhaftes Erlebnis. Auch das Umgekehrte kommt vor. Diese Inkonsequenz der wertenden Einstellung scheint bei Schie. in Abhängigkeit von seiner starken affektiven Labilität.

Sind die Störungen der gefühlsmäßig wertenden Einstellung bei den vier analysierten Stirnhirngeschädigten nicht besonders ausgeprägt, so finden sich in unserer Kasuistik eine Reihe von Kranken, bei denen die wertende Einstellung gerade die primäre Störung darstellt. Hier kommen freilich nicht diejenigen in Betracht, bei denen subjektive Wertungsstörungen auf die Alteration der Grundstimmung und der Affektbewegung zurückgeführt werden müssen, wie etwa die

---

[1]) Die Methode von Fernard - Jacobsohn (vgl. Jacobsohn: Zeitschr. f. ges. Neurol. u. Psychiatrie 1919, S. 285 f.) trifft bekanntlich nicht das ethische Verhalten, sondern höchstens das Wissen um objektive Werte. Die Erfahrung, die wir mit dieser Methode an ungebildeten Individuen gemacht haben, hat gezeigt, daß der Durchschnitt der Leute die Beurteilung nicht nach dem Motiv der Tat, sondern nach dem Effekt der Tat richtet, so daß die von den Autoren geforderte Reihenfolge der abgestuften Straftaten kaum auf eine Normalreihe gebracht werden kann. Die Methode scheint uns ausbaufähig, aber als Test in der angegebenen Form nur mit großer Vorsicht brauchbar.

unernste Auffassung von Sachverhalten, die Neigung zu Plattheiten bei „hypomanieähnlichen" Kranken, die Gewohnheit alles „tragisch" zu nehmen bei depressiven und apathischen.

Als ein in primärer Weise Wertungsgestörter kann uns z. B. Rü. (Fall VI) erscheinen, dessen heitere Verstimmung nicht hinreicht sein Verhalten in Einzelfällen zu erklären. Er ist vielmehr in seinem Wesen ganz sachlich, macht durchaus nicht den Eindruck, daß er eine erethische Dauerverstimmung habe. Aber er ist eben ein „unverbesserlicher Optimist", sieht alles, was ihm begegnet, von einer so günstigen Seite an, oft genug zu seinem eigenen Schaden. Er ist in Gesellschaft ein „Urvieh", faßt ernste Situationen spaßhaft und lächerlich auf und — leidet sogar als intelligenter, reflektierender Mensch unter diesen erst nach der Stirnhirnverletzung auftretenden Neigungen, ohne ihrer Herr zu werden. **Es liegt bei Rü. ganz offenbar eine Störung der gefühlsmäßigen Wertungen** inhaltlich-gegenständlicher Situationsgegebenheiten vor, die in **der Grundstimmung und Affektbewegung nicht ihren Grund haben.**

Anders liegt es bei Wi. (Fall IX). Wirkt Rü. bei seinen Späßen und seiner Lustigkeit in Gesellschaft als beliebter Humorist, hat also der Effekt seiner Störung immerhin noch etwas ästhetisch Positives (er ist ja auch bildender Künstler gewesen!), so entbehrt das Wesen dieses letztgenannten witzelnden, taktlosen Polterers jeglichen ästhetischen Zuges. Wi. wirkt als Narr. Der Grund dafür ist aus unseren allgemeinen Betrachtungen zu ersehen. Er liegt in die für den Beschauer Unlust erregenden Wirkung, die die ständigen, den ernstgenommenen Sachverhalt unterbrechenden Wertungsinadäquatheiten (Witze usw.) mit sich bringen. Ein solcher Witzelsüchtiger zeigt sich auf einer primitiveren Stufe, er wirkt „kindisch".

Der Unterschied zwischen dem Witz des Moriahaften und des Normalen liegt auch zum Teil in dem, was wir früher (s. S. 91) als „Meinungsrichtung" vom Produzierenden auf den Aufnehmenden bezeichnet haben. Meist haben die Reden der Witzelsüchtigen das Gepräge des harmlosen Humoristischen. Beim Normalen ist der humoristische Witz so gemeint, daß ein Aufnehmender in die gleiche heiter gefärbte Wertung zum Witzinhalt kommt wie der Produzierende selbst. Wir beobachten aber beim witzelsüchtigen Stirnhirnkranken häufig, daß er seinen Witz macht offenbar vollkommen ohne oder wenigstens ohne hinreichendes Verständnis für die Wirkung des Witzes auf den Hörenden. Der Kranke selbst ist in der Witzsituation, er lacht über seinen Witz, kümmert sich aber wenig darum (ganz wie das scherzende Kind), wie der Witz erfaßt wird. — Satirische Witze werden von unseren Kranken nicht produziert. Dagegen kommt nicht selten ein ironisches Witzeln zur Beobachtung. Beim Normalen hat der ironische, höhnische Witz eine ernste „Meinungsrichtung" auf den Aufnehmenden. Einem ironisch-witzelnden Kranken unserer Beobachtung gegenüber (er ist in der Kasuistik nicht aufgeführt) kam man sich zunächst immer verhöhnt vor. Bei genauerer Untersuchung zeigte sich aber, daß der Kranke sein Verhältnis zum Untersuchenden sehr wohl kannte und respektierte, daß er keineswegs die Absicht hatte, den Arzt zu verhöhnen oder zu ironisieren. Seine Reden zeigten nur ironische Form. — Dieses Abgelöstsein der komischen Äußerung der Stirnhirnkranken von ihrer „Meinungsrichtung" auf den Aufnehmenden ist ein Ausdruck der gefühlsmäßig-intentionalen (wertenden) Inadäquatheit der Äußerungen dieser Kranken.

Wir fassen also die krankhafte „Witzelsucht" der Stirnhirngeschädigten als eine Inadäquatheit der gefühlsmäßig-wertenden Stellungnahme gegenüber bestimmten (normalerweise ernstzunehmenden) inhaltlich-gegenständlichen Anteilen der Situation auf, und zwar wegen ihrer primitiven, die Ernsteinstellung nicht erreichenden Art, als „Wertungsschwäche".

Andere wertende Grundeinstellungen gegenüber den inhaltlichen Situationsanteilen haben wir in dem „taktvollen" Verhalten, andere in dem „Interesse" für die Vorgänge der eigenen Lage und die Ereignisse des täglichen Lebens. Ein übermäßig und unverständlich zutrauliches Wesen (die „jovialité" der Franzosen), ein durch die äußere Lage unbegründetes mürrisches Verhalten wird bei Stirnhirnverletzten nicht selten beobachtet. Insoweit diese Verhaltungsweise erst nach der Verletzung aufgetreten ist, können diese und andere Abweichungen des Taktes und der Wertung vom normalen Verhalten, auch wenn sie sich innerhalb normaler Breite bewegen, als Folge der Stirnhirnverletzung betrachtet werden (vgl. einige Fälle, 2. Abschnitt, Gruppe 1—5).

Es kann hier an die ersten Initialsymptome bei manchen progressiven Paralysen (Stirnhirnprozesse!) in Form von leichten Verstößen gegen Takt und Anstand erinnert werden.

Wenn wir bei Stirnhirnverletzten die so häufige Klage hören, daß sie „an nichts mehr recht Freude haben können" seit ihrer Verletzung, wenn wir sehen, wie intellektuell keineswegs gestörte Kranke verhältnismäßig unbekümmert und hilflos ihren mißlichen Lebensverhältnissen gegenüberstehen, wie ehemals lebhafte, verhältnismäßig gewandte Leute nach der Schädigung für materielle und ideale Güter ihres Erfahrungs- und Genußkreises kein „Interesse" mehr zeigen, so haben wir ebenfalls Formen von „Wertungsschwäche" vor uns. Während der Krankenhausuntersuchung kommen solche Störungen, die, wie bemerkt, sehr häufig sind, nicht recht zum Ausdruck, sondern erst im freien Leben. Deshalb erscheinen solche Kranke häufig genug in der Zahl der „negativen Fälle" der Autoren. Sie sind aber psychisch doch zweifellos schwer geschädigt.

Bemerkt soll noch werden, daß neben dem Moment der „Wertung" am Interesse auch das (willentliche) Moment der „Strebung" primär gestört sein kann. Man kann so die emotional verursachte Interessenstörung der Apathiker von der willentlich verursachten der Akinetiker (vgl. später!) trennen. Es ist zu bemerken, daß die Gefühlsfunktionen, die als Affekte und subjektiv wertende Einstellungen zum Erlebnis werden, offenbar der allgemeinen Grundstimmung superponiert sind. Sie werden durch Alteration der Grundstimmung in Mitleidenschaft gezogen; sie können aber wie die Ergebnisse an unseren Stirnhirnverletzten zeigen, auch ohne Schädigung der Grundstimmung isoliert primär gestört sein.

Die Witzelsucht, die Wertungsstumpfheit, das mangelhafte Interesse in ihren verschiedenen Ausdrucksformen fassen wir als eine Schädigung der die psychische Gesamtsituation organisierenden, kontrollierenden und regulierenden Funktionen gefühlsmäßig-intentionaler Art auf. (Diese gefühlsmäßig-intentionalen Funktionen sind als spezifische „Komplexqualitäten"[1]), als „Ganzheitsfunktionen" besonderer Art zu betrachten.)

---

[1]) Vgl. F. Krueger, a. a. O.

Auf die „Einzelwertungen", also wertenden Einstellungen bestimmten Inhalten gegenüber, sowie auf die Art der „Wertsysteme" unserer Kranken einzugehen, würde in diesem Zusammenhang zu weit führen. Über die wichtigen fremdpsychischen und „sozialen Wertungen", sowie über die „Selbstwertung" geht aus der Analyse des Motivationsvorganges manches hervor.

d) Triebe.

Bei der Besprechung des Trieblebens der Kranken beschränken wir uns, wie früher bemerkt, auf den Nahrungs- und Geschlechtstrieb. Wir unterscheiden hier zwischen dem Phänomen des Triebes selbst, der „Trieblage", in der ein Individuum sich befindet, und der Objektivierung des Triebes.

Abnormitäten der Trieblage des Nahrungstriebes sind bei Vö., Schie. und Ra. nicht zutage getreten. Von Ib. hören wir, daß er beim Essen „auf große Mengen sehe". — Die Frage ist für die Symptomatik der Stirnhirngeschädigten nicht unwichtig, weil die „Polyphagie" in der Literatur als Charakteristikum der Stirnhirnschädigung erscheint. Eine Polyphagie im eigentlichen Sinne haben wir nur bei dem schizophrenieähnlichen Fall Ell. (Fall XXIV) beobachtet. Es war hier zunächst nicht leicht zu bestimmen, ob der Trieb als solcher vergrößert war oder andere psychische Ursachen im Spiele waren. Wir sind der Ansicht, daß das letztere bei dem Kranken der Fall war, weil seine Sucht, alle Schüsseln nach Resten abzusuchen, im Einklang zu seinem kleinlichen, eigensüchtigen und mißgünstigen Betragen auch bei anderen Gelegenheiten steht. Hier scheinen uns Störungen anderer Art als die des Nahrungstriebes vorzuliegen, die wohl dem Willensgebiet angehören.

Was die Objektivierung des Nahrungstriebes betrifft, so haben wir abnorme Neigungen zu bestimmten Speisen und besondere Abneigungen nicht gesehen. Daß Ib. nicht auf die Qualität der Speisen sieht, dürfte seiner Wertungsstörung zur Last gelegt werden.

Im ganzen ist eine eindeutige primäre Störung des Nahrungstriebes bei Stirnhirnverletzten nicht beobachtet, wohl aber eine sekundäre Beeinflussung desselben durch andere psychische Störungen im Sinne einer „Polyphagie".

Wichtig ist die Betrachtung der Äußerung des Geschlechtstriebes bei Stirnhirnverletzten. Wissen wir doch, daß die Impotenz in die Symptomatik der Stirnhirnverletzten von manchen Autoren miteinbezogen ist, während auf der anderen Seite Fälle von Übererregungen des Geschlechtstriebes, die wir als „sexuellen Erethismus" zusammengefaßt haben, beschrieben worden sind.

Unter den vier analysierten Fällen hat Vö. ein normales sexuelles Triebleben. — Bei Schie. ist eine gewisse Zügellosigkeit in der Entäußerung vorhanden, die in ihrer Erscheinungsweise aber selbst nicht gestört ist. — Ra. und Ib. zeigen eine Herabsetzung der Äußerung des Geschlechtslebens. Ib. gibt an, daß er trotz seines Mangels an Verkehr, mit Ausnahme der Zeit seiner Polyneuritis, stets Erektionen und Pollutionen wie vor der Verletzung gehabt habe. Ra. gibt einen typischen Bericht. Er habe die periodischen Äußerungen des Triebes (Erektionen und Pollutionen). Gelegentlich habe er zum Verkehr Lust, er denke sich aber, daß es „doch keinen Wert hat" und unterläßt es, sich die Gelegenheit zu suchen. Man kann annehmen, daß der Trieb bei Ra. vorhanden ist und keine Impotenz vorliegt. Es ist nur eine Herabsetzung der Entäußerung des Triebes auf Grund der noch später zu besprechenden „Antriebsschwäche" bei dem Patienten vorhanden, also eine sekundäre Störung der sexuellen Betätigung. Dieses letztbeschriebene Verhalten ist bei Akinetischen häufig[1]), da bei ihnen die den männlichen Partner charakterisierende Initiative in spezifischer Weise primär gestört ist.

Wir wollen nicht leugnen, daß es gelegentlich Fälle von Aufhebung des Sexualtriebes bei Stirnhirngeschädigten gibt. Wir haben aber die Beobachtung gemacht, daß die Verödung des geschlechtlichen Trieblebens gelegentlich bei jeder Art von Hirnverletzung auftritt und insbesondere in Abhängigkeit von der Schwere der Hirnzerstörung und gar von fortschreitenden pathologischen Vorgängen im Gehirn steht. Diese Impotenz ist unserer Ansicht nach nicht als spezifisches Stirnhirnsymptom, sondern als allgemeine Folge der Hirnzerstörung aufzufassen, die freilich, mangels genauerer Untersuchung, noch nicht weiter erklärbar ist.

Analog zu den Herabsetzungen des Sexualtriebes sind dann die Fälle zu betrachten, bei denen Steigerung des Geschlechtstriebes und seiner Entäußerung nach der Stirnhirnverletzung gesehen wird. Nicht zu reden ist dabei von den Fällen, wo die sexuelle Übererregung als Ausdruck eines allgemeinen expansiven Verhaltens der Kranken und mithin als ein sekundäres Teilphänomen der psychischen Gesamtstörung erscheint, wie z. B. bei unseren Hypomanieähnlichen usw. So ist auch die sexuelle Erregbarkeit unseres Patienten Schie. zu erklären. Einer kurzen Besprechung nach ihrer psychologischen Grundlage bedürfen jedoch die Fälle, bei denen die geschlechtliche Expansion verhältnismäßig isoliert erscheint, wie z. B. bei der Gruppe der sexuell Erethischen. Eine genaue Durchsicht der Tatsachen läßt freilich die psychische Genese der Störung nicht endgültig entscheiden. Bringt man aber bei dem von Friedrich beschriebenen Mann (S. 38) den „sexuellen Zynismus", den er äußert, mit seinem übrigen Verhalten in Zusammenhang, so ist es nicht unwahrscheinlich, daß der Mangel in der Zielstrebigkeit, in der willentlichen Kontrolle seiner Handlungen, sich auch auf dem Gebiete des Sexuellen auswirkt. Diese Störung ist ähnlich wie die bei der Euphorie und Moria als ein Ausfall in den „die Ernstlage" und „Gehaltenheit" gewährleistenden Wertungen und gewisser Willensfunktionen anzusehen. Jedenfalls ist diese Annahme leichter, psychologisch verständlicher als die einer primären Steigerung der Objektivierung sexueller Gelüste durch die Verletzung. Bei dem von Borchardt beschriebenen Fall von dem 8jährigen stirnhirnverletzten Mädchen (S. 39) ist die Rolle, die der männliche Partner bei den Geschehnissen spielte, und die wohl keine ganz passive gewesen sein konnte, nicht bekannt. Die neugierige Beschäftigung mit den Genitalien des gleichen und anderen Geschlechtes gehört zu den normalen Erscheinungsweisen kindlicher Sexualität, die sich bei gesunden Kindern oft bei sich bietenden Gelegenheiten zeigt[2]). Die kleine Patientin Borchardts weist aber auch sonst Züge gestörter wertender Stellungnahme, die selbst für ihr Alter als pathologisch zu bezeichnen sind, auf und die insbe-

---

[1]) Der akinetische Fall E. Forsters (Monatsschr. f. Psychiatrie u. Neurol. Bd. 46, Heft 1) berichtet über den Geschlechtsakt, „. . . der Trieb sei wohl da, aber er könne sich nicht so dazu entschließen, er komme nicht so dazu" (S. 8).

[2]) Vgl. den „Schautrieb" als normalen infantil-sexuellen Partialtrieb im Sinne Freuds.

sondere auch gegen ihr Verhalten in gesunden Tagen abstechen (Grimassenschneiden, Rauchen von Papierzigaretten usw.). Es liegt nahe, die Sexualstörung des Kindes als Folge der primären Wertungsstörung zu betrachten.

Wir finden also in unserem der Untersuchung zugrunde liegenden Material keinen Fall, bei dem ein Ausfall oder eine Abwandlung des Sexualtriebes als eindeutige primäre spezifische Folge der Stirnhirnverletzung wahrscheinlich ist. Die Störungen der Trieblage, d. h. der Intensität und Periodizität des Geschlechtstriebes, die sowohl nach der Seite der Herabsetzung wie der Steigerung bei den Stirnhirnverletzten sehr häufig sind, treten bei unseren Kranken als Folgen von Ausfällen im Bereiche der höheren psychischen Funktionen auf, in die die Entäußerung des Geschlechtstriebes in psychischer Synthese eingeordnet ist (Wertungsstörungen, Willensstörungen, Enthemmungen usw.).

In bezug auf die Objektivierung des Geschlechtstriebes sind pathologische Veränderungen, das Geschlechtsobjekt betreffend (wie etwa bei den sexuellen Anomalien), nach der Stirnhirnverletzung nicht beobachtet.

3. Tätigkeitsmäßige (aktuelle) Erlebnisanteile.

Als Ergebnis der bisherigen Besprechungen kann festgestellt werden, daß für eine Reihe von Störungen, die sich im inhaltlichen Anteil der Leistungen und Äußerungen des Stirnhirnkranken zeigen, Störungen des Gefühlslebens, insbesondere Alterationen der Stimmung, der Affektbewegungen und der Wertungen, als primär verursachende Schäden anzusehen sind. Damit ist aber der Kreis der Funktionsstörungen nicht erschöpft, die als unmittelbare Folge der Stirnhirnschäden in Betracht kommen. Denn so wenig man etwa die Witzelsucht auf eine „Willensstörung" zurückführen kann, ebensowenig ist es möglich, etwa die absonderlichen Handlungen der schizophrenieähnlichen Kranken (z. B. den „Automatismus", die Katalepsie, das antisoziale Verhalten usw.) oder den Unterschied bei manchen Kranken zwischen dem Verhalten im Untersuchungszimmer und dem im freien Leben durch „Affektstörungen" zu erklären.

Es werden im folgenden die Tätigkeitsfunktionen bei den Kranken einer Betrachtung unterzogen werden.

a) Aufmerksamkeitsakt.

Als Untersuchungsaufgaben für die Prüfung der Aufmerksamkeit dienen uns einige in der Experimentalpsychologie übliche Einzelleistungen und Dauerleistungen wie die tachistoskopischen Prüfungen und der Bourdonsche Durchstreichversuch. Wir beschränken uns auf die Besprechung des letzteren Versuches bei unseren Kranken. Neben der Betrachtung der Leistungsresultate muß allerdings auch die Beobachtung des Untersuchers zur Beurteilung herangezogen werden.

Vö. zeigt in der Untersuchung keine Störung. Er bietet eine über dem Durchschnitt stehende Leistung. — Bei Ib. hat der Untersucher trotz der starken Verlangsamung und dem häufigen Versagen nicht den Eindruck, als wenn die Fehler auf einer verminderten Aufmerksamkeitszuwendung beruhen. Es besteht der Eindruck, daß Ib. sich anspannt und nicht durch „Störungsreize" ablenkbar ist. Der Bourdonversuch dauert recht lange, der Prüfling macht aber nur wenig

Fehler. Wir können also sagen, daß der Kranke Ib. konzentriert und wenig ablenkbar ist und seine „Beachtung" der Schwierigkeit des Stoffes bis zu einem gewissen Grade anpaßt. Die Ausfälle in Ib.s Leistungen sind unserer Auffassung nach nicht auf Störungen der „aktuellen Aufmerksamkeitsfunktion" zurückzuführen. — Auch aus dem Verhalten des Ra. haben wir einen ähnlichen Schluß zu ziehen. Ra. fällt in allen Aufgabenlösungen bei seiner starken Verlangsamung durch verhältnismäßig fehlerarme Leistungserfolge auf. Auch da, wo die Leistung zunächst nicht zustande kommt und erst durch Nachhilfe zur Vollendung gebracht werden kann, zeigt sich der Gegenstand der Aufgabe richtig angefaßt. Der Bourdonversuch dauert bei ihm sehr lange, seine Fehlerzahl ist mittelhoch und schwankt stark. Von einer erhöhten „Verteilung" der Aufmerksamkeit und stärkeren Ablenkbarkeit ist nichts zu bemerken. Die Störung bei den beachteten, also mit aktiver Aufmerksamkeit geleisteten Arbeiten ist offenbar eine Teilerscheinung seiner später zu besprechenden Willensstörung, die sich auch an den nicht mit besonderer „Beachtung" zu vollziehenden Leistungen äußert. — Schie. bemüht sich schon gar nicht recht bei seinen Aufgabenleistungen, ist rasch fertig, wenn die Aufgabe eine gewisse Schwierigkeit zeigt; seine Ablenkbarkeit durch äußere Anlässe ist groß. Dementsprechend sind die Leistungen oberflächlich, die Dauerleistung zwar in verhältnismäßig kurzer Arbeitszeit vollzogen, jedoch mit Massen von Fehlern belastet.

Störungen der Aufmerksamkeit sind bei Stirnhirnverletzten sehr häufig. Ein typisches Beispiel für eine Störung des Festhaltens und der Konzentration der Aufmerksamkeit ist der sehr ablenkbare Wi. Es macht große Schwierigkeit, seine Beachtung auf einen Gegenstand selbst über kurze Zeitspannen hin zu erhalten. Nur ganz selten bringt er die Konzentration auf, die für die restlose Durchführung der Aufgabe notwendig wäre. Andere Stirnhirnkranke sind wieder zu stark konzentriert, sind schlecht von einer Aufgabe weg und zu einer neuen zu bringen (vgl. Fall Ra.). Das fahrige, schlampige Wesen, das also bei Schie., auch noch bei vielen anderen Kranken vorhanden ist, wird auch von Poppelreuter, Forster u. a. als charakteristisch für Stirnhirnverletzte angegeben.

Es könnte nun die Frage gestellt werden, ob die beobachteten Störungen im aufmerksam geleisteten Vorgang nicht in seinem „gegenständlichen Moment", also der Fähigkeit zum Hervorheben von Inhalten, zur Klärung und Verdeutlichung von Inhalten zur Hebung im Bewußtseinsgrad und der Bewußtseinsstufe usw. liegt.

Dies ist für die von uns beobachteten Fälle bei Stirnhirnverletzten abzulehnen. Wir haben bei keinem unserer Aufmerksamkeitsgestörten gesehen, daß er um den Inhalt seiner Beachtung „kämpft", wie dies z. B. bei andersartigen Hirnverletzten, z. B. mit optischer Agnosie gesehen wird, die trotz aller Aufmerksamkeitsspannung nicht zu dem Inhalte ihrer Aufgabenlösung kommen. Vielmehr sind die Stirnhirnkranken durch Hilfen, die den Akt, die Anspannung, die Konzentration verstärken (Aufmunterung, Zurechtweisung usw.), zu höheren Leistungen zu bringen. Es sind die „aktuellen" Funktionen der Aufmerksamkeit, die bei den von uns untersuchten Stirnhirngeschädigten sich als gestört erweisen, nicht die „gegenständlichen Momente" des Aufmerksamkeitsvorganges.

Bei dem Fehlen einer scharfen Definierung des Aufmerksamkeitsbegriffes mag es genügen, darauf hinzuweisen, daß der aktuelle Anteil der Aufmerksamkeit, der bei einem Teil unserer Kranken gestört ist, noch nicht ohne weiteres als (gestörte) Willensfunktion angesehen werden kann, trotz zweifellos naher Beziehung zum Willensakt[1]).

b) „Niedere Willensfunktionen.“

Die Betrachtung der eigentlichen Willenstatsachen bei unseren Stirnhirngeschädigten hat 2 Momente zu berücksichtigen. Zunächst muß festgestellt werden, ob die Funktionen, die sich in der Reihe Motivation-Entschluß-Willenshandlung bei den Kranken äußern, vorhanden sind und in welcher Art sie sich zeigen. Dann aber muß das synthetische Moment erforscht werden, nämlich die Äußerung der Willensfunktionen im Zusammenschluß mit bestimmten besonders qualifizierten Tatsachen des Gegenstandsbewußtseins, also beispielsweise der Einfluß der Schwierigkeit, der Übung usw., auf die Willensbetätigung. Es wird nicht immer möglich sein, im Verlauf der Darstellung diese beiden Momente streng auseinanderzuhalten; doch soll in der Aufstellung der Ergebnisse dieser Unterscheidung Rechnung getragen werden.

Um über die Auswirkung der „höheren Willensfunktionen“ (s. S. 155) in der inhaltlichen Leistung ein Urteil zu erhalten, ist es notwendig, die Art der „niederen Willensfunktionen“ bei den Kranken zu betrachten, und zwar die Auswirkung des Entschlusses, die determinative Bereitschaft (die „determinierenden Tendenzen nach Ach und das „wollende Verhalten“ nach M. Geiger), den Impuls selbst, die Auswirkung des Impulses in der Willenshandlung als „Willensspannung“[2]), die Anstrengung fortlaufender Impulse in den Dauerleistungen usw. Bis jetzt sind nur die „niederen Willensfunktionen“ einer Untersuchung in der Prüfungsaufgabe zugänglich, während die „höheren Willensfunktionen“ nur durch Beobachtung des Untersuchers und Interpretation der Ergebnisse erforscht werden können.

Die Reaktionsversuche werden bei unseren Kranken mit Hilfe eines Achschen Kartenwechslers und ihre Messung mit dem Hippschen Chronoskop vorgenommen. Die Versuche wurden an den Vpn. in ganz ungeübtem Zustande gemacht, weil das Übungsmoment mit zur Prüfung gehört. Die Instruktion lenkt die Aufmerksamkeit auf die Erfassung des Reizes („sensorielle“ Instruktion). Es wurden einfache Reaktionen mit optischem Reiz (E. R.) und sog. Unterscheidungsreaktionen (U. R.) vorgenommen. Bei letzteren werden der Vp. in unbestimmtem Wechsel verschiedenfarbige Reize geboten; sie hat nur auf eine bestimmte Farbe zu reagieren. An 3 aufeinanderfolgenden Tagen wurden je 30 E. R. und U. R. ausgeführt (vgl. die Beschreibung bei den Fällen!).

Der inhaltlich-gegenständliche Anteil der einfachen Reaktion ist die bewußte Zielvorstellung von dem auszuführenden Bewegungsablauf, die Erfassung des Reizes („Bezugsvorstellung“ nach Ach) und der Ablauf der Fingerbewegung selbst. Dieser Anteil (das „gegenständliche Moment“ nach Ach) soll hier bei den Stirnhirnkranken nicht weiter untersucht werden. Die ihnen zugrunde liegenden psychischen Faktoren sind, wie durch anderweitige Versuche sichergestellt ist, nicht gestört. Der Willensanteil (das „aktuelle Moment“

---

[1]) Vgl. Wundts Apperzeptionsbegriff und neuerdings auch Lindworsky (Experimentelle Psychologie 1921, S. 240).

[2]) Unter „Willensspannung“ (analog auch „Aufmerksamkeitsspannung“) wird ein aktiver Zustand während der Ableistung der Willenshandlung verstanden, der in Abhängigkeit von dem einleitenden „Generalimpuls“ steht, zwischen den untergeordneten „Einzelimpulsen“ wirkt, von diesen beeinflußt wird und so konstant oder schwankend sein kann. Sie ist nichts Elementares, enthält neben determinierenden Faktoren Organ- und Spannungsempfindungen u. a.

nach Ach), die Nachwirkung des primären Willensaktes (Entschlusses), der vor Erscheinen des Reizes gesetzt ist, und zwar die determinative Bereitschaft zum Handlungsimpuls, soll bei den Kranken durch den Reaktionsversuch geprüft werden. In den Reaktionsversuchen kann also weder der Entschluß als Erlebnis noch der Impuls (weil hier nicht explizit gegeben) geprüft werden, sondern nur die Nachwirkung des Entschlusses und die Bereitschaft zur Einleitung des Impulses. Diese Impulsbereitschaft als aktiver Zustand ist die Nachwirkung der antizipierten Zielvorstellung (Wir nennen die besprochenen psychischen Vorgänge deshalb „determinative Bereitschaft", weil diese sowohl die im automatischen Reaktionsvorgang phänomenologisch nicht explizit gegebene Determination wie auch die im nicht automatischen Vorgang des Wollens besonders erlebten Nachwirkungen des Entschlusses umfassen sollen. Vgl. hierzu S. 93 Anmerkung.)

Es besteht freilich schon beim Normalen die Schwierigkeit, daß die Zeit für die Perzeption und Apperzeption des Reizes in der Reaktionszeit mitenthalten sind, die aber selbst wieder aktmäßig eingeleitet sind und ihrerseits Impulse benötigen[1]).

Bei Impulsgeschwächten ist der Faktor der determinativen Bereitschaft („Impulsbereitschaft") gewiß zu berücksichtigen. Wir sind freilich nicht imstande, ihn ganz herauszulösen, suchen aber seine Wirksamkeit durch Variationen der Bedingungen und Veränderung der Schwierigkeit auszuschalten. Neben der Reaktionszeit als zahlenmäßigem Ausdruck für die Stärke der determinativen Bereitschaft wird die mittlere Variation (m. V.) als Indicator für Stetigkeit der Leistungen benutzt. Fehlreaktionen werden nicht berücksichtigt. Neben der Art und Intensität der Impulsbereitschaft im einfachen Reaktionsversuch wird noch die Anpassung der Impulsbereitschaft und Willensspannung an bestimmte inhaltliche Bedingungen bei den Kranken untersucht, und zwar an die Erleichterung, die durch Wiederholung und dadurch bedingte Übung und Gewöhnung erzeugt wird, und an die erhöhte Schwierigkeit, die die komplizierenden Momente der Unterscheidungsreaktion darstellt. Wir prüfen die Wiederholungswirkung in den Reaktionszeiten und mittleren Variationen von 3 aufeinanderfolgenden Tagen und stellen die Differenzen fest. Desgleichen wird die Differenz zwischen den Zeiten der einfachen Reaktion und der Unterscheidungsreaktion ein Ausdruck für die Einwirkung der Schwierigkeit auf die willentlichen Faktoren sein.[2])

Voraussetzung für die Möglichkeit der Vergleichung ist der Umstand, daß bei den zu vergleichenden Vpn. die physische Fähigkeit vorhanden ist, „maximal", in möglichst kurzer Zeit, zu reagieren, d. i. also der Umstand, daß die nervösen und muskulären Apparate und ihre Funktionen intakt sind. Vö.s geringe Schwäche der rechten Hand hat keine Verlangsamung hervorgerufen; bei den übrigen Kranken ist keine Störung vorhanden. Es ist mit Sicherheit auszuschließen, daß einer unser verlangsamten Kranken eine Bewegungsstörung hat, die der eines zentral oder peripher Gelähmten, eines Zwischenhirnkranken oder eines Apraktischen entspricht. Bewegungsfähigkeit und Praxie sind bei unseren Fällen als normal zu nehmen.

Außer den bisher besprochenen Fällen wurde noch der akinetische Kranke Fre. (Fall XXI) herangezogen.

Wir geben in der folgenden Tabelle die Reaktionszeiten, ihre mittleren Variationen in absoluten Zahlen und Verhältniszahlen bei einfachen Reaktionen und

---

[1]) Eine eingehende kritische Betrachtung über die Anwendung des Reaktionsversuches am Normalen bringt Deuchler C.,: „Beiträge zur Erforschung der Reaktionsformen." Philos. Stud. Bd. 4. Allerdings dürfte die Anwendung der Versuche am pathologischen Fall noch besondere Gesichtspunkte erfordern.

[2]) Lindworsky lehnt die Annahme einer „Intensität des Wollens" (wenigstens für die „Entschlußkraft") ab und ist der Ansicht, daß der Wille nur als „Weichensteller" für Inhalte und Wertungen fungiere. Diese Auffassung bedarf für die Psychopathologie noch der Diskussion. Wir glauben an den einzelnen Willensfunktionen der Kranken (z. B. Wahlakt, Impuls, Spannung usw.) Schwäche und Stärke zu sehen und führen unsere Betrachtungen auf Grund dieser Voraussetzung durch. (Vgl. Lindworsky, Die Willensdefekte vom Standpunkt der Normalpsychologie. Bericht 1. Kongr. für Heilpädagogik. 1923.)

Unterscheidungsreaktionen unserer Kranken im Vergleich mit Normalzahlen der Literatur wieder. Außerdem wird die „Unterscheidungszeit" (Wundt), d. h. die Differenz der Zeit zwischen der einfachen Reaktion und der Unterscheidungsreaktion gebracht. Da aber die absolute „Unterscheidungszeit" nur in Vergleich mit der Zeit der einfachen Reaktion etwas bedeutet, werden auch die Verhältniszahlen wie die Differenzen mit der einfachen Reaktionszeit wiedergegeben. (Es wird darauf hingewiesen, daß die Zahlen bei unseren Patienten Stichproben sind, die die Unterschiede zwischen dem einzelnen Kranken in ihrem Verhältnis zum Durchschnittsnormalen darstellen sollen, nicht die Resultate eingehender Erforschung einer „Reaktionsfähigkeit" der Kranken, die wir im Rahmen unserer Untersuchung gar nicht hätten ausführen können.)

Tabelle 4.

Zusammenstellung der zahlenmäßigen Resultate
von Reaktionsversuchen bei Normalen und Stirnhirnverletzten.

	Einfache Reakt. (E. R.)			Unterscheidungsreakt. (U. R.)			Zeitdifferenz (U. R.—E. R.)	
	ar. M.	mittl. Var.		ar. M.	mittl. Var.			
	σ	σ	%d. a. M	σ	σ	%d. a. M.	σ	%d. einf.Reakt.
Normale (Wundt)[1]	183	—	—	306	40	13,1%	123	61,7 %
Normale (v. Rohden)	135	17	12,6%	196	48	24,5%	61	45,2 %
Vö. (2. Tag)	180	79	43,8%	218	42	19,2%	38	21,1 %
Schie. (2. Tag)	105	21	27,1%	152	39	25,9%	47	46,6 %
Ib. (2. Tag)	554	137	25,0%	807	128	15,4%	253	45,8 %
Fre. (2. Tag)	508	87	17,1%	942	155	16,5%	434	85,4 %
Ra.	518	127	24,5%	455	105	23,1%	- 63	—

Die Tabelle gibt über die Verhältnisse der einfachen Reaktionen unserer Kranken im Zusammenhalt Aufschluß. Normale Reaktionszeiten hat Vö., dabei aber eine ziemlich große Schwankungsbreite. Schie. fällt durch besonders verkürzte Zeit mit vergrößerter mittlerer Variation auf. Alle anderen haben ziemlich gleichmäßig verlängerte Reaktionszeit. Doch ist Fre. durch verhältnismäßig niedere Streuungsbreite (Prozentzahl!) ausgezeichnet, während die anderen Patienten eine mäßig erhöhte Streuungszahl aufweisen können. In bezug auf die Geschwindigkeit haben wir unter unseren 5 psychisch schwergeschädigten Stirnhirnverletzten sowohl normale Zeiten, als übermäßig verkürzte und stark verlängerte Zeiten. In bezug auf die Stetigkeit ist nur bei einem Verlangsamten ein dem Normalen angenähertes Verhalten zu verzeichnen; bei allen übrigen ist die Reaktion unstetiger als beim Normalen.

Es zeigt sich, daß eine Regelmäßigkeit, die für alle 5 Stirnhirngeschädigten zutrifft, in bezug auf die Leistung im Reaktionsversuch nicht vorhanden ist. Dagegen entsprechen die Resultate durchaus dem verschiedenen psychischen Zustande der einzelnen Kranken. Vö. ist stets korrekt in der Aufgabenerfüllung, im Reaktionsversuch auch dem Normalen angenähert; Schie. ist übereilt und

---

[1] Errechnete Durchschnittszahlen von 3 Vpn. Wundts aus den Wiedergaben in Physiol. Psychol. Bd. III.

hudelig, daher die übermäßig raschen und sehr schwankenden Leistungen; die 3 anderen sind in allen Leistungen verlangsamt.

Nehmen wir (unter Außerachtlassung der Zeiten für die Perzeption und die Apperzeption des Reizes) die Größe der Reaktionszeit als direkten zahlenmäßigen Ausdruck für die Stärke und Promptheit der determinativen Bereitschaft zum Impuls, so ist dies nur unter der Voraussetzung möglich, daß die übergeordneten Willensfunktionen, speziell die Motivationen, nicht so gestört sind, daß sie für sich schon den Ablauf der Reaktionen unmöglich machen. Man könnte einwenden, daß die verlangsamten Kranken „nicht mögen" und daher ein Resultat bringen, das auch ein widerwilliger Normaler zeigen würde. Die Verlangsamung wäre dann in Abhängigkeit von einer in der Motivation gelegenen Hemmung zu betrachten. Dies ist aber für Ra. und Fre. auszuschließen, von denen der erstere andere Aufgaben willig löst und froh ist, wenn er die Lösung findet, und Fre. ganz allgemein sehr korrekt arbeitet. Für Ib. liegen die Verhältnisse wegen seiner Gefühlsstörung anders, wovon noch später zu sprechen sein wird.

Den .Reaktionszeiten nach scheint also die determinative Impulsbereitschaft bei einem Fall (Vö.) normal, bei einem Fall (Schie.) übermäßig stark, bei 3 Fällen geschwächt zu sein. Ob diese Schwäche der determinativen Einleitung des Willensimpulses als primärer Schaden („Antriebsschwäche") anzusehen ist oder sekundär durch andere Ausfälle bedingt ist, kann aus dem Ausfall der einfachen Reaktionsversuche allein nicht bestimmt werden, sondern bedarf noch anderer Untersuchungen.

Von Bedeutung für die Kenntnis der Verhältnisse der determinativen Impulsbereitschaft ist, wie bemerkt, die Anpassung derselben an erschwerende und erleichternde Umstände in der Aufgabe.

Die Erleichterung untersuchen wir durch die Wiederholung der Reaktionsversuche an den beiden nächsten Tagen und stellen ihre Wirkung in den Reaktionszeiten und den Streuungswerten fest. Aus unserer Tabelle gehen diese Zahlen nicht hervor, es muß auf die Darstellung bei den einzelnen Fällen verwiesen werden. Vö. erreicht nach anfänglicher Verlängerung der durchschnittlichen Reaktionszeit eine auf das normale Maß zurückgehende Zeit an den Folgetagen. Außerdem macht sich die erleichternde Wirkung von Übung und Gewöhnung in einem Herabgehen der Schwankungsbreite bei Vö. bemerkbar. — Auch bei Schie. geht die Reaktionszeit am zweiten Tage zurück, steigt aber am dritten Tag auf eine Höhe, die sie am ersten Tage nicht erreicht hatte. Die mittlere Variation sinkt zunächst, um am dritten wieder anzusteigen. Das Verhalten dieses Kranken ist auch in bezug auf die Anpassung an die Erleichterung uneinheitlich und entspricht seinen sonstigen Leistungen. — Ib. behält zwar auch in der Wiederholung seine relative Verlangsamung bei, aber es ist doch ein starkes und stetiges Herabgehen der Reaktionszeit von Tag zu Tag vorhanden. Besonders deutlich wird bei diesem Kranken die Übungs- und Gewöhnungswirkung in der raschen und stetigen Verkleinerung der relativen Streuungswerte, was ein fortschreitendes Sichererwerden der Leistung mit der Wiederholung bedeutet. — Bei Ra. konnte aus äußeren Gründen diese Untersuchung nicht durchgeführt werden. Fre. bietet ganz andere Zahlenverhältnisse. Bei ihm ist nicht nur kein verbessernder Einfluß der Wiederholungen auf die Reaktionszeit zu sehen, sondern es werden die Reaktionszeiten sogar immer länger.

Die Streuung geht in ihrem relativen Wert herab, d. h. sie hält sich in ihrem absoluten Wert (Anzahl der Tausendstelsekunden) auf gleicher Höhe.

Die Wirkung der Erschwerung einer Aufgabe auf die determinative Impulsbereitschaft wird, wie bemerkt, in der Einwirkung komplizierender Momente durch die Unterscheidungsreaktion untersucht, und zwar im Vergleich zu den einfachen Reaktionen. Unsere Tabelle zeigt uns die Verhältnisse im Zusammenhang. Eine dem Normalen entsprechende Steigerung der relativen Reaktionszeitwerte in der schwierigen Leistung (s. 3. Hauptkolumne!) ist bei Schie. und Ib. vorhanden. Vö. zeichnet sich durch eine verhältnismäßig geringe Steigerung aus, reagiert also außergewöhnlich rasch. Fre.s „Unterscheidungszeit" übersteigt die normale auch relativ um einen beträchtlichen Wert, und Ra. zeigt gar eine paradoxe Wirkung der Erschwerung, da er eine verkürzte Reaktion nach der Unterscheidung gegenüber der einfachen Reaktion aufweist. Was den Einfluß der Schwierigkeit auf die Streuung der Leistung betrifft, so ist für die Reaktionen bei Vö. und Ib. bemerkenswert, daß in den Unterscheidungsreaktionen die Leistung viel stetiger wird, während sich die Werte der mittleren Variation bei Schie., Ra. und Fre. auf gleicher Höhe halten.

Der Einfluß der Erleichterung auf die niederen Willensfunktionen ist unseres Wissens bisher nicht untersucht. Dagegen hat Hillgruber („Fortlaufende Arbeiten und Willensbetätigung", Unters. z. Psychol. u. Philos. Bd. I; 1912) durch Versuche am Achschen Serienreaktionsapparat nachgewiesen, daß normalerweise die Schwierigkeit einer Tätigkeit die Willens- und Aufmerksamkeitsspannung zur Zunahme bringt[1]). Ach weist in diesem Zusammenhang auf das hin, was Kraepelin „Antriebe" nennt (z. B. Ermüdungsantrieb, Schlußantrieb usw.), die er ebenfalls als Anpassung willentlicher Momente an die Schwierigkeit auffaßt. — Es ist anzunehmen, daß das Schwierigkeitsgesetz nicht nur für die Erhöhung der quantitativen Schwierigkeit wie in Hillgrubers Versuchen (Nötigung zur Lösung einer gleichartigen Assoziationsaufgabe in einer kürzeren Zeit), sondern auch für qualitative Schwierigkeitssteigerungen, z. B. in der Komplikation des einfachen Reaktionsversuches durch die Unterscheidungsreaktion, wie sie bei unseren Kranken angewendet worden ist, gilt. Wir finden beim Normalen tatsächlich diese Anpassungswirkung in einer Erhöhung der Stetigkeit (Verringerung der Streuung) mit zunehmender Erschwerung. Gleichzeitig besagt aber das Schwierigkeitsgesetz, daß die „Unterscheidungszeit" Wundts kein reines Subtraktionsverhältnis darstellt, sondern daß darin auch dieses Anpassungsmoment mitenthalten ist (vgl. hierzu die Kritik von N. Ach, „Über die Willenstätigkeit und das Denken", S. 156ff.).

Hatten wir also bei der Betrachtung der einfachen Reaktion unsere fünf Kranken einteilen können in eine Gruppe der normal und der beschleunigt

---

[1]) Hillgruber bringt ein „Schwierigkeitsgesetz der Motivation", das folgendermaßen lautet: „Die Schwierigkeit einer Tätigkeit ist das Motiv für eine stärkere Willensanspannung bzw. Aufmerksamkeitskonzentration in dem Sinne, daß mit der Schwierigkeitssteigerung triebartig die Willensspannung zunimmt." Uns mag die Bezeichnung Motiv, die hier auf ein „triebartiges" Geschehen gerichtet ist, nicht recht gefallen, da wir diesen Ausdruck ausschließlich auf ein bestimmtes funktionierendes Glied der höheren Willensfunktionen beschränkt haben möchten. Auch die Qualifizierung des Vorganges als „triebartig" scheint uns nicht ganz am Platze. Das tut natürlich der sachlichen Richtigkeit des Gesetzes keinen Eintrag.

Reagierenden und in eine Gruppe der Verlangsamten, so sind in bezug auf die Anpassung der determinativen Impulsbereitschaft an erleichternde und erschwerende Momente der Aufgabe die gleichen Kranken in eine andere Gruppierung zu bringen, nämlich in eine Gruppe, bei denen die Anpassung erfolgt (Vö., Ib. und in gewissem Sinne auch Schie.), und eine Gruppe, bei der diese Anpassung versagt: Fre. und Ra., und zwar muß Fre. wegen der großen relativen Verlängerung bei Erschwerung und dem Mangel an Übungserleichterung und Ra. wegen der paradoxen Erschwerungswirkung in die letztgenannte Gruppe gerechnet werden. Bei Ra. und Fre. ist also die determinative Bereitschaft zum Handlungsimpuls nicht nur in dem Sinne gestört, daß es nicht zu einer (dem Zustande ihrer Muskulatur und ihres nervösen Apparates entsprechenden) maximalen Schnelligkeit der Auslösung kommt, sondern daß diese Impulseinleitung offenbar auch durch fördernde und hemmende Wirkungen nicht entsprechend reguliert werden kann. Ib. zeigt zwar auch eine Unfähigkeit, den Impuls mit maximaler Schnelligkeit zu geben, doch paßt sich seine Leistung den fördernden und erschwerenden Einwirkungen an.

Für den Psychologen, der im Assoziationsvorgang einen Unterschied zwischen dem eigentlichen gedächtnismäßigen (inhaltlichen) Assoziieren und der Aktivierung dieses Gedächtnisgeschehens macht, kann das paradoxe Verhalten Ra.s unter erschwerenden Umständen und das Fre.s unter der Übungserleichterung nicht einen Schluß auf eine Störung des „assoziativen Geschehens" erlauben, sondern nur auf eine Störung des aktuellen Momentes im Assoziationsvorgang. Denn ein solches Verhalten ist mit keiner pathologischen Abwandlung der Assoziations- und Komplexbildungsgesetze zu vereinbaren. Auch die Psychologen, die das „Assoziationsgeschehen" und seine Aktivierung in einen gesamten „Assoziationsmechanismus" zusammenschließen, werden innerhalb dieses Mechanismus verschieden störbare Komponenten anerkennen. — Der Ausfall der Reaktionszeiten in den „Anpassungsversuchen" ist bei den verlangsamten Stirnhirnkranken Ra. und Fre. ein Beweis, daß die Störung nicht im „assoziativen Geschehen" (inhaltliche Störung), sondern im Bereiche der aktuellen Funktionen, nach unserer Auffassung der „niederen Willensfunktionen", liegen muß.

Die „Verlangsamung" einer Leistung ist mithin keine psychologische Qualifizierung der Phänomene, sie bedeutet in verschiedenen Fällen etwas Verschiedenes, wie gerade der Unterschied zwischen den Kranken Ra. und Fre. einerseits und Ib. andererseits zeigt. Die einigermaßen normale Anpassung Ib.s an Erschwerung und Erleichterung macht eine andersartige Erklärung für die Störung der Impulseinleitung notwendig als bei den beiden anderen verlangsamten Kranken.

Daß in bezug auf das Verhalten im Reaktionsversuch auch noch andere Typen vorkommen können, ist selbstverständlich. Die Kurven, die K. Goldstein[1]) bringt, sind sehr lehrreich. Es dürfte bei dem Stirnhirnverletzten dieses Autors, der bei verhältnismäßig normaler Reaktion eine so starke Verlängerung der Zeit und Vergrößerung der Schwankung bei der Wahlreaktion zeigt, eine verringerte Anpassung der Impulsbereitschaft an die erhöhte Schwierigkeit be-

---

[1]) Goldstein, K.: Die Behandlung, Fürsorge und Begutachtung der Hirnverletzten. S. 40f. 1920.

stehen. — Unter den Kurven v. Rohdens decken sich manche Fälle mit den von uns beschriebenen.

Es wäre noch zu überlegen, ob bei Fre. und Ra. nicht „Hemmungen" einer normalen Funktionen anstatt einer Schwäche der Funktionen vorliegen. Hier verweisen wir zum Vergleich auf die Reaktionskurven v. Rohdens, und zwar von Hysterikern und Simulanten, bei denen sich ja bewußte und unbewußte Hemmungen in den Kurvenverläufen geltend machen. Diese Fälle sind außer durch ihre langen Reaktionszeiten durch enorme Schwankungen in ihren Kurven ausgezeichnet, die das Maß der bei den Kurven unserer Kranken sich bietenden Werte um ein Vielfaches übersteigen.

Wir sind vielmehr der Ansicht, daß bei Ra. und Fre. nicht Hemmungen, sondern Ausfälle (Defekte) in den Funktionen der determinativen Impulseinleitung vorliegen (vgl. auch später!). Bei Ib. werden wir allerdings eine Hemmung durch seinen übergeordneten spezifischen Defekt annehmen können.

Zur allgemeinen Auswertung an Reaktionsversuchen an Stirnhirngeschädigten ist noch zu sagen, daß das Resultat des Reaktionsversuches für sich allein genommen im Vergleich zum Normalen noch keinen Einblick in die tatsächliche Schwere der organischen oder psychischen Schädigung gibt (vgl. die schweren Fälle Vö. und Schie.). Man kann also die Stirnhirnverletzung aus dem Ausfall des Reaktionsversuches nicht ohne weiteres erkennen. — Der Reaktionsversuch bedeutet in der psychologischen Analyse nur etwas im Zusammenhang mit der Untersuchung des gesamten psychischen Verhaltens des einzelnen Stirnhirngeschädigten.

Haben wir im Reaktionsversuch eine Anordnung, in der wir auf objektivem Wege durch Herausarbeitung der zahlenmäßigen Verhältnisse einen Einblick in die determinative Bereitschaft zur Einleitung des Impulses erhalten, so ist es, wie bemerkt, mit diesem Versuche nicht möglich einerseits die Funktion der Impulsgebung und ihrer Auswirkung in die Willenshandlung ·zu erfassen, andererseits etwas über die dem psychischen Vorgang während des Reaktionsversuches übergeordneten und diesen in bestimmender Weise beeinflussenden Momente (die nach den Achschen Versuchen in der „Vorperiode" ablaufen), zu erfahren. Es soll nun im folgenden versucht werden, diese wichtigen Faktoren der „niederen" Willensvorgänge durch Betrachtung der Resultate in den psychologischen Arbeitsversuchen bei unseren Kranken herauszulösen. Wir halten uns hier nur an die Versuche mit dem Weilerschen Arbeitsschreiber und die bekannten Additionsversuche nach Kraepelin.

Die Arbeitsversuche stellen gegenüber den Reaktionsversuchen, wie sie von uns als hintereinander angestellte Einzelversuche angewandt werden, fortlaufende Leistungsreihen dar. Unter sich unterscheiden sich die beiden Arten von Arbeitsversuchen zunächst durch den inhaltlich-gegenständlichen Anteil, der beim einen eine Reihe automatisch verlaufender leichter Kombinationsleistungen (Additionen,) beim anderen eine Reihe von Bewegungsabläufen darstellt.

Die Dispositionen zu diesen „inhaltlich-gegenständlichen" Leistungsanteilen können bei unseren Kranken aus den früher angegebenen Gründen als normal angenommen werden und können, für sich genommen, Mittelleistungen bei allen 5 Patienten garantieren. Unterschiede zwischen den beiden Leistungsarten weisen (wenn sonst alle „gegenständlichen" bedingungsvariierenden Faktoren ausgeschlossen oder eingerechnet sind, z. B. bei den Pausenwirkungen) auf **aktuelle Momente der Leistung hin**.

Es unterscheidet sich nun die Arbeitsschreiberleistung von der fortlaufenden Additionsleistung. N. Ach. („Die Willenstätigkeit und das Denken", S. 3f.) hat diesen Unterschied

Tabelle 5.
Arbeitsversuche bei Stirnhirnverletzten.

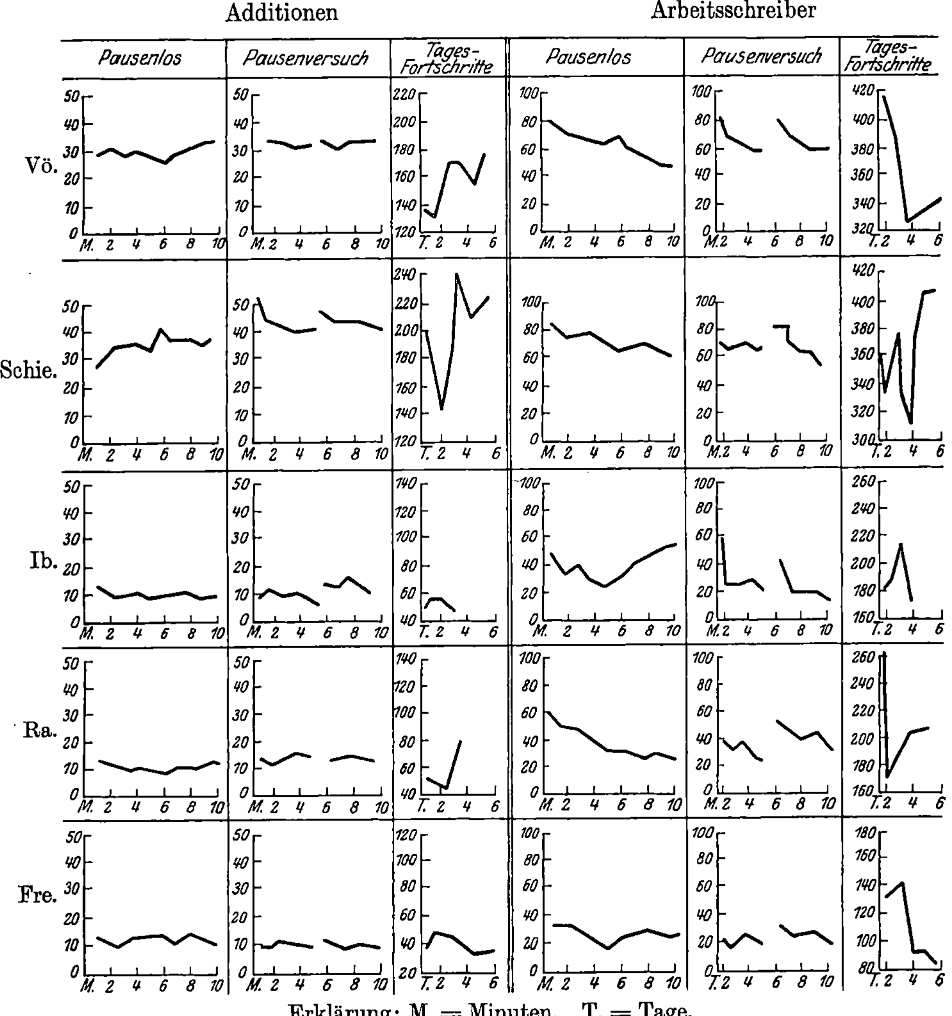

Erklärung: M. = Minuten.   T. = Tage.

bereits betont, indem er die Einteilung trifft in fortlaufende Arbeiten, bei denen „das Maß der zu leistenden Arbeit in das Belieben der Vpn. gestellt" ist (wozu die Kraepelinschen Additionsversuche gehören), und andere, bei denen „das Maß der zu leistenden Arbeit in gewissem Umfang durch das Verfahren selbst vorgeschrieben" ist. Er nennt die letzteren „passive kontinuierliche Methoden" (Auffassungsversuche, kontinuierliche Reaktionsversuche, z. B. am Serienapparat usw.), zu den letzteren sind auch die Arbeitsschreiberversuche zu rechnen.

Der Arbeitsschreiberversuch stellt die Gesamtaufgabe, im Takt eines Metronoms mit der Schlagfolge 60 in der Minute die jeweils größtmögliche (maximale) Druckhöhe hintereinander auf den Arbeitsschreiber zu übertragen. Es wird also in einem dauernd gegebenen **Rhythmus** gearbeitet. Der akustisch-rhythmische Reiz überträgt sich auf die Organ- und Bewegungsempfindungen und auf die Gefühlsbewegung, wodurch eine verstärkte rhythmische Wirkung entsteht [Wundt[1])].

Die rhythmisch begonnene Bewegungsleistung stellt aber auch einen „Zwang zu motorischer Rhythmisierung fortgesetzter Bewegungen" dar [Marg. K. Smith[2])].

Die Anwendung dieser Auffassungen auf den Arbeitsschreiberversuch ergibt folgendes: Unsere eigenen Selbstbeobachtungen bei diesen Versuchen lassen den „Zwang" des akustisch aufgenommenen Rhythmus auf die Bewegungsfolge und bei plötzlichem Aussetzen der Taktfolgen eine Perseverationstendenz im Sinne des vorausgegangenen Rhythmus erkennen. Es geht dann die Bewegung unter der Wirkung des vorausgegangenen und nunmehr ausgesetzten Rhythmus noch einige Male „automatisch" weiter[3]). Der Impuls, der die perseverierenden rhythmischen Bewegungen auslöst, wird nicht „absichtlich" eingeleitet, denn diese „Absicht" (wenn die überhaupt vorhanden ist) müßte ja bei dem letzten Metronomschlag sich erschöpfen. Der „Zwang" des Rhythmus ist auch gleichzeitig der Grund für die ökonomische Äußerung des Krafteffektes, offenbar durch Ersparnis von Aufwand psychisch-willentlicher Art (vgl. K. Bücher).

Im Arbeitsschreiberversuch liegen also unseres Erachtens die psychischen Bedingungen insofern eigenartig, als durch den besonderen Einfluß des Rhythmus eine aktive Einleitung der Einzelimpulse nicht aufzutreten braucht. Die einzelnen Druckhöhen können demnach beim Arbeitsschreiber der direkte Indicator für die Stärke der einzelnen Impulsgebungen, und zwar unabhängig von etwaigen vorbereitenden Akten sein.

In einem Gegensatz zu einem Arbeitsschreiberversuch stehen die von uns schon behandelten diskontinuierlichen Reaktionsversuche, bei denen gerade diese Impulsbereitschaft untersucht wird. Bei den Reaktionsversuchen wird der Beginn der Impulseinleitung durch Signal (Achtung!) und der Reiz zeitlich festgelegt. Dies gilt aber nicht für die Einzelleistung im Additionsversuch. Hier wird der Vp. von außen nur die Gesamtaufgabe gegeben. Der Reagent ist hier gezwungen, bei jeder Einzelleistung den Impuls jedesmal ohne Signal selbständig aktiv neu einzuleiten. Trotz der hohen Mechanisierung ist die zur Rhythmisierung notwendige Einförmigkeit der fortlaufenden Leistungsinhalte bei der Additionsreihe nicht vorhanden.

Durch Abgleichung der Methoden der Arbeitsversuche untereinander und gegen die Reaktionsversuche soll versucht werden, Einblick in die einzelnen Faktoren der niederen Willensfunktionen unserer Kranken zu bekommen. Über die testmäßige Verwertung von Arbeitskurven, insbesondere über Normalkurven von Arbeitsversuchen. finden sich Angaben in den Schriften von Isserlin (Über psychische und nervöse Erkrankung bei Kriegsteilnehmern, Würzburger Abhandl. aus dem Gesamtgeb. d. prakt. Med. Bd. 16, H. 10/11. 1917) und Gail (Über Arbeitsversuche bei Kriegsneurotikern, Zeitschr. f. d. ges. Neurol. u. Psychiatr. Bd. 75. 1922.)

Vö. zeigt bei seinen Druckhöhen am Arbeitsschreiber ganz normale Leistungen. (Vgl. für das Folgende Tab. 5.)

Es läßt sich also unserer Auffassung nach aus dem Ausfall der Arbeitsversuche ersehen, daß Vö. im Bereiche der niedrigen Willensfunktionen (determinative Bereitschaft zur Impulsgebung und Impulsgebung selbst) keine Störung hat, und daß die bei ihm gegebene psychische Störung jedenfalls nicht auf den Ausfall der niederen Willensfunktionen zurückgeführt werden kann.

Die Kurven Schie.s zeigen ein etwas bewegtes Bild. Auch dieser Kranke setzt im Arbeitsschreiberversuch seine Impulse kräftig an und sein Ermüdungsabfall im Arbeitsschreiberversuch sowie die Pausenwirkung sprechen für „über-

---

[1]) Wundt, W.: Physiol. Psychologie Bd. III, S. 1. 1911.

[2]) Smith, Margaret K.: Rhythmus und Arbeit. Wundts philos. Stud. Bd. 16, S. 282. 1900.

[3]) Vgl. Isserlin, M.: Über den Ablauf einfacher willkürlicher Bewegungen. Kraepelins psychol. Arbeiten Bd. VI. 1910.

optimale" Anspannung. Die Rechenkurven geben eine gute Durchschnittsleistung. Es fallen bei allen Leistungen überall Antriebszacken und Schwankungen auf. Dies spricht für eine ungleichmäßige Art der Impulsgebung und
der determinativen Bereitschaft, wovon wir schon bei den Reaktionsversuchen
Beispiele gesehen haben. Außer diesen Schwankungen lassen sich pathologische
Erscheinungen auch bei Schie. nicht ersehen. Man wird daher annehmen können,
daß auch bei diesem Kranken die wesentlichen Störungen nicht im Bereiche der
niederen Willensfunktionen zu suchen sind.

Ein anderes Bild ergibt der Arbeitsversuch bei Ib. Dieser Kranke liefert
im Arbeitsschreiberversuch sowohl am durchgehenden Arbeitstag wie am Pausentag eine ganz gute Druckhöhe, die aber (dies ist besonders an der Pausenkurve
zu sehen) rasch auf ein ziemlich niederes Maß absinkt. Am pausenlosen Tag
macht sich dann eine Schlußsteigerung bemerkbar. Im Gegensatz zum Arbeitsschreiberversuch zeigt dagegen der Additionsversuch eine Kurve mit stets gleichbleibender niederer Leistung („wurmförmige" Kurve), die jedoch gegen Ende
des Pausenversuches einige Antriebszacken aufweist. Unseren Voraussetzungen
nach (vgl. bei den Reaktionsversuchen) ist bei Ib. keine primäre Schädigung
der Impulsgebung vorhanden, wohl aber eine sekundäre Beeinflussung derselben.
Die Einleitung des Impulses und die determinative Bereitschaft für die Einzelleistung zeigt sich in den Arbeitsversuchen geschwächt; ob primär oder sekundär, sollen weitere Erörterungen zeigen.

Ein wieder anderes Bild ergeben die Kurven bei Ra. Am Arbeitsschreiber
eine hinreichende Druckhöhe zu Beginn. Der Leistungsablauf von Minute zu
Minute bringt eine Senkung der Druckhöhe mit sich, deren Verlauf einer normalen
Ermüdungskurve entspricht. Im Pausenversuch zeigt sich eine erheblich erholende Wirkung der Pause, ein Beweis, daß der Reagent sich bemüht und ermüdet ist. Der Fortschritt der Gesamtleistung von Tag zu Tag ist schwankend.
Diese Arbeitsschreiberkurve entspricht einer normalen Impulsgebung. Der
Vergleich mit der Additionskurve läßt die Störung erkennen. Niedrige „Wurmkurve", Herabgehen der Leistung nach der Pause, schwankende Gesamtleistung
von Tag zu Tag, jedoch nicht durchweg abfallend. Es liegen die Störungen des
Kranken nicht in der Stärke der Impulsgebung. Ist die Impulsgebung
entsprechend eingeleitet wie am Arbeitsschreiber, so ist der Verlauf ganz instruktionsgemäß. Die Schwächung, wie ja auch beim Reaktionsversuch zum Vorschein gekommen ist, liegt also in den Willensmomenten, die die determinative Bereitschaft zur Einleitung des Impulses ausmachen (daher die herabgesetzte Additionsleistungsreihe). Von einer „Hemmung" motivativer (psychogener) oder emotiver Natur kann bei der Arbeitsweise von Ra. (Arbeitsschreiber!)
keine Rede sein.

Im Zusammenhalt mit denjenigen anderer Kranken sind die Kurvenbilder
von Fre. lehrreich. Die Arbeitsschreiberkurve zeigt sehr niedrige Höhe,
der Ermüdungsabfall ist dementsprechend sehr gering und die Leistungskurve
ziemlich flach. Nichtsdestoweniger ist eine geringe Pausenwirkung zu bemerken.
Die Gesamtleistung von Tag zu Tag ist schwankend mit abfallender Tendenz,
jedoch nicht stetig abfallend, wie es öfters beim Neurotiker beobachtet wird.
Die Additionskurve ist niedrig, zeigt während ihres Verlaufes keine intermediären
Antriebszacken (ist also „wurmförmig"), hat eine ganz geringe Pausenerhöhung

und beim Fortschritt von Tag zu Tag schwankende, nicht durchweg abfallende Tendenz. — Dabei ist die Arbeitsweise des Fre. während des Versuches „sehr exakt" (Protokoll!). Das Inhaltliche des Rhythmus kann dem Manne keine Schwierigkeiten machen, da alle Druckzacken auf dem Arbeitsschreiberdiagramm in normaler Weise verzeichnet sind. Auch bei diesen Kranken ist die Arbeitsschreiberkurve als der direkte Ausdruck der Impulsgebung anzusehen. — Es kann also wohl angenommen werden, daß bei Fre. eine Schwächung des Handlungsimpulses selbst gegeben ist, daher die herabgesetzte Additions- und Dynamographenleistung. Von dieser Impulsschwäche sind dann alle aktuellen Erlebnisse des Kranken abhängig.

Nach unserer Auffassung ergibt die Abgleichung der Versuchsresultate bei verschiedenen Kranken gegeneinander die Gruppeneinteilung: Normale Leistungen bei beiden Arbeitsreihen: Vö. und Schie. Bei der zweiten Gruppe Schwächung in irgendeinem Gebiet der Dauerleistungen. Dabei erweist sich bei Fre. die Störung in der Impulsgebung, bei den beiden anderen liegt sie nicht in der Impulsgebung, sondern in einem der den Impuls einleitenden Faktoren.

Die Resultate bei Ra. zeigen, daß die Schwäche der determinativen Impulsbereitschaft von der Impulsschwäche getrennt werden muß. Ferner machen die Arbeitsversuche und Reaktionsexperimentsversuche bei Ib. klar, daß „Verlangsamung" noch keinen Mangel an Anpassung an die inhaltliche Schwierigkeit, also eine spezifische Schwäche der determinativen Impulsbereitschaft mit sich bringen muß.

Von unseren 3 „verlangsamten" Stirnhirngeschädigten zeigt jeder einen besonderen Typus und die Analyse durch Reaktions- und Arbeitsversuche gibt einen wenn auch gewiß nicht alle Momente auflösenden, so doch gewisse allgemeine Unterschiede klärenden Einblick in die Ursache der pathologischen Erscheinungen.

Unsere Resultate stimmen mit den Ergebnissen von Langelüddecke[1]), soweit die in manchen Punkten bestehenden Verschiedenheiten der Versuchsanordnung einen Vergleich erlauben, gut überein. (Eine Anwendung der komplizierten Rechnungsmethoden des Verfassers an unseren Versuchen würde zu keinem brauchbaren Ergebnis führen.) Der Autor findet bei seinen Stirnhirnverletzten „Verlangsamung des Addierens und dementsprechend abnorm niedrige Kurvenschwankungen", ein Resultat, das auch in der „Wurmkurve" eines Teiles unserer Fälle verwirklicht ist. Auch aus dieser Beurteilung wird, wie die Fälle Vö. und Schie. (und außerdem natürlich ein großer Teil unserer Erethischen und Psychopathieähnlichen usw.) zeigen, ein „Gruppenurteil" für Stirnhirngeschädigte im ganzen nicht ohne Vorsicht zu bilden sein.

Wenn Poppelreuter bei Stirnhirnfällen häufig eine Verlangsamung durch Verzögerung des Beginnens bei relativ gutem Ablauf der Leistungen, wenn sie einmal begonnen sind, findet, so charakterisiert er damit diejenigen unter den Akinetischen, bei denen unserer Auffassung nach die determinative Bereitschaft ohne Störung der Impulsgebung (Fall Ra.) geschwächt ist. Aber auch diese Fälle stellen in dem beschriebenen Zusammenhang nicht die Gesamtheit der „verlangsamten" Stirnhirnverletzten dar.

---

[1]) Langelüddecke: Die Schwankungen der Arbeitskurven bei Normalen und Hirnverletzten. Zeitschr. f. d. ges. Neurol. u. Psychiatrie Bd. 58. 1920.

c) „Höhere Willensfunktionen" (Motivation).

Wir fassen unter den „höheren Willensfunktionen" diejenigen psychischen Anteile des explizierten Leistungsprozesses zusammen, die im allgemeinen unter dem Begriff der Motivation erscheinen. Nach der hier angenommenen Eigenschaftsbestimmung ist die Motivation diejenige Phase der Willenstätigkeit, in der der den Willensvorgang beherrschende Zielinhalt gebildet und determinativ festgelegt wird. Zu dieser Bildung und Festlegung des Zieles sind intellektuelle und emotionale Faktoren notwendig, die jedoch, wie schon früher bemerkt, für sich allein nicht ausreichen, um die Festlegung zu garantieren.

Leider ist die empirisch-psychologische Forschung nur in unzureichendem Grade in das schwierige Gebiet der Motivation vorgedrungen. Es ist somit jeder, der versucht, die Motivationsprozesse beim Gesunden oder Kranken zu besprechen, in der Gefahr, dies statt unter psychologischen mehr unter Gesichtspunkten der Logik und Ethik zu tun. Soweit es allerdings die Betrachtung der inhaltlichen und gefühlsmäßigen Anteile betrifft, mögen diese Bedenken nach unseren früheren Darlegungen zurücktreten, für die Besprechung der Willensmomente wird man eben aus diesen Bedenken heraus auf ein Eingehen in Einzelheiten verzichten müssen. Nirgends wird also mehr als auf diesem schwierigen Gebiete eine heuristische Grundlegung für die Anordnung der Gedankengänge und der Beurteilungen maßgebend sein müssen.

Wir möchten für die Betrachtung der Motivation am explizierten (nichtautomatisierten) Willensvorgang 2 größere Funktionsphasen unterscheiden: Die Phase der Willensfunktion, in der aus indifferenten Inhalten einer Situation mehrere Inhalte als mögliche Ziele hervorgehoben werden. Diese sehr komplizierten Akte sollen in der „Phase der Bildung möglicher Ziele" („Motivbereitschaft") vorläufig zusammengefaßt werden. An diese erste und höchste Motivationsphase schließt sich dann die zweite Phase der Wahl zwischen den möglichen Zielen und der Entscheidung an, in der die Bestimmung eines wirklichen Zieles aus dem möglichen Ziele heraus vor sich geht (Wahl-Entscheidungsphase). Die Wahl-Entscheidungsphase umfaßt dann den eigentlichen Wahlakt und den Entscheidungsakt. Wir beginnen mit letzterem.

α) Wahlakt.

Im Wahlakt wird im folgenden nur die willentliche Wahl im Sinne von Michotte und Prüm[1]) gemeint, die durch ein „Bewußtsein der Tätigkeit" geschieden ist von der passiven, der automatischen Wahl und der reinen Konstatierung, auf die sich die folgenden Betrachtungen nicht beziehen.

Wir beginnen bei der Besprechung der Verhältnisse an unseren Kranken mit dem Wahlakt[2]).

Im einfachsten Spezialfall einer Wahlsituation, in der Alternationswahl zwischen zwei Inhalten, hängt der Grad der aktiven Wahl zunächst ab von den „Motivationsgrundlagen"

---

[1]) Vgl. Lindworsky: Der Wille, 1919. S. 23.

[2]) Es war von uns versucht worden, den Vorgang der Wahl, ähnlich wie es uns später aus den Versuchen von M. Honecker bekannt geworden ist, bei den Stirnhirnverletzten in das psychologische Experiment zu bringen. Es handelte sich da um Herbeiführung von Wahlprozessen im fiktiven Sachverhalt. Es sollten am Reaktionsapparat bei jedem Einzelversuch ein Paar sinnvoller Worte geboten werden, unter deren Bedeutungen die Vp. möglichst rasch zu wählen und nach vollzogener Wahl einen Reaktionstaster niederzudrücken hatte, wobei der Grund der Wahl dann zu Protokoll gegeben werden sollte. (Auf eine Nachahmung der „Willenshandlungen" durch Niederdrücken des Tasters wurde verzichtet.) Es war geplant, Alternationen mit erfahrungsmäßig eindeutiger objektiv leichter Wahlerwartung (Typus „Glockenklang-Straßenlärm?") und solchen Alternationen, bei denen die Wahl schwierig war, also annähernd gleichartig objektiver Wahlerwartung (Typus Rosenstrauß-Nelkenbukett?) gegeneinander abgeglichen werden. Durch Auswertung der Unterschiede in den Reaktionszeiten und Protokollen sollte versucht werden, einen Einblick zu gewinnen, ob der Reagent wählt und wie sich der etwaige Unterschied zwischen verschiedenen Reagenten in bezug auf die Wahl darstellt. Die Versuche mußten aber aus verschiedenen Gründen schei-

(s. S. 94), d. h. von inhaltlich-gegenständlichen und gefühlsmäßigen Momenten der Wahl (Zielvorstellung, Grundstimmung, Wertungen usw.). Das Verhältnis der intellektuellen und wertenden Beziehungen, die zwischen beiden Alternationsinhalten bestehen, bestimmen es, inwieweit die beiden Inhalte als „mögliche Zielinhalte" miteinander in Konkurrenz für die endgültige Zielbestimmung treten können. (Vgl. später „Phase der möglichen Zielbestimmung"!) Der Grad und die Auswirkung des Wahlaktes wird um so geringer sein, je weniger einer von den beiden Alternationsinhalten gegenüber dem anderen als mögliches Ziel intellektuell und wertungsmäßig in Betracht kommt. Der Wahlakt wird aber um so intensiver sein müssen, je näher sich die beiden Inhalte in bezug auf die Zielmöglichkeit kommen („es tut mir die Wahl weh"). Das Extrem ist in der Fabel von dem zwischen zwei Heubündeln verhungernden Esel in humoristischer Weise ausgedrückt. Eine Alternation ist natürlich nicht nur bei der Wahl zwischen möglichen Verwirklichungen, sondern auch bei der Wahl zwischen Verwirklichung oder Nichtverwirklichung eines Zieles gegeben.

Handelt es sich bei der Wahl um das Herausheben eines Zieles aus der Reihe von Möglichkeiten, so ist die Entscheidung als Akt willensmäßiger Art von dem eigentlichen Wahlakt zu trennen. Diese Trennung nehmen auch Michotte und Prüm bei experimentellen Untersuchungen der Wahl vor[1]). In der Entscheidung liegt der aktuelle Vorgang, durch den die Wirksamkeit der übrigen (vorher konkurrierenden) möglichen Ziele nach der Wahl des endgültigen Zieles ausgeschaltet wird. Dies braucht erfahrungsgemäß durch den Wahlvorgang allein noch nicht vorgenommen zu sein. Der Wahlstarke kommt aus der Reihe von konkurrierenden möglichen Zielen rasch zu einem wirklichen endgültigen Ziel. Ist er dagegen nicht ein entschiedener Mensch, d. h. ist der Entscheidungsakt bei ihm nicht in gleicher Stärke ausgeprägt wie der Wahlakt, so können, trotz der raschen und starken Wahl, die anderen möglichen Ziele immer noch störend in die Determination und Durchführung der Handlung hereinspielen.

Für die Untersuchung des Kranken fällt die fiktive Wahlsituation (z. B. die Rechenexperimente von Michotte und Prüm usw.), aber auch die Herstellung für den Kranken unwissentlicher „natürlicher" Wahlsituationen (die vielleicht beim Kind und Tier möglich sind) weg. Es bleibt nur die Beobachtung der Kranken und die Feststellung, wie sie sich in den Wahl- und Entscheidungssituationen des täglichen Lebens verhalten.

Für die Beurteilung des Wahl- und Entscheidungsaktes bei den Kranken ist natürlich die Kenntnis der intellektuellen und emotionalen „Motivationsgrundlagen" notwendig.

Wenn wir also die Situationen bei den von uns zur Untersuchung herangezogenen Stirnhirnkranken betrachten, so lassen sich bei Vö. wenigstens während seines Aufenthaltes in der Klinik und im Lazarett keine Erscheinungen beobachten, die darauf schließen ließen, daß am Wahlakt selbst und an der Entscheidung über gewählte Ziele eine Störung vorhanden ist. Innerhalb des Rahmens des Krankenhauses sind die zahlreichen, auch selbständigen Entscheidungen und Entschlüsse niemals abnorm. Die bei Vö. vorhandenen Störungen sind aus einer Veränderung im Bereiche der Wahl- und Entscheidungsphase im Motivationsvorgang nicht verständlich.

tern. Zunächst verknüpfen sich bei den verschiedenen Vpn. mit den gleichen Alternationsinhalten verschiedenartige Gedächtnis- und Wissensbestandteile. Das Wichtigste aber ist, daß der ungebildete und uneinsichtige Prüfling das zur Nachahmung einer wirklichen Wahl notwendige Einleben in die fiktive Situation der Wahlsachverhalte nicht vornimmt, so daß notgedrungen Reaktionen entstehen, die Honecker als „Faute de mieux-Reaktionen" bei Wahlprozessen bezeichnet hat. Das heißt. der Reagent wählt nicht auf Grund einer der Bedeutung des Sachverhaltes entsprechenden Abschätzung, sondern einfach, weil die Aufgabe es verlangt. Eine entsprechende Abänderung der Versuchsanordnung war im Rahmen der vorliegenden Untersuchungen nicht möglich.

[1]) Lindworsky: Der Wille, 1919. „Ist für die Bewertung einer der Alternativen ein Wert gefunden, oder erschienen beide positiv oder negativ gleichwertig, oder sprechen für eine Operation positive oder negative Gründe, so erreicht die Motivation ihren Schluß." Vor der Entscheidung tritt dann ein Zögern, Schwanken oder Abwarten, begleitet von Spannungsempfindungen, ein.

Schwieriger ist die Beurteilung der Verhaltungsweise des Schie. in bezug auf den Wahl- und Entscheidungsvorgang über bereits festliegende Zielmöglichkeiten. Wir haben bei diesem Manne auch in der Krankenhaussituation ein rasches, überhastetes, schwankendes Reagieren auch in den inhaltlich wie motivativ verhältnismäßig einfachen Leistungen, z. B. in den Reaktions- und Arbeitsversuchen, beobachtet. Da jedoch im allgemeinen die Wirkung erleichternder und erschwerender Momente bei Schie. gegeben war, schien uns die Leistung in vielen Punkten dem Normalen angenähert. Nun fällt aber dem Beobachter im Krankenhaus gerade in den Verhaltungsweisen außerhalb der Untersuchungsaufgaben, bei denen Schie. selbst zu wählen und zu entscheiden hat, auf, daß er mit seiner Wahl jedesmal sehr schnell fertig ist. Er „überlegt nicht lange“, greift rasch zu, um dann ebenso rasch von dem Begonnenen abzuspringen und nach kurzer Zeit gar nichts mehr davon zu wissen. Dies ist nicht allein so bei verhältnismäßig „gleichgültigen“ Vornahmen und Ausführungen im Lazarett und in der Werkstätte, sondern es geht ihm ebenso bei allen für ihn wichtigen und auch von ihm selbst offenbar bedeutungsvoll genommenen Angelegenheiten, beispielsweise bei der Wahl eines neuen Berufes, von dem ihm mehrere angeboten und zur Wahl gestellt wurden. Was ihm auftaucht, nimmt er als Ziel. — Es kann auf diese Weise bei Schie. gar nicht zu einem explizierten Wahlakt kommen. Es liegt das vorschnelle und nicht durchhaltende Handeln bei Schie. nicht primär an einer Schwächung des Aktes der Wahl zwischen gegebenen Zielmöglichkeiten, sondern, wie noch zu besprechen ist, an dem Wahlakt übergeordneten motivativen Faktoren.

Um die Motivation bei Ra. richtig zu verstehen, muß bedacht werden, daß dieser Kranke bei allen Leistungen verlangsamt ist, was (wie wir gesehen haben) in einer Störung der determinativen Bereitschaft seinen Grund hat. Nun sind in der Motivation selbst eine Reihe von Akten enthalten, die ihrerseits eingeleitet und durch Impuls in Gang gesetzt werden müssen, so daß eine Verlangsamung der Motivationsvorgänge noch keinen Beweis für eine spezifische Schwäche der Motivationsfunktionen abgeben kann. Bei einer genauen Beobachtung des Kranken in seinen selbständigen Entschlüssen und Betätigungen ist uns aber aus den Erfolgen dieser Tätigkeiten nichts Abnormes aufgefallen. Bei aller Langsamkeit ist Ra. doch in allen Handlungen ganz entschieden, zielstrebend, „weiß, was er will“, so daß für die Annahme einer Störung in der Motivation bei Ra. kein Anhaltspunkt vorliegt.

In der gleichen Weise kann auch bei dem verlangsamten Fre., der bei all seiner Langsamkeit und schwachen Durchführung stets korrekt, zielvoll und zielbewußt arbeitet, keine Motivationsstörung gefunden werden, die als primäre Ursache für die Ausfälle in den „niederen Willensfunktionen“ angesehen werden können.

Der einzige unter den verlangsamten Kranken, bei dem das Wählen und Entscheiden in ganz auffälliger Weise geschwächt erscheint, ist Ib. Wir erinnern an das Beispiel, wie der Kranke vor der Türe des Lazarettes steht und lange zögert, hineinzugehen, um sich behandeln zu lassen. Von einem Nichtverstehen der Situation kann nicht die Rede sein. Hier stehen beide mögliche Ziele, das Umkehren und Nachhausegehen und der Eintritt ins Lazarett, in Konkurrenz. Eine wahlstarke Persönlichkeit würde rasch im Sinne irgendeiner Lösung wählen,

d. h. sie würde, ohne daß eine Zielmöglichkeit dadurch an Wertbetonung gewinnen müßte, aktiv zur Wahl und zur Entscheidung kommen. Das gelingt dem Ib. jedoch lange nicht. Ganz ähnlich ist es mit dem Zögern und Schwanken vor kleinen operativen Eingriffen, deren Zweckmäßigkeit er selbst betont und vor denen er nicht im mindesten Angst fühlt. So sehr man nun veranlaßt ist, hier eine Störung im motivativen Wahlakt anzunehmen (also eine echte „Abulie"), so ist doch zu bedenken, daß Ib. in gleichgültiger Grundstimmung ist und dementsprechend indifferent wertet. Nun ist aber im freien Leben die Konkurrenz ganz gleichgültig gewerteter Inhalte, die als mögliche Zielinhalte figurieren sollen, etwas kaum Vorkommendes: die Handlung unterbleibt dann bei freier Entschließung. Dazu kommen noch bei der Neigung des Kranken zu depressiven Affekten Hemmungen, die den motivativen Prozeß, selbst wenn er in Gang kommen sollte, zurückhalten können. — So möchten wir denn, so sehr die Art der Verhaltungsweise des Ib. einer primären Abulie ähnlich sieht, die Störung nicht auf eine primäre Wahlschwäche, sondern auf die Gemütsstörung, also auf eine „emotionale Motivationsgrundlage" beziehen.

Unter den von uns analysierten Fällen ist also ein Fall von primärer Schwäche des Wahlaktes (Abulie im eigentlichen Sinne) nicht vorgekommen. Auch die übrige Kasuistik unserer Stirnhirnverletzten weist keine solchen Kranken auf. Vielleicht würde eine genauere Durchforschung von wahlschwachen Stirnhirnbeschädigten, die ja nicht selten sind, auf psychologischem Wege auch zu Formen traumatisch bedingter Abulie führen.

β) Entscheidungsakt.

Die Abtrennung des Entscheidungsaktes vom Wahlakt ist für die Psychopathologie insbesondere der Stirnhirnbeschädigten nicht ohne Bedeutung. Unter unseren für die Analyse herangezogenen Fällen findet sich zwar keiner mit einer spezifischen Entscheidungsschwäche, doch ist diese Störung besonders für eine Gruppe von Kranken charakteristisch, nämlich für die Hysteroiden unter den Stirnhirnverletzten.

Wir haben in Übereinstimmung mit Poppelreuter das Hysteroid (die „Pseudohysterie", den „hysteriformen Defektzustand") nach Stirnhirnschädigung von der echten, neurotischen Hysterie endogenen oder traumatischen Ursprunges abgeschieden, insbesondere wegen des Fehlens der reaktiven und der „produktiv-hysterischen" Züge im Krankheitsbild (vgl. S. 64).

Wenn man die Leistung eines Hysteroiden betrachtet, etwa den Ausfall eines Arbeitsversuches (Additionsreihe usw.), so läßt sich aus dem Verhalten schließen, daß die Ziele des Handelns wohl in der Richtung der Aufgabe geschaffen und auch gewählt wurden, denn der Kranke schreibt, rechnet usw. wie es in der Aufgabe verlangt wird. Der Ausfall der Leistung zeigt aber, daß die gewählte Zielvorstellung nicht voll zur Auswirkung gelangt, daß vielmehr noch andere konkurrierende Motive (z. B. Bewußtsein des Nichtkönnens, Nichtmögen usw.) mit in die Ausführung hereinspielen und sie behindern. Solche Motive sind auch beim Normalen häufig genug vorhanden, sie werden aber nach der Wahl der Zielvorstellung durch den Entscheidungsakt endgültig beseitigt. Beim Hysteroiden bleiben sie in störender Weise vorhanden, das Resultat besteht dann in grotesken, schwächlichen oder absonderlichen Aufgabenlösungen.

Es sei ausdrücklich darauf hingewiesen, daß diese psychologische Charakterisierung des Hysteroids trotz der Ähnlichkeit der Verhaltungsweisen für die Zustände bei echter Hysterie nicht zutrifft. Gewiß haben wir bei der Simulation und bei der Hysterie mit störender Wirkung von nicht beseitigten Nebenzielen auf die Auswirkung des Hauptzieles zu tun. Aber psychologisch unterscheidet sich der Simulant und Schwindler vom Hysteroiden dadurch, daß die störenden Nebenziele von ihm bewußt gebildet, motiviert und gewählt sind. Beim Hysteriker, dessen Reaktionsweise — wenn auch nicht immer klar konstatiert — wunsch- oder irgendwie zweckgemäß verläuft, ist das störende Nebenziel ebenfalls gewählt (etwa in dem Sinne: „das darf ich nicht können" oder „ich bin ja krank, ich bin ja blödsinnig" usw.), während beim Hysteroid das Nebenziel nicht gewählt ist. Der Hysteroide „wünscht" das Nebenziel nicht, bringt es aber nicht weg; der Hysterische „wünscht" das Nebenziel. Der hysteroide Zustand nach Stirnhirnschädigung, bei dem Wunsch und Zweckhaftigkeit fehlen, ist unserer Ansicht nach überhaupt kein hysterischer Zustand, sondern ist eine besondere Form von Willensdefekt, dessen Eigenart in der primären Schwäche zur Beseitigung von (nicht-gewählten) konkurrierenden Nebenzielen und Durchsetzung des Hauptzieles besteht. Bei der Entwicklung des hysteroiden Zustandes mag freilich eine hysterische Disposition (vgl. die Fälle 27 und 28) begünstigend wirken. — Daß übrigens auch für die Hysterie von mehreren Autoren das Primäre im Bereiche des Willens gesucht wird (E. Kretschmer, O. Bumke u. a.) sei hier noch erwähnt. Es bedarf wohl kaum der Betonung, daß wir mit unserem Erklärungsversuch keine ausreichende psychologische Analyse der so komplizierten hysterischen Reaktionsweisen bezwecken.

γ) Bildung möglicher Ziele (Motivbereitschaft).

Je mehr sich die Betrachtung den höchsten Phasen des Motivationsvorganges nähert, um so schwieriger wird es, sich an Beobachtungen aus der Normalpsychologie anzuschließen. Unsere Arbeitshypothese über die verschiedenen Phasen der Motivation hatte uns dahin geführt, im Wahlakt und dem Entscheidungsakt nicht die Repräsentanten der gesamten Motivation einer Willenshandlung zu sehen, sondern die Wahl erst von dem Moment an zu rechnen, in dem die möglichen Ziele gebildet sind und die Wertungen mit ihnen vorgenommen werden. Wir sehen uns zu dieser Abscheidung veranlaßt, zunächst, weil bestimmte Krankheitsgruppen ihre eigentliche Defektzone im Bereiche dieser engeren Phase des Wählens und Entscheidens haben (Abulien und Hysteroide), nicht dagegen in den übergeordneten Phasen, und weil für andere Arten von Stirnhirnverletzungsfolgen (z. B. die psychopathieähnlichen Zustände) eine Erklärung durch den Ausfall im Gebiete des Wahl- und Entscheidungsaktes nicht genügend erscheint.

In der „Phase der Bildung möglicher Ziele" werden aus einem für das zukünftige Handeln zunächst verhältnismäßig undifferenzierten Situationszusammenhang bestimmte Inhalte als Antezipationen möglicher Verwirklichung hervorgehoben („das A, das B, das C könnte ich tun"). Diese Inhalte werden gewertet und werden dadurch als zu „verwirklichende Werte" (Lindworsky) zu Motiven. Das Resultat des dann aktiv herbeigeführten Zustandes sind die gewerteten möglichen Ziele, die je nach ihrem Wertgehalt von verschiedener „Valenz" in Bezug auf die folgende Wahl sind.

Unter den Motivationsgrundlagen intellektueller und emotioneller Art, deren Bedeutung für die besprochene Phase sehr groß ist, sind diejenigen hervorzuheben, die für die Motive besonders in Betracht kommen (die aber natürlich selbst keine Motive sind!). Das sind zunächst die Triebe und Leidenschaften, die bestimmten Inhalten (Objektivierungen) eine starke zielbildende Kraft verleihen können. Ferner kommen als Ursachen Wertungen hedonischer, ästhetischer, utilitarischer Art (Zwecke) in Betracht. Diese Momente stellen die früher besprochenen „subjektiven" Werte dar. Ihnen häufig entgegengesetzt stehen die „objektiven" Werte als Ausdruck logischer, ethischer, religiöser, sozialer Grundsätze („Normen") gegenüber, (Gegenspiel zwischen dem „Mögen" und dem „Sollen" der Ethik).

Beim Normalen tritt die wertungsmäßige Aufstellung möglicher Ziele um so mehr zurück, je eindeutiger zielgebend die Situation ist, aus der heraus die Willenshandlung vollzogen wird. So werden z. B. bei einer Tätigkeit im Berufe, aus einer sozialen Stellung heraus nur wenige mögliche Ziele herangezogen, im Gegensatz zu der Lage, in der man „nichts vorhat" und „nicht recht weiß, was man machen soll". Die Notwendigkeit der Heranziehung möglicher Ziele ist also um so ausgedehnter, je weniger Zielbestimmungen sich bereits aus der Situation ergeben, je mehr also das erlebende Ich in der Zielbestimmung und Handlung „auf sich selbst gestellt ist".

Die Rückführung der pathologischen Symptome auf die Grundlage der normalen Willenshandlung ergibt, daß tatsächlich gerade die motivative Vorbereitung des Wahlvorganges durch Bereitstellung von Zielmöglichkeiten bei manchen Stirnhirngeschädigten in spezifischer Weise getroffen ist. Betrachtet man die Verhaltungsweise des Schie., so haben seine Tätigkeiten sowohl in der freien Situation als auch unter der Untersuchungsaufgabe Merkmale, die auf Mängel in der Bestimmung von Zielmöglichkeiten hinweisen. Sein Auftreten, seine Exzesse und kriminellen Übertretungen, sein ganzes Benehmen gegenüber seiner Umgebung haben etwas Affektives, Triebartiges an sich. Sie sind sicherlich nicht Ergebnisse längerer „Überlegung", zeigen wenig „Planmäßigkeit", ihre Durchführung bricht bei jedem sich bietenden Widerstand ab. Der Affekt, der sich dabei zeigt, ist aber (wie schon bemerkt) rasch verraucht, nicht anhaltend. Die Art der Erfolge seiner Tätigkeiten richtet sich jeweils nach seinem gegenwärtigen Verlangen, seiner Neigung und seinem zufälligen affektiven Zustand. All das zeigt, daß hier nicht die Handlungen das Produkt ausgiebiger motivativer Vorbereitungen des Wahlaktes sind. Die besondere Verhaltungsweise des Schie. läßt darauf schließen, daß es sich nicht etwa um ein zu rasches Wählen innerhalb vieler bereitstehender Zielmöglichkeiten handelt, sondern daß auch in Fällen, in denen der Normale viele solche Möglichkeiten heranzuziehen hat (in verhältnismäßig schwierigen Situationen), dem Schie. nur wenige oder gar nur ein Motiv jeweils zur Setzung des möglichen Zieles zur Verfügung steht. Dadurch werden bei dem Kranken, da eine Konkurrenz möglicher Ziele in der Motivation nicht stattfindet, Wahl und Entscheidung bedeutungslos oder gar illusorisch. Dies gilt auch für seine Schwindeleien und Lügen, die zwar wohlüberlegt aussehen können, aber bei genauem Zusehen immer etwas Primitives und Einfältiges haben. Schie. ist keiner von denen, die ein übermäßig starker, durch „Überlegung" nicht einzudämmender Affekt oder Trieb an einer durchgreifenden motivativen Gestaltung des Handelns verhindert (wie beispielsweise bei Leidenschaftsverbrechern); dazu sind seine Affekte und Triebe zu wenig intensiv, zu unkonstant und flackernd. Wenn Wundt („Grundriß der Psychologie 1911, S. 223f.") die Triebhandlung „eindeutig motiviert" nennt, d. h. nur aus einem Motiv heraus entstehend (im Gegensatz zur Wahlhandlung, die mehrdeutig motiviert ist), so haben Schie.s Handlungsweisen den Charakter der Triebhaftigkeit deshalb, weil sie eben diese „Eindeutigkeit" oder „Wenigdeutigkeit" in bezug auf ihre motivative Entstehung haben, ohne daß deshalb wirklich nur durch verstärkte Triebe oder Affekte die Zielgebung vorbereitet ist. Die Motive selbst leiten sich von dem momentanen Stand der

Affekte, der Trieb- und Wunschlage ab, ohne daß (wie beim Normalen) andere auf subjektive und objektive Wertung sich gründende Motive korrigierend und hemmend herangeführt werden. Es besteht also bei Schie. eine Störung der motivativen Vorbereitung des Wahlaktes, ein Defekt in der „Phase der aktiven Bereitstellung möglicher Ziele".

Welche Bedeutung aber gerade die Vorbereitung der Wahl und die Durchführung eines Wahlaktes für die determinative Kraft des Zielinhaltes bei der Durchführung der Handlung hat, beweist auch die Art der inhaltlich richtigen Aufgabenlösungen bei dem Schie. Die Fahrigkeit, das Hudeln beim praktischen Arbeiten in der Werkstatt, die großen Streuungswerte in Reaktionsexperimenten, die Unstetigkeit der Übungsfortschritte in den Arbeitsversuchen können durch die Triebähnlichkeit der Motivierung bei dem Kranken erklärt werden, also durch seine Störung in den höchsten Funktionen der aktiven Motivationen. Daß natürlich auch die niedrige intellektuelle Höhe, die Labilität der Gemütslage und Affektivität und das von beiden Momenten abhängige geringe Ausmaß und die geringe Intensität von Wertungsdispositionen an dem krankhaften Bild nicht unbeteiligt sind, ist selbstverständlich. Aber sie allein genügen nicht, den Zustand restlos aufzuklären. Insbesondere ist das Verhalten in der wohl verstandenen und dann auch richtig ausgeführten Untersuchungsaufgabe (z. B. Reaktionsversuch) nicht durch intellektuelle und affektive Schwäche erklärbar, da in ihr weder von einer Unzulänglichkeit der intellektuellen Dispositionen für die spezielle Aufgabe noch von einer Abnormität der Affekte etwas zu bemerken war. Die Ursachen der Störungen bei Schie. liegen in den höheren Willensfunktionen, speziell in der motivativen Vorbereitung des Wahlaktes.

Auch bei Vö. ist die Verhaltungsweise in seinem absonderlichen, zum Teil kriminellen Handeln am leichtesten zu verstehen, wenn sie in einer Schwächung der Vorbereitung des Wahlaktes gesucht wird. Denn auch seine Handlungen haben etwas „Triebähnliches". Dies gilt sowohl für das unsinnige Verschleudern wertvoller Gegenstände wie für das sinnlose Davonlaufen. Die „eindeutige Motivierung" (Wundt) ist auf ein momentanes Gelüste, auf ein plötzlich auftretendes Freiheitsbedürfnis zurückzuführen, und das resultierende mögliche Ziel wird sofort realisiert, weil eine Korrektur und Hemmung durch konkurrierende Motive nicht erfolgt. Doch ist damit die Hauptstörung des Kranken noch nicht geklärt. Zwischen der Verhaltungsweise der Stirnhirnkranken vom Typus Schie. und denen vom Typus Vö. und Hö. (Fall 25) bestehen sehr wesentliche Unterschiede, die später erörtert werden.

Ib.s Verhalten läßt, wie schon aufgezeigt, auf eine Erschwerung der Durchsetzung von Zielen, nicht auf eine solche der Bildung möglicher Ziele schließen. Gewisse momentane Abwandlungen seines gewöhnlichen Verhaltens, z. B. gegenüber seinen Angehörigen (egozentrisches Wesen usw.), lassen sich durch seine Gefühlsstörung in seiner Wertungsschwäche, nicht aber durch eine spezifisch willentliche Zielsetzungsstörung erklären.

Ra. und Fre. haben bei aller Verlangsamung und Stumpfheit nichts bemerken lassen, was einen Defekt in der Bildung von Zielen innerhalb der Motivation erkennen lassen. Ihre Äußerungen und Leistungen sind, wenn wir nach den Erfolgen urteilen, nicht nach der Art, wie sie herbeigeführt werden, ganz innerhalb der Variationsreihe des Normalen. In der Zielsetzung ist bei diesen Kranken ebensowenig wie im Akt der Wahl und der Entscheidung über ein zu erreichendes Ziel eine Störung vorhanden.

Daß Kranke mit Störung der Motivbereitschaft dem Alkoholismus und Morphinismus, wie wir es oft gesehen haben, verfallen, ist aus ihrem Defekt heraus verständlich.

Die primäre Störung der Bildung von möglichen Zielen und damit der aktiv-motivativen Vorbereitung der Wahl (Störung der Motivbereitschaft) ist für die triebhaften und haltlosen Fälle unter den psychopathieähnlichen Stirnhirn-störungen charakteristisch.

d) Spontaneitätsfunktionen.

Im Gegensatz zu den Fällen wie Schie. und Lam. zeichnen sich Kranke vom Typus Vö. und Hö. dadurch aus, daß sie zwar „triebhaft", zum Teil gar nicht recht einfühlbar handeln, jedoch nur, wenn sie außerhalb einer Umgebung sind, die für sie eine Art „autoritativer Situation" (z. B. Familienkreis, Kranken-haus usw.) darstellt. Innerhalb des erwähnten Milieus zeigen sie in ihren Hand-lungsweisen nicht die Abweichungen, wie in „freier" Situation, sind hier viel-mehr übertrieben zugänglich, „automatenhaft".

Wir haben früher (S. 94f.) die „Spontaneitätsfunktionen" des Wollens von den „Aktivitätsfunktionen" abgeschieden und haben darunter die Funktionen zusammengefaßt, die sich in der Selbstbestimmung und Selbstsetzung der Ziele einerseits und in der „Bindung" dieser Selbstbestimmung durch die „Auf-gabe" (Auftrag, Befehl, Suggestion usw.) zeigen. Das Vorhandensein und die Art dieser Funktionen äußert sich, wie gesagt, in einem „Bewußtsein der Ver-antwortung" bzw. einer „persönlichen Stellungnahme zur Aufgabe".

Wenn wir unter diesem Gesichtspunkte das Verhalten unserer Kranken betrachten, so läßt sich bei Ra. wiederum nichts Abnormes feststellen. Sein spontanes Handeln, soweit es nicht durch die „Antriebsschwäche" beeinträchtigt ist, zeigt normale Äußerungsform. Die Übernahme der Aufgaben ist willig. Bei Aufgaben, die immer wieder mit neuen Impulsen eingeleitet werden, einer stets neuen determinativen Bereitschaft bedürfen (z. B. bei den Assoziations-reaktionen), wird Ra. ärgerlich, sukzessive mehr gehemmt und schweigt schließ-lich, eine „persönliche Stellungnahme", die dem Normalen entspricht, ·wenn ein Defekt, sozusagen eine „wunde Stelle", durch immer wiederkehrende Reize affiziert wird. Es ist also bei Ra. die Spontaneität von Willenshandlungen weder in den ungebundenen noch in den gebundenen Situationen qualitativ vom Nor-malen abweichend. Das gleiche gilt für Fre.

Auch Ib. motiviert in den verschiedenen Situationen nicht inadäquat. Er geht freilich bei spontaner Tätigkeit schwierigen Motivierungen aus dem Wege. Das entspricht aber seinem spezifischen Defekt, seiner Stimmungs- und Wer-tungsstörung. Daß er unwillig an die Aufgaben herangeht, ist aus seiner Gemüts-störung verständlich. Die indifferent gewerteten Aufgaben werden ihm qualvoll. Diese „persönliche Stellungnahme" zur Untersuchungsaufgabe ist seiner Gemüts-lage ganz adäquat.

Wie schon angedeutet, ist hier bei Vö. und Hö. ein spezifischer Schaden vor-handen. Die Kranken sind, wenn sie ungebunden handeln, d. h. keine fremden

Ziele zu übernehmen haben, triebhaft und folgen elementaren Neigungen. Wird Vö. über sein Davonlaufen ausgefragt, so steht er (vgl. die Fragereihe S. 98!) seinen Taten beziehungslos gegenüber, redet sich höchstens auf seine Krankheit hinaus, zeigt keine Spur von „Verantwortlichkeitsbewußtsein" für sein Handeln. Ähnlich ist es bei Hö. In den gebundenen Situationen sind diese Kranken fast ganz automatisch, lassen keine sichtliche „persönliche Stellungnahme" sehen, dulden alle Beeinflussungen, ja sogar Angriffe ohne Widerstand. Die Phänomene der „Bindung" und des „Zwanges" sind bei diesen Kranken durch keinerlei Situationen herbeizuführen. Wir möchten deshalb vom psychologischen Standpunkt aus diese Art von Verhaltungsweisen auf Defekte in den Spontaneitätsfunktionen der Willenstätigkeit zurückführen. Durch diese Defekte wird die Eigentümlichkeit der Verhaltungsweise und das Abstechen von andersartigen motivationsgestörten Kranken erklärbar.

Was die Störung der Spontaneität der Willenstätigkeit betrifft, so leiten die Defekte bei Vö. und Hö. auf die Willensstörungen über, die bei schizophrenieähnlichen Stirnhirngeschädigten gesehen werden. Auch bei diesen Fällen sind ja, wie klinisch bekannt, „automatische" Züge im Sinne der Befehlsautomatie öfters vorhanden, bei gleichzeitiger mangelhafter willentlicher Koordination der Handlungen in „freier" Situation.

Ebenso wie die befehlsautomatischen Erscheinungen können wohl auch der „Autismus" im Sinne von Bleuler mit seiner erhöhten Betonung des Eigenen in der Zielgebung sowie die Unzugänglichkeit, die Sperrung, der Negativismus der Schizophrenen vom empirisch-psychologischen Standpunkt aus auf Störungen der Spontaneität des Wollens zurückgeführt werden. Auch hier sind ja die subjektiven „Bindungen", die „persönlichen Stellungnahmen" zu suggestiven Einflüssen offenbar gestört. Auf diese Gesichtspunkte kann hier nicht weiter eingegangen werden. — Normalpsychologische Erscheinungen mit Betroffensein der Spontaneitätsfunktionen kann man vielleicht in der Hypnose, dem kindlichen Trotz oder Eigensinn usw. sehen.

Die Aufstellung der primären psychischen Schäden bei den von uns analysierten Fällen ergibt folgende Resultate:

1. Vö. hat seine primäre Störung im Bereiche der Spontaneität der Willenstätigkeit; die Hauptsymptome dieser Störungen sind demgemäß Unfähigkeit zu geordneter spontaner Tätigkeit, Automatismus in gebundenen Situationen (klinisch: schizoider Typus).

2. Bei Schie. besteht die Störung in der den Anforderungen der Situationen entsprechenden motivativen Setzung von möglichen Zielen. Bei ihm ist die Anlage der Motivation unvollkommen, er handelt „eindeutig motiviert", triebhaft (klinisch: psychopathischer, haltloser Typus).

3. Ib. hat seine Störung im Bereiche der Grundstimmung und den von ihr abhängigen Wertungsfunktionen. Seine Grundstimmung ist indifferent, seine Wertung gleichgültig. Dies prägt sich als Störung der emotiven Motivationsgrundlagen von Willenshandlungen besonders in der wertenden Zielsetzung und im Wahlakt aus. Ferner ist Mangel an emotiver Förderung und entsprechend Verlangsamung der Leistungen vorhanden. Gelegentliche depressive Verstimmung kann zu emotiver Hemmung führen. In der Motivation von Willenshandlungen ist der Wahlakt besonders geschwächt (klinisch: apathisch-abulischer Typus).

4. Ra. hat seine primäre Störung im Bereiche der „niederen Willensfunktionen", und zwar in der determinativen Bereitschaft zu Willenshandlungen (den „determinierenden Tendenzen", dem „wollenden Verhalten"). Demgemäß sind die Leistungen verlangsamt, werden Tätigkeiten mit Serienimpulsen nicht zu „Gesamtimpulsen" zusammengeschlossen, sondern isoliert (klinisch: akinetischer Typus).

5. Bei Fre. liegt die Störung nicht nur in der determinativen Bereitschaft, sondern in der Impulsgebung selbst. Die Auswirkung des Impulses in der Willenshandlung ist deshalb schwach und verlangsamt (klinisch: akinetischer Typus).

Weitere Typen psychischer Störungen der Stirnhirngeschädigten (z. B. Hypomanische, Hysteriforme usw.) sind in dieser Reihe nicht untersucht worden.

Bei allen untersuchten Fällen von Stirnhirnverletzung besteht also der psychische Defekt im Bereiche der Gemüts- und Tätigkeitsfunktionen der Leistung, und zwar bei den verschiedenen Formen in verschiedenen konstitutiven Funktionsanteilen; bei keinem ist durch den erworbenen organischen Schaden ein primärer Ausfall in den inhaltlich-gegenständlichen Leistungsfunktionen (Intellekt, Bewegung usw.) gesetzt worden.

Es kann noch darauf hingewiesen werden, daß ganz „reine" Fälle, d. h. solche, bei denen ausschließlich eine eng umschriebene Funktionsgruppe primär getroffen ist, wohl selten sind. Bei den meisten Kranken sind neben dem hauptsächlichen, das Krankheitsbild charakterisierenden primären Defekt einer Funktionsgruppe noch irgendwelche andere Funktionen primär (d. h. unabhängig von dem Hauptdefekt) gestört. So findet sich bei Vö. neben der wesentlichen Störung eine gewisse gemütliche Stumpfheit, bei Ib. Schwäche im Wählen usw. Die Mischung kann sehr deutlich sein, beispielsweise bei Euphorischen und Witzelsüchtigen, die gleichzeitig akinetisch sind (vgl. manche Formen von „manischem Stupor" Kraepelins!). Aber auch bei Mischung primärer Funktionsdefekte bleibt die Störung im Bereiche der gemütlichen und aktuellen Leistungssphäre.

IV. Theoretische Abgrenzungen.

a) Zur Sicherung unserer Ergebnisse sollen noch einige Fragen erörtert werden. Können nicht die Erscheinungen an unseren Akinetischen und Apathischen auf „Hemmungen" zurückgeführt werden und nicht auf Defekte, wie es von uns versucht worden ist?

Jede Funktion, die eine Leistung nach einer bestimmten Richtung herbeiführt, bedeutet eine „Hemmung" für andere Funktionen, die der Leistung eine andere Richtung geben. Defekt der einen Funktion kann durch „Enthemmung" einer anderen Funktion eine Leistungshemmung erzeugen (Beispiel: die Bewegungshemmung des spastisch Gelähmten). Hemmungen von dieser Form bei Stirnhirngeschädigten sind Defektsymptome.

Etwas anderes ist es aber, ob man die Verlangsamung und Erschwerung der Leistung nicht so sehr einem Defekt, als vielmehr einer produktiven, also aktiv gesetzten Hemmung [wie dies beispielsweise bei den Widerwilligen („Sperrungen") oder den psychogenen Kranken besteht] oder einer emotiven Hemmung (wie bei vielen Depressiven) zuzuschreiben haben. Dies können wir nun für die Fälle Ra. und Fre. ablehnen. Bei Ra. sehen wir trotz der Verlangsamung und Erschwerung der Leistung, daß er keineswegs emotiv gehemmt ist, daß er sich sogar gelegentlich freut, wenn er die Aufgabe lösen kann. Er ist bereitwillig bei der Entgegennahme der Aufgabe und bei ihrer Durchführung. Dies fördert aber seine Leistung keineswegs. Andererseits sind wirkliche emotive Hemmungen bei ihm zu sehen (z. B. im Assoziationsversuch). Sie fallen aber aus dem Rahmen der übrigen Reaktionsweisen des Kranken heraus. Auch bei Fre. ist von einer aktiven Hemmung nichts zu bemerken.

Die Zustände bei Ra. und Fre. sind demnach Defektzustände im Gebiete des aktuellen Leistungsanteils, nicht aber Hemmungen.

Bei Schie. und Vö. ist ein Einfluß von Hemmungen nicht vorhanden, vielmehr ist der Wegfall von Hemmungen gerade als Defektsymptom zu deuten. Allein in dem Verhalten Ib.s sind Hemmungen emotiver Natur (als sekundäre Symptome) zu beobachten, und zwar dann, wenn die Leistung in depressiver Verstimmung ausgeführt wird. Der Grundcharakter der Stimmungs- und Wertungslage des Kranken Ib. ist jedoch der Indifferentismus, die Apathie, deren Eigenschaft als Defekt schon früher besprochen worden ist.

b) Weiterhin muß die Auffassung der Erscheinungen bei Stirnhirnverletzten als Bewegungsstörungen höherer Ordnung, als Störungen des Psychomotoriums im Sinne Wernickes kurz besprochen werden. Kleist[1]) gibt folgende Definition: „Unter psychomotorischen Symptomen der Geisteskrankheiten versteht Wernicke Bewegungen — einschließlich sprachlicher Äußerungen —, welche von Kranken unabhängig von Überlegung und Willen ausgeführt werden ...“ Kleist bezieht nun gewisse Störungen wie die Akinese und Hyperkinese oder die „psychomotorische Apraxie“ (die zum Teil den bei uns gesehenen Bildern entsprechen) auf die Stirnhirnrinde bzw. den Stirnteil der fronto-cerebellaren Bahn und bringt die Erscheinungen mit den Störungen des „Bewußtseins der Körperlichkeit“, mit Stirnhirnataxie, Chorea in Zusammenhang. Gefühle und Aufmerksamkeit führt er zwar unter den Bedingungen für die Störungen an, jedoch sind sie seiner Ansicht nach nur mittelbar, nicht unmittelbar wirkend. Die Reduktion der psychischen Stirnhirnsymptome auf das „Psychomotorium“ hat Kleist auch in seinem letzten Referat (Würzburg 1918)[2]) bei Besprechung der Störungen nach Hirnverletzung vorgenommen. (In einem ähnlichen Sinne wie der Begriff des Psychomotoriums wird von manchen Autoren der der „Kinese“ gebraucht.)

Insoweit die Ansicht der Forscher, die die Lehre Wernickes von den Motilitätspsychosen und ihrer Rückführung auf Phänomene der Bewegung annehmen, in ihren psychologischen Grundanschauungen von den unseren abweichen, d. h. also insoweit sie Elementargruppen des inhaltlich-gegenständlichen, des gefühlsmäßigen und tätigkeitsmäßigen Leistungsanteiles oder wenigstens die Dreiteilung, Vorstellen, Gefühl und Wille, grundsätzlich ablehnen und sensualistischen und assoziationspsychologischen Grundannahmen zuneigen, ist eine Dis-

---

[1]) Kleist: Untersuchungen zur Kenntnis der psychomotorischen Bewegungsstörungen bei Geisteskranken 1908. S. 7. Zu der Frage vgl. weiterhin Kleist, Weitere Untersuchungen an Geisteskranken mit psychomotorischen Störungen. 1909.

[2]) Referat der Kriegstagung deutscher Psychiater, Würzburg 1918. Arch. f. Psychiatrie u. Nervenkrankh. 1918.

kussion mangels einer Vergleichsbasis nicht möglich. Uns erscheint aber eine Erklärung, z. B. von psychopathieähnlichen oder schizoiden Erscheinungsweisen ohne Heranziehung von höheren Gefühlen und Willensfunktionen allein auf dem Boden der Bewegungs- und Vorstellungsphänomene nicht ohne erheblichen Zwang durchführbar.

Gesetzt aber, es steht einer auf dem Boden der Annahme elementarer Gefühls- und Willens-(Tätigkeits-)Momente, wie sie von vielen Normalpsychologen vertreten wird, so ergeben sich vom psychologischen Standpunkte aus nicht unerhebliche Bedenken gegen die Auffassung der Phänomene als Bewegungsstörungen. Isserlin[1]) hat besonders auf die Schwierigkeit der Erklärung kataleptischer und anderer Erscheinungen, allein aus der Betrachtung des physischen Endeffektes, nämlich der Bewegung, vom psychologischen Standpunkt aus hingewiesen. Die Auffassung Kleists von den akinetischen und hyperkinetischen auf die Stirnhirnstörungen bezogenen Erscheinungen, bei denen willentliche und gefühlsmäßige Faktoren als verursachend abzulehnen seien, wird hauptsächlich auf das normale Vorhandensein von Aufmerksamkeit und Wollen bei den schwergestörten Kranken gestützt. Ein solcher Kranker ist z. B. unser Patient Ra. Er motiviert richtig, hat gute „Absicht", merkt auch gut auf. Bewegungs- und Vorstellungsdispositionen erweisen sich, soweit hier einschlägig, als nicht primär gestört (vgl. den Versuch am Dynamographen!). Nicht die Bewegungen (wozu das Psychomotorium laut Definition zu rechnen ist), sondern die den Bewegungen unmittelbar übergeordneten psychischen Funktionen, die wir hier als „determinative Bereitschaft" („determinierende Tendenzen" „wollendes Verhalten") bezeichnen, sind gestört. Diese einleitenden Funktionen gehören aber, wie auch normalpsychologische Untersuchungen gezeigt haben (z. B. von Ach), zu den Funktionen des Willens, während die erzeugten Bewegungen und ebenso Vorstellungen, Gedankengänge usw. als gegenständliches Moment von niederen Willensfunktionen abhängen, also sekundär gestört sind. Unseres Erachtens ist die Erklärung der Störungen der Stirnhirngeschädigten aus den Bewegungsfunktionen heraus (Psychomotorium, Kinese) eine Bezeichnung der Schäden nach dem sekundären (abgeleiteten), nicht nach dem primären Symptom.

c) Neuerdings haben verschiedene Autoren von „Antriebsschwäche" als Folge von Stirnhirnverletzung gesprochen (Kleist, Forster, Poppelreuter u. a.). Der Ausdruck „Antrieb" ist mehrdeutig. Kraepelin versteht unter „Antrieb" (s. a. früher!) eine Erhöhung der Willensspannung auf gewisse Einflüsse im Leistungsablauf hin (Ermüdungsantrieb, Schlußantrieb usw.). Von anderen wird „Antrieb" gleichbedeutend mit Impuls genommen. — Forster, der die Gefühle (vielleicht in Anlehnung an die Herbartsche Psychologie) als Vorstellungen faßt („Lustvorstellung", „Wutvorstellung" usw.), dürfte auch wohl im Antrieb etwas Vorstellungsmäßiges sehen. Aber sollten nicht andere Autoren, etwa Kleist, mit der Aufnahme des „Antriebes" in die Symptomatologie der Stirnhirngeschädigten eine Annäherung an die Auffassungen gewonnen haben, die die primäre Störung in den bewegungseinleitenden Funktionen, also in den dem Willensanteil entsprechenden psychischen Leistungsanteilen finden?

---

[1]) Isserlin, M.: Über die Beurteilung von Bewegungsstörungen bei Geisteskranken. Zeitschr. f. d. ges. Neurol. u. Psychiatrie Bd. 3, H. 5. 1910.

Eine Schwierigkeit bildet es bei Annahme der „Antriebsschwäche" als Bewegungserscheinung immer, die bei den Akinetischen verlangsamten Denkvorgänge aus den Störungen der Bewegungsimpulse herzuleiten. Forster meint: „... obwohl das Symptom des Mangels an Antrieb, das Primäre ist, bewirkt die Bewegungslosigkeit rückwirkend wieder, daß der Patient weniger denken und wahrnehmen kann, und daß dadurch die Neigung gesteigert wird, in der Bewegungslosigkeit zu verharren ..." Wenn man den „Antrieb" für die Bewegung reserviert und meint, daß die psychischen Vorgänge, bei denen von einer Bewegung nichts zu bemerken ist (Wahrnehmen, Denken usw.), oder bei denen sie wenigstens als nicht beachtenswerte Begleitbewegungen keine bestimmende Rolle spielen, kein „Antrieb" erforderlich sei, so hat diese Auffassung etwas Gezwungenes. Ist man dagegen der Ansicht, daß auch der Ablauf der Wahrnehmungs- und Denkleistung, um zustande zu kommen, eines „Antriebes" bedarf, so wird dadurch die primäre Störung des „Mangels an Antrieb" die Verlangsamung der Bewegung einerseits, des Wahrnehmens und Denkens andererseits aus dieser Störung unmittelbar verständlich. Freilich verliert der „Antrieb" dadurch seine spezifische Affinität zur Bewegung, er wird vielmehr zu einem psychischen Phänomen, das den Bewegungen sowohl wie den Wahrnehmungs- und Denkvorgängen, also allen Abläufen, die aus den von uns als „inhaltlich-gegenständliche Leistungsanteile" bezeichneten psychischen Momenten resultieren, in gleicher Weise zugeordnet ist. Der „Antrieb" gehört also nicht zu den Bewegungserscheinungen, sondern zu den aktuellen Leistungsfunktionen, speziell also den Funktionen der Aufmerksamkeit und des Willens.

d) Sollen nun Ausfälle im Bereiche der Funktionen des Gefühls und der Tätigkeit spezifisch für die Stirnhirngeschädigten sein, so mögen diese Störungen noch kurz verglichen werden mit anderen Störungen, die in ihren Äußerungen Ähnlichkeit haben, aber durch Schädigungen eines anderen Hirnteiles erzeugt sind, nämlich mit den Störungen bei Erkrankungen des striären Systems. Aus Beobachtungen der Folgezustände von Gehirnentzündungen und aus den Veröffentlichungen zahlreicher Krankheitsfälle [vgl. Stertz[1])] geht hervor, daß diese Kranken sowohl mit den Stirnhirngeschädigten als auch mit Fällen von endogener Dementia praecox äußerliche Ähnlichkeiten haben. Was die Stirnhirnsymptome betrifft, so sind deutliche Unterschiede vorhanden. Wir haben auf der Station öfter Gelegenheit gehabt, einen witzelnden Stirnhirngeschädigten, der lacht, oder einen depressiven Stirnhirnfall, der weint, mit einem Striatumkranken zu vergleichen, mit seinem Zwangslachen und Zwangsweinen. Der psychologische Unterschied ist dabei deutlich geworden. Beim Stirnhirngeschädigten ist die mimische Reaktion der adäquate (normale) Ausdruck einer inadäquaten (pathologischen) Gemütsverfassung, beim Striatumkranken das gleiche mimische Phänomen der inadäquate (pathologische) Ausdruck einer ihr gar nicht entsprechenden, zumeist zunächst adäquaten (normalen) Gefühlslage. Und ähnlich scheint es im Bereiche der Auswirkung von Willensfunktionen zu sein. Die Bewegungen des Stirnhirnakinetischen würden, wie wir gezeigt haben, rasch sein können, wenn sie einen einigermaßen starken „Anschub" erhielten. Beim Dystonischen ist dagegen der ganze Bewegungsapparat so verändert, daß hier

---

[1]) Stertz: Der extrapyramidale Symptomenkomplex und seine Bedeutung in der Neurologie. Abh. d. Neurol. u. Psychiatrie Bd. 11.

selbst ein starker, ganz normaler „Anschub" nur zu einer verlangsamten Auswirkung in der Bewegung führt. Es macht also den Eindruck, daß die Bewegungsstörungen der Striatumkranken, trotzdem sie in manchen Punkten denen der Stirnhirnakinetischen (und Schizophrenen) gleichen, doch „peripherer", im Bereiche der Auswirkung psychisch-aktueller Funktionen liegen, nicht, wie bei den Stirnhirngeschädigten, in dem psychisch übergeordneten Gemüts- und Tätigkeitsfunktionen selbst[1]). — Es soll hier natürlich keine endgültige theoretische Beurteilung der Folgezustände bei Erkrankung des Zwischenhirnes vorgenommen werden. Sie wäre erst nach genauer psychologischer Analyse solcher Kranker, die unserer Ansicht nach noch nicht in hinreichender Weise erfolgt ist, möglich. Andererseits bedürfen auch die Fälle, die nach Encephalitis Witzelsucht und Euphorie zeigen, wie sie vor kurzer Zeit von Kauders[2]) veröffentlicht worden sind, einer anatomischen Kontrolle.

Bemerkt soll noch werden, daß Kleist psychomotorische Störungen, speziell akinetische Zustände, auch bei Schädigung des Scheitellappens annimmt.

e) Es müssen endlich Störungen der Sprache betrachtet werden, die bei Stirnhirnbeschädigten beobachtet worden sind, und zwar speziell der Agrammatismus nach Stirnhirnverletzung. In unserem großen Material ist kein einschlägiger Fall zur Beobachtung gekommen. Ein ausführlich beschriebener Fall von E. Forster („Agrammatismus, erschwerte Satzfindung und Mangel an Antrieb nach Stirnhirnverletzung", Monatsschr. f. Psychiatrie und Neurol. Bd. 46, Heft 1, 1919) gibt Gelegenheit zur Besprechung. Forster führt den Agrammatismus auf eine Verletzung des linken Stirnhirns in der Gegend der 2. und 3. Windung, und zwar ohne Betroffensein des Brocaschen Feldes, zurück, da der Fall keine Zeichen motorischer (und auch keine sensorischer) Aphasie gezeigt hat. Er hält den Agrammatismus für eine Störung der Satzfindung, die einer gestörten Wortfindung in Parallele zu setzen ist (also in unserem Sinne für eine „inhaltlich-gegenständliche" Störung).

Wir können in diesem Zusammenhang nicht genauer auf die Theorie der Aphasie und des Agrammatismus eingehen. Es sei nur festgestellt, daß der Agrammatismus, wie schon früher (wenn auch weniger bestimmt) von A. Pick, zuletzt von M. Isserlin[3]), auf ein anderes psychologisches Prinzip zurückgeführt worden ist. Isserlin spricht vom Telegrammstil. Er sagt: „Der Telegrammstil-Agrammatismus ist ... eine aus der Sprachnot entsprungene Einstellungserscheinung. Er ist in erster Linie dem Motorisch-Aphasischen eigen, weil bei diesem die Herrschaft über die Elemente des grammatischen Ausdruckes besonders beeinträchtigt ist, andererseits die Bedingungen für das Gelingen einer primitiven, das „Skelett" des Mitzuteilenden korrekt herausarbeitenden Sprache in besonderem Maße erfüllt sind."

---

[1]) Vgl. Schuster, P.: Zeitschr. f. d. ges. Neurol. u. Psychiatrie Bd. 77. 1922.

[2]) Kauders: Über moriaartige Zustandsbilder und Defektzustände als Spätfolge von Encephalitis epidemica. Zeitschr. f. d. ges. Neurol. u. Psychiatrie Bd. 74. 1922.

[3]) Isserlin, M.: Über Agrammatismus. Zeitschr. f. d. ges. Neurol. u. Psychiatrie Bd. 75, 1922.

Der Begriff der „Sprachnot" enthält zwei wichtige funktionelle Komponenten: den Ablauf und die Entäußerung der Sprachdispositionen und die zum Gelingen dieses Ablaufes notwendigen „Einstellungen", also aktuellen Funktionen. Der Normale, bei dem keine „Sprachnot" besteht, braucht zur Formulierung einfacher Sätze nur geringen Aufwand aktueller Funktionen und ist imstande, bei schwierigen grammatischen Anforderungen einen entsprechend stärkeren Impuls, eine höhere Anspannung einzuschalten. Die „Sprachnot" des Motorisch-Aphatischen entsteht dadurch, daß dieser Kranke infolge seiner Sprachschwierigkeit zur korrekten Ausführung auch einfacher grammatischer Gebilde der Aktivierung erhöhter Einstellungsfunktionen gegenüber dem Normalen bedarf, also jeweils stärkere Impulse und Spannungen auch bei den Gelegenheiten, die beim Normalen automatisch verlaufen. Verfügt der Aphatische über die der Schwere des (inhaltlichen) Sprachschadens entsprechenden aktuellen Fähigkeiten, so kann er, wie Isserlin gezeigt hat, richtig grammatisch sprechen. Der gleiche Kranke wird aber, wenn er sich z. B. Kameraden gegenüber freier gibt, also sich nicht zu erhöhter Anspannung veranlaßt sieht, agrammatisch sprechen. (Auf die Unterschiede zwischen grammatischem Sprechen und Schreiben braucht hier nicht eingegangen zu werden.)

Das Verhältnis zwischen Sprachbereitschaft und Einstellung kann aber auch an einer anderen Stelle gestört sein, nämlich im Bereiche der Einstellung, also des aktuellen Anteiles der Sprachleistung. Auch dann entsteht eine „Sprachnot". Es läßt sich denken, daß ein stark akinetischer Kranker mit intakten (inhaltlichen) Sprachfunktionen die Impulse und Spannungen nicht aufbringt, die dem Normalen (und auch dem reinen Aphatischen) zur Verfügung steht. Dies würde dann insbesondere bei schwierigeren Satzkonstruktionen auch bei nicht krankhafter veränderter Sprech- und Satzbildungsfähigkeit zum Versagen führen müssen.

Forsters Fall hat tatsächlich eine schwere akinetische Störung. Er gibt selbst an, daß er gleich nach seiner Verwundung „viel zu faul zum Sprechen gewesen sei" (S. 9), und der Autor läßt es selbst unentschieden, ob „das Nichtsprechen zu Beginn der Erkrankung nur auf den Mangel an Antrieb oder auch auf eine Unerweckbarkeit der Satzfolgen infolge der erschwerten Satzfindung beruht..." In Anlehnung an die besprochene Theorie des Agrammatismus als auf „Sprachnot" beruhend, erscheint es zwangloser, die agrammatische Störung des Kranken nicht auf ein neues Prinzip, nämlich eine „Satzfindungsstörung" zurückzuführen, sondern auf die schwere Störung der Impulsgebung des Kranken. Nach dieser Auffassung ist also auch die a g r a m m a t i s c h e S p r a c h s t ö r u n g dieses Stirnhirnverletzten nicht in einer primären Störung des i n h a l t l i c h - g e g e n s t ä n d l i c h e n Leistungsanteiles (S p r a c h dispositionen), sondern im aktuellen Anteil der S p r a c h l e i s t u n g gelegen (Impuls, Willensspannung).

Auch andersartige Störungen im Bereiche des Sprechens sind bei Stirnhirngestörten beobachtet worden. Es sind dies Neigungen zu absonderlichen, skurrilen, manchmal ganz unverständlichen Redeweisen in Sätzen und Einzelausdrücken (Schizophasien). Auch diese Störungen liegen unserer Auffassung nach nicht im Bereiche des Sprechens und Denkens, sondern in den emotionalen (wertenden) und aktuellen Sprachanteilen.

V. Allgemeine Ergebnisse.

1. Intellekt.

Die Feststellung der Störung nach Stirnhirnschaden im Bereiche der gefühls- und tätigkeitsmäßigen Funktionen berechtigt nicht zu der Annahme, daß der Intellekt nach Leistung und Entwicklung davon unberührt bleiben müsse. Gewiß werden wir sagen müssen, daß der Intellekt und die ihn umfassenden Dispositionen des Wahrnehmens, des Gedächtnisses, des Denkens, der Bewegungs- und Handlungsabläufe nicht spezifisch gestört sind. Ihre Entäußerung wird aber häufig genug, beispielsweise durch die Wertungsstörung, die Aktschwäche usw. der Stirnhirnkranken, in ganz charakteristischer Weise geschädigt. Es kann einer ein Gedächtniskünstler, ein anderer ein Genie an Denkeinfällen sein; wenn er nicht die gemütliche Haltung, die wertende Stellungnahme und Regulation hat, wenn er nicht den richtigen Antrieb besitzt, sich nicht entsprechend anspannen kann oder seine Spannung der Schwierigkeit oder leichteren Anforderung anzupassen versteht, so nützt ihm die beste intellektuelle Veranlagung nichts — die Leistung seines Intellektes kann ebenso fruchtlos sein, wie die des spezifisch Intellektschwachen. — Man wird also nicht von einer spezifischen Intellektschwäche der Stirnhirnkranken sprechen können (vgl. L. Welt).

Von großer Bedeutung sind nichtsdestoweniger die bei Stirnhirngeschädigten gestörten emotionalen und aktuellen Funktionen für die Entwicklung der intellektuellen Grundlagen. Es ist bekannt, daß hochmechanisierte Leistungen wie das Schreiben, das Einmaleins, das Vaterunser usw., die sich dadurch auszeichnen, daß sie ohne besondere Anspannung, ohne starken Antrieb fast „von selbst" ablaufen, nicht immer auf gleicher Stufe der geringen Schwierigkeit gestanden sind. Auch sie haben bei jedem Menschen in den ersten Anfängen ihrer Übung einmal großer Aufmerksamkeit und Spannung, großer Mühewaltung bedurft, bis die ersten Spuren sich festgelegt hatten und allmählich die hohe Mechanisierung erreicht war. Tatsächlich ergeben die Untersuchungen an unseren Kranken, daß mechanisierte Reihen, wie Zahlen, Einmaleins usw., ganz gut abgeleistet werden, und daß sich Störungen erst dann bemerkbar machen, wenn eine, vielleicht noch so geringe Anforderung an Aufmerksamkeit, Willensspannung usw. an den Prüfling herantrat. Derartige Erscheinungen konnten wir an Ra. und ähnlichen Kranken sehen. Auch in der Literatur wird dieser Unterschied erwähnt (vgl. den Fall von Br. Müller).

Hat man also eine frühzeitig erworbene schwere Akinese oder Moria vor sich, so ist selbst bei normaler gedächtnismäßiger Anlage es nicht gut möglich, daß der Kranke eine entsprechende Höhe von Gedächtnisdispositionen und mechanisierten Leistungen sich erwerben kann. Da aber ein großer Schatz von Dispositionen und Mechanismen die Grundlage für jede „höhere" Intellektleistung ist, so müssen solche Kranke in ihrer intellektuellen Betätigung im späteren Alter schwer gestört sein. Trotzdem wird es aber notwendig sein, diese Formen intellektueller Minderbegabung zu unterscheiden von anderen Formen, bei denen die Minderleistung durch spezifische Störungen des Einprägens und Setzung von Gedächtnisdispositionen verursacht ist. Die Unterscheidung ist für die Heilpädagogik wichtig.

Was als „Intelligenz" in der Literatur erscheint, ist begrifflich nicht genügend festgelegt[1]). Die früheren „Intelligenzprüfungen" waren ja häufig genug Kenntnisprüfungen. In der psychologischen Literatur der neueren Zeit macht sich immer mehr die Bestrebung bemerkbar, unter Intelligenz die Fähigkeit zum produktiven Denken, zur Lösung neuartiger Aufgaben (W. Stern u. a.) zu verstehen und das Gedächtnismäßige aus der Begriffsbestimmung auszuschalten. Wenn der Intelligenzbegriff in der empirischen Psychologie überhaupt etwas bedeuten soll, so ist unserer Ansicht nach die Merkmalsbestimmung nach den Denkdispositionen notwendig. Freilich muß man bei jeder „Intelligenzprüfung" den reproduktiven Anteil vom produktiven für jedes Individuum bei jeder Aufgabe einzeln kennen und herauslösen. Erst dann kann eine eigentliche Graduierung erfolgen.

Tun wir das an unseren Stirnhirnkranken, so lassen sich bei genauerer Analyse Störungen der „Intelligenz" in dem so umrissenen Sinne nicht feststellen, wie stark auch manchmal die Einschränkung der geistigen Leistungen erscheint.

Von dem im allgemeinen unscharf gebrauchten Begriffe Intelligenz wird als Gegenteilsbezeichnung von vielen der Begriff der „Demenz" gefaßt. Auch dieser Begriff hat eine Veränderung erfahren. Hat man doch früher die Taubstummen unter die Dementen einbegriffen. In letzter Zeit ist von französischer Seite (Pierre - Marie) die Aphasie als Ausdruck einer Demenz gefaßt. Bei Kenntnisverlusten hat man nicht selten von Demenz gesprochen. Unserer Ansicht nach sollte man vom psychologischen Standpunkt aus von Demenz nur dann reden, wenn es sich um Schwächung der Fähigkeit zum produktiven Denken handelt. Bei Störung der zum Denken notwendigen reproduktiven Funktionen darf eine Demenz nicht konstatiert werden. Noch weniger darf dies aber geschehen, wenn die Herabsetzung des Denkerfolges auf die aktuellen und emotionalen Leistungsfunktionen zurückgeführt werden muß. Und dies ist gerade bei den von uns untersuchten Stirnhirnverletzten der Fall.

Inwieweit echte „traumatische Demenzen" ohne aktuelle und emotionale Störungen oder unabhängig von ihnen ausschließlich durch Schwächung der Denkdispositionen bei Stirnhirnstörungen vorkommen, bedarf erst noch eingehender psychologischer Prüfung.

Jedenfalls können wir sagen, daß eine Demenz („Intelligenzschwäche") in dem oben abgegrenzten Sinne als spezifisches, durch Stirnhirnschaden lokal bedingtes Symptom, bei den von uns genauer untersuchten Fällen trotz der schweren Schädigung der intellektuellen Leistungen nicht entstanden ist. Auch bei den Fällen in der Kasuistik, die nicht genauer psychologisch aufgeschlossen worden sind, ist kein Fall von einwandfreier Demenz nach Stirnhirnschädigung

---

[1]) B. Pfeifer (Die Bedeutung psychologischer Leistungs- und Arbeitsprüfungen für die Topik der Großhirnrinde. XII. Jahresvers. Ges. dtsch. Nervenärzte, Halle 1922, Ref. Zeitschr. f. d. ges. Neurol. u. Psychiatrie XXX, H. 7, S. 360 f.) berichtet von seinen Fällen: „Die Stirnhirnverletzten zeigen bei weitem die stärkste Leistungseinbuße unter allen Hirnverletzten auf intellektuellem Gebiete sowohl bezüglich des Denkablaufs als auch bezüglich des logischen Denkens, der Kritikfähigkeit und des kombinatorischen Urteils . . ." Dieses Ergebnis stimmt nicht mit unserer Statistik überein, wahrscheinlich wegen schwererer Schädigung der von dem Autor herangezogenen Fälle. Daß Herabsetzung der „Denkleistung" nicht ohne weiteres Störung der „Denkfunktionen" bedeutet, geht aus unseren Analysen hervor.

ohne stark hervortretenden Schaden in der Gemüt-Willens-Sphäre, ohne Epilepsie oder sonstiges „prozeßmäßiges" Anzeichen festgestellt worden[1]).

2. Temperament, Charakter, Persönlichkeit.

In der Literatur ist gelegentlich von „Charakterveränderungen" bei Stirnhirnschädigung die Rede. Es soll deshalb kurz davon gesprochen werden, wie weit hier vom psychologischen Standpunkte aus (vgl. auch den klinischen Teil!) etwas zu sagen ist. Wir halten uns dabei an die Theorien, die aus rein empirischen Betrachtungsweisen, nicht aus intuitiven entstanden sind und erstreben in keiner Weise Vollständigkeit.

Die Begriffe „Temperament" und „Charakter" sind ebensowenig wie der der Intelligenz nach psychischen Merkmalen hinreichend bestimmt. — Noch immer werden die vier „klassischen" Temperamente des Hippokrates in der psychologischen Literatur angeführt. Kant unterscheidet zwischen „Temperamenten des Gefühls" und „Temperamenten der Aktivität". Heymans sieht bestimmte Glieder des Temperamentes in der Emotionalität, der Aktivität und in noch nicht genau festgelegten „Sekundärfunktionen" (Gross). — Nach N. Ach macht die besondere Art eines bestimmten Temperamentes das Gefühl und die Eigenart der „determinierenden Einstellung" aus. Allen diesen neueren Theorien ist gemeinsam, daß sie für das individuelle Temperament die Gefühlshaltung und die Aktivität für bestimmend halten. Unserer Ansicht nach scheint das, was man gewöhnlich als Temperament bezeichnet, im wesentlichen aus der Emotionalität und ihrer aktuellen Entäußerung zu bestehen.

Im Gegensatz dazu erscheint der Begriff „Charakter" eines Menschen im allgemeinen Sprachgebrauch mehr auf die Manifestierung seiner Dispositionen in den ethischen, sozialen, religiösen Lagen des Lebens zu gehen. Somit scheint es vom psychologischen Standpunkt aus zweckmäßig für die individuelle Art des Charakters mehr die besondere Ausgestaltung der Dispositionen zu „höheren Willensfunktionen", also zur Motivation, sowie die Eigenart der Spontaneität des Wollens als bestimmend zu betrachten. — Damit können natürlich keine genauen psychologischen Festlegungen dieses schwierigen und nach den heutigen Kenntnissen keineswegs durchsichtigen Gegenstandes gegeben werden. Sowohl für das Temperament wie für den Charakter sind die dispositiven Eigenschaften der „inhaltlich-gegenständlichen Funktionen" von Bedeutung, ebenso wie ja auch

---

[1]) K. Goldstein (Die Topik der Großhirnrinde. Ref. XII. Jahresvers. Ges. dtsch. Nervenärzte Halle, Zeitschr. f. d. ges. Neurol. u. Psychiatrie Bd. XXX, S. 351) charakterisiert die psychischen Störungen bei Läsionen des Stirnhirns als „Versagen der Fähigkeit, das Wesentliche eines Erlebnisses zu erfassen". (Diese Fähigkeit gehört psychologisch zu den Denkdispositionen!) „Aus dieser psychischen Störung resultieren Unaufmerksamkeit, Interesselosigkeit, Störung der Merkfähigkeit, Symptome, die in das Gebiet der agnostischen und apraktischen Störung gehören, und schließlich eine Akinese." — Auch wir haben Störungen des „Erfassens des Wesentlichen" erlebter Dinge und Situationen bei Stirnhirnverletzten gesehen, sind aber der Ansicht, daß diese Störungen dadurch erzeugt sind, daß Schwäche von Impuls und Willensspannung das „Durchdenken" und „Zuendedenken" nicht ermöglichen. Wir können nicht glauben, daß ein Heilpädagoge durch Übungen im „Erfassen des Wesentlichen" (logische Übungen) einer Akinese, einer psychopathieähnlichen Störung usw. helfen kann. Wohl aber wird er einem Stirnhirndefekten mit Störung des „Erfassens des Wesentlichen" durch Hebung der Aufmerksamkeits- und Willensspannung beistehen können.

das Temperament bei Betrachtung des Charakters eines Menschen nicht außer acht gelassen werden kann.

Wohl aber werden wir am pathologischen Fall wie früher für den Begriff der „Intelligenz" auch für den Begriff des Temperamentes und des Charakters bezeichnende psychische Merkmale herausholen können.

In diesem Sinne scheint es möglich, bei den Stirnhirnkranken von „Änderungen des Temperamentes" und „Änderungen des Charakters" durch die Hirnschädigung zu sprechen. „Temperamentsveränderung" findet sich dann vor allem bei den Euphorischen, den Depressiven, den Wertungsschwachen (Witzelsüchtigen, Interesselosen usw.), den Akinetischen. „Charakterveränderungen" im psychopathologischen Sinne wären dann die psychopathieähnlichen und schizophrenieähnlichen Fälle unter den Stirnhirnkranken. Jedenfalls trifft aber der Begriff der „Charakterveränderung", wie er von Leonore Welt aufgestellt ist, nicht sämtliche Erscheinungen der Stirnhirnpathologie.

Veränderungen der subjektiven Persönlichkeit, des komplexen „Ich", wie dies bei Deliranten, bei den epileptischen und hysterischen Dämmerzuständen usw. gesehen wird, sind als Folgen von Stirnhirnschädigung nicht beobachtet. Was objektiv als „Persönlichkeit" in der schönen Literatur und der Philosophie gelegentlich erscheint, ist psychologisch so wenig klar, daß hier nicht davon gesprochen werden kann.

3. Soziale Einordnung, Arbeits- und Erwerbsfähigkeit.

Die Einordnung des einzelnen im sozialen Leben hängt von den emotionalen und aktuellen Faktoren der psychischen Persönlichkeit ab. Viel mehr als der Schwachsinnige hat der Gemüts- und Willensgestörte Schwierigkeiten sich den Anforderungen des gesellschaftlichen Lebens anzugleichen. Am wenigsten geraten unter den Stirnhirngeschädigten diejenigen über die von der Gesellschaft gezogenen Grenzen, die mit Strebungs- und Wertungsdefekten behaftet sind. Sie kommen vielleicht innerhalb ihres Familienkreises in Konflikt, werden aber gewöhnlich nicht kriminell. In höherem Maße ist dies bei den Kranken mit Enthemmung von Trieben, insbesondere des Geschlechtstriebes, der Fall, selbstverständlich aber hauptsächlich bei den Patienten mit Störungen der Motivation und der Spontaneität. Diese stellen die Hauptzahl unter den forensisch gewordenen Stirnhirngeschädigten dar.

Sehr wesentlich sind die Ausfälle nach Stirnhirnverletzung für das Fortkommen der Betroffenen im Rahmen des sozialen Lebens. Daß die schweren, mit ausgesprochenen Ausfällen behafteten Kranken in dieser Beziehung hart getroffen sind, dürfte aus unseren Ausführungen klar hervorgehen. Schwieriger ist ein allgemeines Urteil darüber, wieviele unter den Unauffälligen, vielleicht intellektuell ganz gut funktionierenden Kranken sind, bei denen einfach aus den Störungen der wertenden Einstellung, der Impulsgebung, der Anpassung an auftretende Schwierigkeiten usw. erhebliche Beeinträchtigungen der Konkurrenzfähigkeit im sozialen Leben sich ergeben. Es sei jedoch hier nur an die Charakterisierung der verhältnismäßig leichten akinetischen Kranken erinnert. Solche Fälle brauchen bei der Untersuchung keine wesentlichen Ausfälle zu zeigen und werden ohne Beobachtung der Leistung im Erwerbsleben vielleicht als „ausgeheilt" oder als „negativ" bezeichnet. Es geht aber aus unseren Untersuchungen hervor, daß nicht etwa der allgemeine Eindruck, die einfühlende psychologische Betrachtung, eine Entscheidung über die Arbeitsfähigkeit abgeben kann, sondern nur eine genaue Untersuchung und Erforschung der Lebensumstände solcher Kranker. Daß solche Defekte bei der Begutachtung und der Rentenversorgung mindestens so schwer ins Gewicht zu fallen haben als etwa offensichtliche Störungen der Bewegungs- und Empfindungssphäre, ist ganz selbstverständlich. — Ebenso sind es gerade die Störungen der Spontaneitätsfunktionen, die ja die Grundlage für die Übernahme fremden Willens, von „Autorität" und Unterordnung, von Suggestion und Selbstdurchsetzung usw. darstellen, von großer Bedeutung für den sozialpsychischen Rahmen der betroffenen Kranken.

Nicht unbeachtet darf die Berufsfürsorge und die heilpädagogische Behandlungsfähigkeit solcher Kranker bleiben. Durch diese Bestrebungen soll ja bei Defektgeheilten, nichtprogredienten Hirnverletzten und Schwachsinnigen durch Anpassung an die Berufsanforderung und durch kompensatorische Steigerung gesunder Funktionen an Stelle der verlorengegangenen Funktionen ein bestimmtes Maß von Arbeitsfähigkeit erzielt werden. Haben nun Berufsfürsorge und Heilpädagogik bei Störungen der „inhaltlich-gegenständlichen" Leistungsanteile sehr gute Erfolge zu verzeichnen, so sind gerade die Störungen der emotionalen und aktuellen Funktionen einer Beeinflussung durch den Berufsberater, den Lehrer und den Werkmeister am schwersten zu unterwerfen. Wir müssen diese Erfahrungen, die für gewisse Formen von angeborener Psychopathie längst feststehen, in analoger Weise an den Stirnhirngeschädigten wieder machen. An ihnen pflegt sich häufig genug die schulische und berufliche Fürsorge ergebnislos zu erschöpfen. Es ist dies vom psychologischen Standpunkte aus verständlich, da diejenigen Funktionen, deren Intaktheit die Suggestion, den Arbeitswillen, den Fleiß und Eifer beim Lernen und Schaffen ausmacht, bei diesen Kranken, wie früher dargelegt, in ganz spezifischer Weise defekt erscheinen. Daß die besprochenen Defekte also schwer zu werten sind, auch wenn sie nicht sofort ins Auge fallen, dürfte bei genauerer Einsicht in die Verhältnisse klar sein.

VI. Zusammenfassung aus dem psychologischen Abschnitt.

1. Die verschiedenen Formen der Stirnhirngeschädigten haben gemeinsam, daß bei ihnen die Störungen der psychischen Leistungen im Bereiche der gefühlsmäßigen (emotionalen) und der tätigkeitsmäßigen (aktuellen) Leistungsanteile liegen, nicht aber, wie bei den Schädigungen rückwärts gelegener Großhirnteile, im Bereiche der inhaltlich-gegenständlichen Leistungsanteile. Die Störungen der „inhaltlich-gegenständlichen Funktionen" (Wahrnehmung, Gedächtnis, Denken, Bewegung usw.), die sich bei den reinen Formen von Stirnhirnschädigungen finden, sind bei den untersuchten Fällen nicht primär, sondern sekundär bedingt durch die emotionalen oder aktuellen Ausfälle.

2. Störungen des Gefühlsanteiles bei Stirnhirngeschädigten:

a) Störungen im Bereiche der Grundstimmung: heitere, depressive, zirkuläre und apathische Verstimmungen.

b) Störungen im Bereiche der Affekte: Erregbare, zu traurigen und ängstlichen Ausbrüchen Neigende, in verringerter Weise affektiv Ansprechbare.

c) Störungen der Wertungsfunktionen (Wertungsschwächen): z. B. Störung der Ernstwertung (Witzelsucht), Störungen des Interesses, des Taktes usw. Störungen der Wertungen für alltägliche, für ästhetische, ethische, religiöse Sachverhalte.

d) Enthemmungen oder Reduktionen von (primär nicht gestörten) Triebäußerungen: Polyphagie, sexueller Erethismus usw.

3. Störungen der aktuellen Anteile:

I. Störungen der aktiven Aufmerksamkeitseinstellung: Konzentrationsstörungen, krankhafte Ablenkung usw.

II. Störungen im Bereiche des Willenslebens.

a) Schwäche im Bereiche der „niederen Willensfunktionen" („Antriebsschwäche").

> *Störungen der „Willensspannung" bei Durchführen der Willenshandlung*
> *Störungen der Impulsgebung zur Einleitung der Willenshandlung*
> *Störungen der determinativen Bereitschaft (der „determinierenden Tendenzen", des „wollenden Verhaltens") bei normaler Impulsgebung*

„Akinesien".

b) Schwäche im Bereiche der „höheren (aktiven) Willensfunktionen" (Motivationsstörungen):

> *Störungen im Entscheidungsakt (Störungen der Beseitigung von Nebenmotiven): hysteriforme Zustände.*
> *Störungen im Wahlakt: abulische Formen.*
> *Störungen im Bereiche der Funktionen der Aufstellung von möglichen Zielen (der „Motivbereitschaft"): triebhafte, haltlose Formen, Hudler und Schlamper, psychopathieähnliche Zustände.*

c) Störungen im Bereiche der Spontaneitätsfunktionen (Selbsttätigkeit, Übernahme von Aufgaben und Befehlen, Suggeribilität, „willentliche Bindungen"): schizoide Zustände, befehlsautomatische Reaktionsformen, Störungen der „Selbstbestimmung".

Die Art der an unserem Material gefundenen Störungen erlaubt es nicht, von eigentlichen „Intelligenzstörungen" bei Stirnhirngeschädigten zu sprechen.

4. Je nach dem Betroffensein der Gefühls- und Affektstörung einerseits oder der niederen oder höheren Willensfunktionen andererseits wird man bei Stirnhirngeschädigten von „Temperaments-" oder „Charakterveränderung" durch die Hirnschädigung sprechen können.

5. Was bei schweren Fällen als Defekt erscheint, tritt bei leichteren Fällen als einfache Temperaments- oder Charaktereigentümlichkeit in Erscheinung. Eine Änderung kann sich innerhalb der Variationsbreite des Normalen vollziehen. Daher ist ein Urteil über das Vorhandensein oder Fehlen von psychischen Veränderungen nach Stirnhirnschädigung bei anscheinend „normalen" oder „negativen" Fällen ohne Kenntnis der prämorbiden Persönlichkeit nicht mit Exaktheit zu fällen.

6. Die Störungen sind nur in seltenen Fällen ganz isoliert auf eine Funktionsgruppe beschränkt. Es sind vielmehr häufig neben dem Hauptdefekt noch primäre Nebendefekte, allerdings, soweit es unser Material betrifft, nur im Bereiche der emotionalen und aktuellen Funktionen, vorhanden.

Vierter Abschnitt.

Zur Theorie der Stirnhirnfunktionen.

Bei der psychologischen Analyse der Stirnhirngeschädigten wurde die Aufgabe in Angriff genommen, die bei Stirngeschädigten vorkommenden psychischen Ausfälle nach ihrer psychologischen Gesetzmäßigkeit zu studieren. Die Aufstellung der Resultate war nur von psychologischen Gedankengängen geleitet. Es wurde vermieden, irgendeine im Physiologischen gelegene Gesetzmäßigkeit zur Erklärung heranzuziehen. Die „Zuordnung" des untersuchten psychischen Faktors zum organischen Hirngeschehen war nur dadurch aufrechterhalten, daß die Störungen eben an Kranken mit einer Schädigung der vordersten Hirnteile betrachtet werden.

Um aber die Ergebnisse, die an den Kranken gefunden worden sind, so verwerten zu können, daß sie mit allgemein geltenden biologischen Gesetzmäßigkeiten in Einklang gebracht werden können, muß auch der andere Teil der Zuordnung, nämlich der physische, einer Betrachtung unterzogen werden und mit ihm die Art und Möglichkeit der Zuordnung selbst. Dies mag an der Hand einer kurzen Darstellung der geschichtlichen Entwicklung des Problems und andersartiger Erfahrungen an Mensch und Tier geschehen, soweit sie in der Literatur niedergelegt sind. Eine Vergleichung der erwähnten Theorien mit unseren Ergebnissen und die Aufstellung daraus sich ergebender Fragen für die weiteren Forschungen soll unsere Betrachtungen beschließen.

a) Wollte man von der vulgären Auffassung ausgehen, so müßte man Stirne und Denken in enge Verknüpfung bringen. Der Nachdenkende faßt sich an die Stirn, fühlt ein Spannen in der Stirngegend. Der Volksmund verleiht dem Denker eine hohe Stirne. — Einer solchen Betrachtungsweise fehlt jede empirische Grundlage, und die Erfahrungswissenschaft wird aus ihr keinen Nutzen zu erwarten haben.

Der erste, der die Basis für eine Zuordnung von psychischen Funktionen und Gehirn schaffte, war bekanntlich J. F. Gall. In einer Darstellung seiner Lehre[1]) findet sich der Satz: „Auch ist das Gehirn nicht Allgemeinsorgan aller Seelenkräfte, sondern bloß ein Sammelplatz aller einzelnen Organe, indem jede angeborene Anlage ihr eigenes Organ hat, welches um so größer ist, je stärker sich die in der Anlage enthaltene Kraft äußert." „Den angeborenen Anlagen sind eigene Organe beigegeben." In diesen Sätzen ist die Auffassung von Gehirn als einer Vielheit von Organen wiedergegeben, die auch heute die Grundlage für die Hirnforschung darstellt. (Man spricht heute allerdings besser vom Gehirn als von einem gegliederten System von Organen.) Auch daß die Größe eines Hirnabschnittes (analog anderen funktionierenden Körperteilen) im Zusammenhang mit seiner funktionellen Beanspruchung steht, ist eine Ansicht, die nicht abgelehnt zu werden braucht. Freilich werden wir nicht mehr mit dem Autor mitgehen, wenn er die Behauptung aufstellt, daß die „Organe der angeborenen Anlagen sich auf der Oberfläche des Gehirns ausdrücken und gewisse Erhabenheiten auf der äußeren Knochenplatte des Schädels" bilden. Ebenso werden die Seelenkräfte, die er dem heute als Stirn-

---

[1]) Dr. J. F. Galls neue Entdeckungen in der Gehirn-, Schedel- und Organlehre. Carlsruhe 1807.

hirn bezeichneten Bereiche zuordnet, gegenwärtig keinen Anhaltspunkt zur Vergleichung bieten: Erziehungsfähigkeit, Ortssinn, Personensinn, Farbensinn, Tonsinn, Zahlensinn, Wortsinn („oder eigentliches Gedächtnis"), Sprachsinn, vergleichender Scharfsinn, Induktionsvermögen, Tiefsinn („transzendenteller Spekulationsgeist"), Witz und Gutmütigkeit. Gall ordnet die psychischen Fähigkeiten zur Ausführung bestimmter Leistungen, die von dem Forscher durch logische Abstraktion, nicht aber durch psychologische Erwägungen gewonnen sind, den einzelnen Hirnteilen zu. Daß er „für sich in Anspruch nimmt, die Lehre von den einzelnen Organen bloß durch empirische Beobachtungen, durch Zusammenstellung und Vergleichung des Ähnlichen und Gleichartigen an Schädeln, Büsten, Porträts ausgezeichneter Personen sowie an Tierschädeln entdeckt und durch langwierige Erfahrungen beobachtet zu haben, keineswegs aber sich durch bloße Vermutungen oder abstrakte Spekulationen bei seinen Entdeckungen habe leiten lassen", ist bezeichnend für die Geschichte der empirischen Wissenschaften und des menschlichen Geistes überhaupt. Gall ist Empiriker, aber seinen sicher genialen Konzeptionen haben wegen der geringen Höhe der damaligen Kenntnisse die Mittel zur Realisierung gefehlt. Für die Zuordnung, die Gall erstrebte, waren beide Vorbedingungen nicht vorhanden: weder eine systematische empirische Kenntnis der Anatomie des Gehirns noch eine irgendwie empirisch eingestellte Betrachtungsweise der psychischen Funktionen.

Nach Gall und in einem gewissen Gegensatz zu ihm stellte Flourens seine Hypothese von der funktionellen Einheitlichkeit des Gesamtgehirns auf und lehnte die Unterteilung des Gehirns in getrennte Funktionsgebiete ab. Doch ließ sich das von Gall gesetzte Prinzip nicht mehr beseitigen. Die weiteren Untersuchungen führten darauf, daß bestimmte psychische Funktionsgebiete von räumlich getrennten Bezirken der Hirnrinde und ihren leitenden Bestandteilen abhängig sind (Meynert, Bouillaud, Broca u. a.). Es waren besonders die Sinnes- und Bewegungsleistungen, das optische Erkennen, Sprechen und Handeln, bei denen diese Zuordnung zu regionären Rindenteilen, freilich nach mancherlei Kämpfen, gelang.

Der Fortschritt, der in der Erforschung des Stirnhirns und seiner Funktionen erzielt wurde, lag zunächst auf anatomischem Gebiet. Es wurden die Verbindungen der vordersten Teile der Großhirnrinde mit anderen Teilen des Gehirns, die Faserverteilung, die Anordnung in Organsystemen, herausgearbeitet. Broadbent hatte die Armut des Stirnhirns an Projektionsfasern und den Reichtum desselben an Assoziationsbahnen gezeigt. Flechsigs Untersuchungen über die Zeiten der Myelinisationen der den verschiedenen Hirnrindenteilen entsprechenden Fasern führte zu der Erkenntnis, daß neben dem Scheitellappen die Stirnhirnpartien die späteste Markreifung zeigen. Durch die Forschungen von Meynert, Flechsig, v. Monakow u. a. wird die Verbindung des Stirnhirngraus durch Fasern mit der Brücke, dem Schläfenlappen und dem Kleinhirn festgestellt und der Zusammenschluß in ein Stirnhirn-Schläfenhirn-Brücken-Kleinhirnsystem vorgenommen; Anton und Zingerle[1]) sehen im Stirnhirn die „Zentralstelle" der Großhirnrinde für das Kleinhirn, mit der das letztere

---

[1]) Anton und Zingerle: Bau, Leistung und Erkrankung des menschlichen Stirnhirns. Graz 1902.

Organ durch zu- und abführende Fasern verbunden ist. Weiterhin stellte man Verbindungsbahnen zwischen der Stirnhirnrinde und den subcorticalen Kernen, so mit dem Sehhügel, dem roten Kern und dem Linsenkern, fest.

Während sich also die Erkenntnis der anatomischen Gestaltung des Stirnhirns und seiner Zusammenhänge mit den übrigen Hirnteilen immer fester begründete, kann das von der Erforschung der dem Stirnhirn zugeordneten Funktionen nicht in ganz gleicher Weise gesagt werden.

Am besten fundiert zeigte sich die Theorie von der Abhängigkeit des Körpergleichgewichtes vom Stirnhirn. Hatte Gudden (zit. nach Anton und Zingerle) durch einseitige Abtragung des Stirnhirns bei Kaninchen Tendenz zum Fallen nach der entgegengesetzten Seite gesehen, so wurde durch die Studien von Mingazzini und Polimanti, die durch Exstirpationsversuche von Stirnhirn- und Kleinhirnteilen an Hunden die funktionellen Beziehungen dieser beiden Hirnpartien aufeinander untersuchten, die Bedeutung des Stirnhirns für die Aufrechterhaltung des Körpergleichgewichtes dargetan (vgl. 2. Abschnitt). Krankhafte Fälle von „Stirnhirnataxie", (die nach den Studien von Wernicke, Moeli, Nothnagel) seit Bruns, allerdings in nicht allzu großer Zahl, beobachtet wurden, in letzter Zeit auch die Anwendung des Vereisungsversuches (Szász und Podmaniczky) auf die Rinde des Stirnhirns, haben, wenn sie auch noch viele Fragen übriglassen, wenigstens die allgemeine Zuordnung der Funktionen des Körpergleichgewichtes, speziell der Aufrechterhaltung des Bewegungstonus, wahrscheinlich auch des Standtonus gezeigt.

Was die Zuordnung der psychischen Funktionen betrifft, so wurden mehrere Ausgangspunkte unterschieden:

1. Der Anschluß an die „Assoziation" als Grundlage des psychischen Geschehens:

Das Frontalfeld ist ein „vorderes Assoziationszentrum" (Flechsig, Bolton) mit der Funktion der „Einprägung der Gedächtnisspuren aller bewußten körperlichen Erlebnisse, insbesondere auch der Willensakte"; das Stirnhirn ist an dem „Gefühle und Willensakte sich vorstellenden Ich beteiligt"[1]).

2. Generalisierung des Begriffes vom Reflex, der Bewegung und vom „sensomotorischen Apparat" auf das psychische Geschehen: Goltz rechnet den Stirnlappen zur motorischen Zone und zu den Empfindungsanteilen und lehnt eine Zuordnung zu höheren psychischen Funktionen, insbesondere zur Intelligenz, ab. Munk findet bei Stirnhirnreizung Bewegungsphänomene. In diese Gruppe gehören auch die Theorien, die das „Psychomotorium" mit dem Stirnhirn in Verbindung bringen; sie wird vertreten durch Wernicke, ausgebaut durch Kleist. Auch die Ansichten von O. Foerster[2]) über Stirnhirn und Bewegung gehören in diese Gruppe.

3. Die Theorie von der Zuordnung der höheren geistigen Leistungen zum Stirnhirn: Stirnhirn als „Organ für das abstrakte Denken", für die „Intelligenz" (Meynert-Hitzigsche Stirnhirntheorie, A. Starr, Edinger u. a.), als „Organ für die psychische Synthese" (Bianchi), als „Apperzeptionsorgan" (Wundt), als „Zentrum für die geistige Konzentration" (Ferrier).

---

[1]) Zit. nach v. Monakow: Die Lokalisation im Großhirn. 1914.
[2]) Vgl. Foerster: Zeitschr. f. d. ges. Neurol. u. Psychiatrie Bd. 73. 1921. Dort Literatur über frühere Arbeiten.

Die beiden ersten Gruppen von Theorien sind durch den Fortschritt der anatomischen Kenntnisse beeinflußt. Die Lehre Flechsigs vom Stirnhirn als Assoziationszentrum ist zweifellos aus der Art der Markreifung, der Armut an Projektionsfasern und dem Vorherrschen der Assoziationsbahnen im Stirnhirn abgeleitet. Gleichgültig, ob man in grober Weise die psychische Assoziation mit den Assoziationsbahnen im Gehirn in Verbindung bringt und die durch Ganglienzellenerregung erzeugten „Vorstellungen" in der leitenden Substanz sich verbreitet auffaßt, oder ob man sich den Sachverhalt feiner organisiert denkt, immer ist in der Theorie vom „Assoziationszentrum" das anatomische Moment im Vordergrund, die zugeordnete Funktion nach diesem örtlichen Befunde gerichtet. — Auch die Annahme, daß das Stirnhirn mit dem Psychomotorium bzw. der Bewegungssphäre in funktioneller Verbindung stehe, wie sie heute Kleist u. a. vertreten, ist von anatomischen Erwägungen beeinflußt. Der Zusammenschluß des Stirnhirns durch Faserverbindungen mit dem Kleinhirn und den Zwischenhirnkernen in ein Organsystem gaben dieser Ansicht die Stütze und schienen immer mehr Berechtigung zu erhalten, je mehr die Bedeutung der cerebellaren und striären Apparate für die Regulation der Körperbewegungen in räumlicher und dynamischer Beziehung bekannt wurde.

Die Beziehung des Stirnhirns zur „Intelligenz", zum Denken entsprangen in geringerem Maße anatomischen Erkenntnissen. Diesen Auffassungen lagen die Erscheinungsweisen beim Kranken, beim Tierversuch, beim Schwachsinnigen zugrunde. Eine nicht geringe Rolle spielte zweifellos auch die Erwägung von dem Vorsprung des Menschen in bezug auf das Größenausmaß seines Stirnlappens gegenüber selbst den höchsten Säugetieren und die Betrachtung der geistigen Überlegenheit des Menschen im Vergleich zu den Tieren.

Solchen Urteilen gegenüber hatten dann die Gegner keinen schweren Stand. Es wurde von diesen auf die negativen Fälle in der Pathologie, auf die geringen krankhaften Äußerungen der Versuchstiere mit fehlendem Stirnhirn aufmerksam gemacht und dem Stirnhirn eine funktionelle Zuordnung überhaupt abgesprochen.

Betrachtet man das Versuchsmaterial und die Methodik, mit Hilfe derer die Forscher zu ihren Ergebnissen kamen, so gehen diese in verschiedenen Richtungen auseinander. Konnte man denn Hunde, Affen, Kinder und erwachsene Menschen mit Schäden an den vordersten Hirnabschnitten ohne weiteres vergleichen? Durfte man selbst zwei Affen, die man an der gleichen Stelle der äußeren Schädelbedeckungen trepaniert und darunter im Stirnhirngrau gereizt hatte, homologisieren? War es möglich, selbst zwei Hunde der gleichen Rasse und gleichen Größe als gleich zu setzen, wenn dem einen nach der Goltzschen Methode das Vorderhirn mit dem Wasserstrahl ausgespült oder mit einem Nadelschnäpper zerstochen war, dem anderen ein Stirnlappen exstirpiert war? — Noch schwieriger war die Vergleichung pathologischer Fälle am Menschen, bei denen Tumoren und Verletzungen, Atrophien und Entzündungen (z. B. bei der Paralyse) verglichen werden mußten. Dazu kam (und dieser Faktor ist einer der wichtigsten!) die verschiedene Beurteilung der gleichen Erscheinung durch die verschiedenen Beobachter. Wem sollte man z. B. glauben, wenn Ferrier den bekannten „Crowbar-case", der um die Mitte des vorigen Jahrhunderts von Amerika aus die Aufmerksamkeit der Ärzte auf sich zog, unter die negativen

Fälle einordnet und Leonore Welt (1888) den nämlichen Fall in dem Begründungszusammenhang ihrer „Charakterveränderungen" nach Stirnhirnschädigung darlegte? Auch Goltz und Munk hatten Reizbarkeit, Apathie bei ihren Versuchstieren gesehen, hatten aber diese Zeichen als Epiphänomena behandeln und für die Theorie vernachlässigen zu dürfen geglaubt. Umgekehrt legten die Forscher, die die Stirnhirnfunktion in Bewegungserscheinungen suchten, gerade auf diese Zeichen im Sinne einer Hyper- und Hypokinese den stärksten Nachdruck. Wie sollte man aber bei einer solchen Divergenz der Begründungsbasen zu einer einheitlichen Zuordnung von Funktionen auf topographisch festgelegte Stirnhirnteile kommen?

b) Die Vereinheitlichung der Untersuchungsgrundlage erfolgte zunächst auf anatomischem Gebiete. Da man in der Hirnforschung wenigstens im Experimente auf den Tierversuch angewiesen war, wurde die Frage nach der anatomischen Homologisierung in der Tierreihe immer dringender. Anton und Zingerle (1902) nehmen noch als Stirnlappen in Übereinstimmung mit der bis dahin geltenden makroskopisch-anatomischen Festlegung (Broca, Meynert, Wernicke u. a.) den Anteil, der vor der Zentralwindung gelegen ist, beklagen sich aber darüber „dieser Abgrenzung keine andere Berechtigung zuerkennen zu können, als die einer allgemeinen Übereinstimmung und Verständigung". Sie sagen voraus, daß „die Einteilung in Gehirnlappen, auf welche wir derzeit mangels dieser Kenntnisse angewiesen sind, endgültig fallen gelassen werden wird".

Diese Voraussage trat kurze Zeit darauf tatsächlich ein. Es kommen hier die Untersuchungen englischer Forscher (Campbell, Smith) und die myeloarchitektonischen Untersuchungen von O. Vogt und Knauer in Betracht. Von besonderer Bedeutung sind die Forschungen von K. Brodmann, der seine vergleichenden cytoarchitektonischen Studien an den höheren Säugetieren und dem Menschen vornahm[1]). Brodmann geht davon aus, daß eine Homologie von Gehirnteilen bei Tier und Mensch ja sogar innerhalb der gleichen Art, sich nicht nach der Topik der Furchen richten kann. Was den Stirnlappen alter Auffassung betrifft, ist er von ihm besonders durchforscht worden. Er teilt ihn auf Grund seiner histologischen Befunde ein in einen hinteren Abschnitt, die „Regio praecentralis", die im großen ganzen mit der „motorischen Rindenzone" zusammenfällt und einen vorderen Abschnitt, die „Regio frontalis" oder die eigentliche Stirnhirnrinde, die sich bis zum Stirnpol und orbitalwärts ausdehnt. Er geht von einem Grundtypus der Hirnrinde in bezug auf den Aufbau ihrer Ganglienzellenschichten aus, der eine Sechsschichtung der Pyramidenzellen enthält. Von diesem Grundtypus ist die Präzentralgegend dadurch ausgezeichnet, daß bei ihr die ursprünglich vorhandene Schichtenzahl eine Verdichtung und Schichtenverminderung erlitten hat („allotypische Rindenformation").

---

[1]) Brodmann, K.: Vergleichende Lokalisationslehre 1909. — Neue Ergebnisse über die vergleichende histologische Lokalisation der Großhirnrinde mit besonderer Berücksichtigung des Stirnhirns. Verh. d. anat. Ges. München 1912. Anat. Anz. Erg.-H. 7, Bd. 41. — Neue Forschungsergebnisse in der Großhirnrindenanatomie mit besonderer Berücksichtigung anthropologischer Fragen. Verh. d. Ges. dtsch. Naturforscher u. Ärzte 1913. — Physiologie des Gehirnes. Neue deutsche Chirurgie Bd. 11. 1914. Bes. Kap. VII.

Dagegen ist sowohl die „Regio postzentralis" als auch die „Regio frontalis"
durch deutliche Sechsschichtung ausgezeichnet („isotypische Rindenformation").
Die cytoarchitektonisch charakterisierte „Regio praecentralis" setzt sich also
nach hinten und vorne scharf gegen ihre Nachbargebiete ab, so daß die
Grenze der Regio frontalis gegen die Regio praecentralis auf diese
Weise mit Sicherheit zu bestimmen ist.

Wichtig ist, daß sich die cytoarchitektonische Charakterisierung der erwähnten Gebiete bei den höheren Säugetieren und beim Menschen findet. Brodmann ist so in den Stand gesetzt bei den verschiedenen Tierklassen (einschließlich des Menschen) die Frontalgegend gegen die Präzentralgegend abzugrenzen.
Es stellt sich heraus, daß der Anteil der Frontalgegend innerhalb des „Stirnlappens" alter Kategorie bei den Tierklassen sehr ungleich ist und selbst fehlen
kann, während die Präzentralgegend bei keinem Säugetier fehlt. Die Präzentralgegend (also die „motorische Zone") reicht daher innerhalb des „Stirnlappens"
(alter Ordnung) eines Tieres um so weiter nach vorne, je geringer die (cytoarchitektonisch abgegrenzte) Frontalgegend innerhalb des Stirnlappens bei dem
Tier ausgebildet ist. Sie kann sich bis zum Stirnpol erstrecken und diesen sogar
einnehmen. In bezug auf das Vorhandensein und die Ausprägung der „granulären frontalen Hauptzone", wie Brodmann die Frontalgegend auch bezeichnet,
ist in der Säugetierreihe offenbar eine Entwicklung zu konstatieren. Während
bei den kleinen Insektivoren, Chiropteren und Rodentiern eine Frontalregion
innerhalb des „Stirnlappens" überhaupt nicht vorhanden ist, erscheint bei den
Makrochiropteren, beim Kaninchen und beim Meerschweinchen „auf dem Frontal-
pol ein kalottenförmiger Bezirk vor der Regio praecentralis . . ., der der Regio
frontalis höherer Mammalier entsprechen dürfte". Die Entwicklungsreihe schreitet
fort bis zu den anthropomorphen Affen und dem Menschen.

Brodmann stellt das Quantitätsverhältnis der (cytoarchitektonisch bestimmten) eigentlichen Stirnrinde (Regio frontalis) zur gesamten Großhirnrinde bei
verschiedenen Säugetieren dar, von denen einige Beispiele hier wiedergegeben
werden sollen. Es beträgt die Ausdehnung der Stirnhirnrinde im Verhältnis zur
Großhirnrinde: beim Igel 0%, beim Kaninchen 2,2%, beim fliegenden Hund 2,3%,
bei der Katze 3,4%, beim Hund 6,9%, beim Maki 8,3%, beim Kapuzineraffen
9,2%, beim Gibbon 11,3%, beim Schimpansen 16,9%, beim Menschen 29,0%.

Auch qualitativ ist nach den histologischen Untersuchungen ein Aufstieg
von den niederen zu den höheren Säugetieren zu sehen. Während bei den niederen
Mammaliern die Stirnhirnrinde noch unspezifiziert ist, läßt sie sich bei den
Primaten in viele verschieden struktuierte Abschnitte einteilen, weist also
in ihrem Bau auf höhere Organisation hin.

Als Neuerwerb des Menschen ist die dritte (untere) Stirnwindung
anzusehen. Die 3. Stirnwindung des Schimpansen gehört cytoarchitektonisch
zur Präzentralgegend (motorischen Region), während sie beim Menschen Stirn-
hirntypus zeigt („Subregio frontalis inferior"). Es ist aber wohl zu bemerken,
daß diese Gegend, die auf der linken Hemisphäre die Brocasche Sprachzone
ausmacht, „durch einen eigenartigen Schichtenbau, namentlich myeloarchitek-
tonisch, von der übrigen Frontalrinde differenziert ist" [Brodmann][1]).

---

[1]) Die Beziehung dieses Hirnteiles zur motorischen Sprache ist bekannt. Ebenso bekannt ist es, daß die höheren Säuger zwar über ein gewisses Register von Ausdrucks-

Die anatomische und funktionelle Sonderstellung der „Sprachregion" (mit ihrer Zuordnung zu der besonderen „Praxie" der Sprache nach Liepmann) sowie die Unmöglichkeit einer vergleichenden Einordnung dieser Hirnteile in der Tierreihe lassen es zweckmäßig erscheinen, die 3. Stirnwindung nicht zum Stirnhirn zu zählen. Diese Teile, für die man eine gesonderte Bezeichnung wählen sollte („Sprachhirn" oder ähnlich), sind als ausschließliche, dem Menschen zugehörige, nicht zu homologisierende Hirnpartien abzutrennen. Wie bisher, so wird auch in den folgenden Darstellungen das Stirnhirn unter Ausschluß der den Sprachfunktionen zugeordneten Hirnteilen behandelt.

Zu bemerken ist noch, daß man auch beim Menschen die Ausbildung des Stirnhirns anthropologisch untersucht hat, und z. B. bei den sog. „Primitiven" geringere Ausbildung gefunden haben will als bei den Europäern. Auch hat man die Kapazität der vorderen Schädelgruben an diluvialen Menschenschädeln nicht so groß gefunden, daß darin Platz für einen dem Europäerhirn entsprechenden Stirnlappen hätte vorhanden sein können (vgl. L. Edinger: Einführung in die Lehre vom Bau und den Verrichtungen des Nervensystems, 1920, S. 188). — Diese Forschungen sind aber noch nicht weit genug gediehen, um für die Theorie nutzbar gemacht werden zu können.

c) Die Brodmannschen Resultate sind für die Erforschung der Hirnfunktionen von großer Bedeutung und sind auch so in der Wissenschaft gewertet worden. Durch sie war die Forschung, die auf die Zuordnung von Funktionen zu den Gehirnabschnitten gerichtet war, in den Stand gesetzt, bei vergleichenden Studien in der Tierreihe wenigstens den einen Teil der Zuordnung, nämlich den anatomischen, eindeutig festzuhalten. Bei Rückschau auf die Exstirpations- und Reizversuche früherer Forscher und Vergleichung ihrer Ergebnisse werden die Unterschiede klar und können auf eine einheitliche Erkenntnisbasis reduziert werden. Wenn also beispielsweise Goltz seine Zerstörung des Stirnteils der Großhirnrinde am Hund soweit nach hinten erstreckt, wie er dies auf seinen der Veröffentlichung (1881) beigegebenen Hirnkarten tut, so sind motorische und sensible Störungen selbstverständlich. Er bekommt zum Teil Symptome der Präzentralläsion, die nicht als Stirnhirnsymptome anzusehen sind. Daß er trotzdem bei den Tieren mit Zerstörung der vorderen Hirnteile Affektstörungen beobachtet, die bei den Tieren mit Abtragung der hinteren Partien nicht gefunden werden, bleibt für unsere Theorie beachtenswert (vgl. die Statistik der „komplizierten Fälle" im 1. Abschnitt dieser Schrift).

Die Schnittlinie, die Ferrier bei Abtragung des Stirnlappens an Affen gelegt hat und in seinem Hauptwerke („The functions of the brain" 1876, S. 231) schematisch andeutet, dürfte vor der Grenze der Präzentralgegend beim höheren

---

funktionen sprachähnlicher Art, also über die Möglichkeit eigene psychische Zustände kundzugeben, verfügen, daß aber selbst bei den höchsten Affen niemals die Fähigkeit der Bezeichnung von Gegenständlichem durch sprachliche Ausdrucksmittel beobachtet werden konnte. Sieht man von den mechanischen Nachahmungen sprachlicher Gebilde ohne Bedeutungszusammenhang bei Papageien, Staren usw. ab, so ist also das Fehlen der benennenden Sprache bei allen Tieren mit dem Fehlen einer durch ihren mikroskopischen Aufbau charakterisierten Brocaschen Region im Einklang.

Affen, also im Bereiche der Frontalgegend Brodmanns, liegen. Er beschreibt nun tatsächlich „a very decided alteration in the animal's character and behaviour ..." „Instead of, as before, being actively interest in their surroundings and curiously prying into all, what came with the field of their observation, they remained apathetic, or dull, or dozed off to sleep responding only to the sensations or impressions of the moment or varying their listlessness with restless and purposeless wandering to and fro." Haben wir in dieser Beschreibung einer reinen Schädigung der Frontalgegend nicht (mutatis mutandis) eine Parallele zu den akinetischen, aufmerksamkeitsgeschwächten Zuständen bei stirnhirngeschädigten Menschen?

Wenn man weiterhin die Reizversuche an den Stirnhirnen von Katzen, wie sie E. Weber[1]), von Hunden und Affen, wie sie Munk, Sherrington u. a. unternommen haben, untereinander vergleicht, so kann man sehen, daß die Reizung einer scheinbar homologen Stelle des makroskopischen „Stirnlappens" alter Ordnung bei Katzen und Hunden motorische Reaktionserscheinungen (z. B. Verbiegung der Wirbelsäule) hervorruft, während der Affe bei Reizung der im grobanatomischen Sinne homologen Stelle bewegungslos bleibt. Es kann aber auch die Reizung einer im makroskopischen Sinne scheinbar homologen Stelle weiter vorne bei der Katze noch Zusammenziehung der Rückenmuskeln verursachen, während diese beim Hunde schon ausbleibt. Die Homologie der Rindenfelder innerhalb der „Stirnlappen" bei den verschiedenen Tieren darf also keineswegs nach relativen Entfernungen oder nach Beziehungen zu irgendwelchen fixen Punkten des knöchernen Schädels vorgenommen werden, sondern nur nach den cytoarchitektonischen Lagerungen. Welche Lage freilich die Reizstellen bei den verschiedenen älteren Autoren jeweils eingenommen haben, ist aus den Veröffentlichungen nachträglich nicht mehr mit Sicherheit zu bestimmen (vgl. auch Edinger l. c.).

So wird denn in Zukunft jede Stirnhirnforschung auf die Brodmannsche Feldereinteilung zurückgreifen müssen. Auch F. Nissl[2]) erkennt dies trotz vieler theoretischer Differenzen mit Brodmann an: „Diese Stirnhirnrinde ist cytoarchitektonisch so charakteristisch gebaut, daß über die anatomische Gleichwertigkeit dieser ‚granulären' Stirnhirnrinde bei Mensch und Tier kein Zweifel bestehen kann."

Kann aber die Prozentverteilung der Stirnhirnrinde, bezogen auf den Gesamtgroßhirnmantel, an sich schon Aufschluß über den funktionellen Anteil des Stirnhirns geben? Einen solchen Schluß scheint L. Edinger, wohl der erste Forscher, der die Brodmannschen Entdeckungen in größerem Maßstabe für die Erklärung der Hirnfunktionen ausgewertet hat, zu ziehen.[3]) Er sagt: Die Ansammlung der den Stirnlappen zusammensetzenden Rindenteile „nimmt deutlich zu an Größe im Maße, wie das Tier seine Wahrnehmungen und Handlungen von der Intelligenz führen lassen kann". Edinger schließt in weiteren

---

[1]) Weber, E.: Zur Frage der Funktion des Stirnhirns. Zentralbl. für Physiol. 1907. S. 531.

[2]) Nissl, F.: K. Brodmann. Zeitschr. f. d. ges. Neurol. u. Psychiatrie Bd. 45, S. 338. 1919.

[3]) Edinger, L.: Art. „Gehirn und Zentralnervensystem" Handw. d. Naturw. Bd. 4, S. 704. 1912 und „Einführung in die Lehre vom Bau und den Verrichtungen des Nervensystems" 3. Aufl., S. 217. 1920.

Ausführungen von der Stirnhirngröße unmittelbar auf die in der Tierreihe aufsteigende „Intelligenz".

Ein solcher Schluß ist aber bei genauerer Auslegung nicht restlos anzuerkennen. Wenn die zunehmende Vergrößerung des Stirnhirns in der Säugetierreihe ein Maß für einen zuzuordnenden Funktionskomplex wäre, so müßte das Verhältnis der übrigen Rindenteile in der Tierreihe gleichbleiben. Man müßte annehmen, daß der Mensch ein Affengehirn habe mit einer entsprechend vergrößerten Stirnrindenpartie. Die diesen Partien zugeordneten Funktionen müßten dann die größere „Intelligenz" des Menschen ausmachen. Nun ist es aber bekannt (und darauf weist Edinger selbst in anderen Kapiteln mit Nachdruck hin), daß der Mensch in bezug auf einzelne Funktionen und Leistungen in der Tierreihe nicht nur aufsteigt, sondern auch absteigt. Ihm sind gewisse Leistungen auf dem Gebiete der Empfindungen (z. B. Geruch, Gehör usw.) nicht mehr so gegeben, wie den niederen Säugern; die Klettergeschicklichkeit der Affen wird auch von dem tüchtigsten menschlichen Turner nicht erreicht. Man darf annehmen, daß der funktionelle Vorsprung niederer Tier in der Großhirnrinde, sowohl in bezug auf Größe als auf Artung, irgendein bis jetzt nicht festgestelltes Korrelat besitzt. Bei Betrachtung der relativen Größe des Stirnhirns innerhalb der Tierreihe ist natürlich die jeweilige Gestaltung der übrigen Hirnteile bei jeder Tierart zu berücksichtigen. Es besteht die hohe Wahrscheinlichkeit, daß die Entwicklung der Funktionskomplexe, die in der Literatur als „Intelligenz" erscheinen, nicht nur von der Vergrößerung und Differenzierung des Stirnhirns, sondern in ganz gleichem Maße von einer Ausbildung und Umstrukturierung der übrigen Hirnteile in der Tierreihe bis zum Menschen abhängig ist.

Die Befunde, die an den hypoplastischen Gehirnen von idiotischen Mikrocephalen erhoben werden, sind keine Stütze für die Gebundenheit der „Intelligenz" an das Stirnhirn. Denn wenn auch bei Idioten nach Mc Donald[1]) in einem sehr hohen Prozentsatz mangelhafte Stirnhirnausbildung gefunden wird (unter 40 sezierten Idioten 12 mit starker Atrophie des Stirnhirns), so betrifft die geringe Ausprägung von Hirnteilen bei den Mikrocephalen, die Cunningham und Mingazzini[2]) untersucht haben, nicht nur das Stirnhirn, sondern in stärkerem Maße das Hinterhauptshirn.

Man hat behauptet, daß nicht einmal das menschliche Kind mit den Erwachsenen in bezug auf seine Funktionen verglichen werden können, geschweige denn ein Tier mit dem Menschen. Das ist sicher richtig, wenn man den ganzen Organismus oder komplexe Leistungen zum Vergleich heranzieht: es handelt sich eben um verschiedene „Organismen" mit eigenen Strukturgesetzlichkeiten. Aber diese Organismen enthalten doch, wenn auch in verschiedener Struktur, die gleichen Komponenten (z. B. somatische, psychische Komponenten; Vorstellungs-, Gefühls- und Willenskomponenten im Psychischen). Und diese Komponenten bei den verschiedenen Organismen zu vergleichen ist durchaus möglich.

---

1) Mc Donald: Note on the prefrontal lobes and the localisation of mental functions. Journ. of ment. sciences 45, S. 9. Ref. Jahresber. über die Fortschr. der Neurol. u. Psychiatrie 1913.

2) Mingazzini: Beitrag zum klinisch-anatomischen Studium der Mikrocephalie. Monatsschr. f. Psychiatrie u. Neurol. Bd. 7. 1900.

d) Wir haben nun in eingehenden Untersuchungen (Abschnitt 1—3) es unternommen den psychischen Funktionsanteil bei Stirnhirngeschädigten herauszulösen. Wir haben dabei versucht ohne Einbeziehung lokalistischer Gedankengänge in den Begründungszusammenhang allein aus der Betrachtung der psychischen Situationen der Kranken und ihrer Bedingungsvariationen (im Vergleich zu normalpsychologischen Erfahrungen) zu unseren Schlüssen zu kommen. Die Betrachtung einer großen Zahl von Stirnhirnverletzten mit den verschiedenartigsten krankhaften Erscheinungsweisen führte uns zu dem Ergebnis, daß es die emotionalen und aktuellen Funktionsanteile der psychischen Situationszusammenhänge sind, in deren Bereich die Störungen bei Stirnhirnschädigung in ganz spezifischer Weise liegen, und zwar auch dann, wenn die geschädigte Situation die einer „Intelligenzleistung" ist. Die Störungen liegen bei unseren Fällen nicht in den inhaltlich-gegenständlichen Situationsanteilen.

Suchen wir unsere Resultate mit den Ergebnissen tierpsychologischer Untersuchungen zu vergleichen, so steht nur wenig Material zur Verfügung, das nicht (wie die früher wiedergegebenen Untersuchungen) populär-psychologischen und intuitiven Beobachtungen und Erwägungen, sondern der Forschung durch das Experiment seine Entstehung verdankt. v. Monakow (l. c. S. 888) berichtet von Versuchen des Amerikaners Sh. J. Franz. Dieser Autor dressierte Katzen darauf, auf kompliziertem Wege (durch Öffnung von Türen) ihr Futter zu suchen. Nachdem ihnen die Stirnlappen entfernt waren und die postoperativen Erscheinungen abgeklungen waren, „boten sie keine auffälligen Innervationsstörungen, auch benahmen sie sich hinsichtlich der früher erworbenen Gewohnheiten wie ehedem. Hingegen waren sie außerstande zu ihrem Futter auf dem ihnen kurz vorher durch die Dressur beigebrachten Wege zu gelangen". Dieser Verlust der in junger Vergangenheit durch Dressur erworbenen Fähigkeit wird nur bei Tieren mit Abtragung des Stirnhirns, nicht dagegen bei Tieren mit Abtragung anderer Oberflächenteile des Gehirns (z. B. Termporallappen) beobachtet. Es gelingt später die stirnhirnlosen Tiere aufs neue in der früheren Weise zu dressieren, es bedarf aber hierzu längerer Zeit als vor der Operation. Franz schließt daraus, daß der Stirnlappen der höheren Säuger „wichtige Komponenten enthalte für die Aneignung neuer Gewohnheiten sowie für den Erwerb neuer Kenntnisse" und daß „die Frontallappen für das intellektuelle Leben von größerer Bedeutung sind als andere Hirnteile". — Wir stimmen mit v. Monakow überein, daß uns dieser Schluß auf Grund der Beobachtungen keineswegs bündig erscheint und daß die Versuche keinen Beweis für die Meynert-Hitzigsche „Intelligenztheorie" erbringen. Doch möchten wir in der Erklärung der Franzschen Versuche nicht mit v. Monakow mitgehen und etwa eine retrograde Amnesie für den Verlust von jung erworbenen Stoffen zur Erklärung heranziehen, ebensowenig wie eine Diaschisiswirkung bei der folgenden Zeitverlangsamung der Neudressur. Amnesie und Diaschisis müssen ja auch bei Abtragung anderer Hirnteile auftreten, und bei diesen leugnet gerade der Untersucher den gleichen Effekt wie bei den Stirnhirntieren. — Man kann nach der Art der Beschreibung gegen eine Erklärung, daß die Tiere die Fähigkeit der Aufnahme neuer Inhalte, des Behaltens derselben und die Anwendung neu erworbener assoziativer Komplexe verloren haben, keinen Gegenbeweis erbringen. Die Resultate von Franz stehen jedoch nicht im Widerspruch mit einer Erklärung, die sich an unsere Auffassung der Funktionsstörungen nach Stirnhirnschädigung anschließt. Nach dieser Auffassung ist im Beginn einer Einprägungsreihe assoziativer Komplexe ein erhöhter Aufwand an Aufmerksamkeitsspannung, Impulsgebung und Willensanspannung zur Ableistung der Gesamtaufgabe notwendig, die später bei besser eingeprägtem Komplex mit zunehmender Automatisierung immer mehr entbehrlich werden. Daraus ergibt sich, daß durch eine Schädigung der aktuellen Funktionen, zu denen der Aufmerksamkeitsakt, die Willensspannung usw. gehören, die Reproduktion des älteren Gedächtnisbesitzes nicht berührt zu werden braucht, während die „Antriebsschwäche", also die Unfähigkeit, den Impuls zu mobilisieren und die Aufmerksamkeit anzuspannen, frisch gesetzte Komplexe nicht zur Entäußerung kommen läßt, trotzdem an sich die „Assoziationsfähigkeit" vorhanden wäre. — Einen dressurähnlichen Vorgang stellt ja auch der Merk- und Lernversuch mit sinnlosen Stoffen bei der menschlichen Vp. dar. Bei solchen Versuchen haben sich auch bei Stirnhirngeschädigten „Gedächtnisstörungen" ergeben, bei denen wir zu der Ansicht kamen, daß das Primäre der Störung nicht in der „Assoziation", sondern in der Aktivierung des Gedächtnismaterials, d. h. also nicht im inhaltlichen Anteil der Gedächtnisleistung, sondern im aktuellen gelegen war. Die Parallele zu den Franzschen Tierversuchen ist gegeben. Jedenfalls lassen sich, ebenso wie die Versuche am Menschen, auch die Franzschen Tierversuche im Sinne der von uns vertretenen Stirnhirntheorie erklären.

Im gleichen Sinne ist es möglich die Störungen bei stirnhirnlosen Hunden in den Dressurversuchen zu fassen, die Kalischer angestellt hat. Dieser Autor fand, daß Hunde, nachdem sie des Stirnhirns beraubt sind, der Dressur auf Töne bestimmter Höhen, bei denen ihnen das Fressen erlaubt ist, nicht mehr zugänglich waren. Sie fraßen auch, wenn andere Tonhöhen angestimmt wurden und waren auch durch Schläge nicht zur Einhaltung der gewiesenen Handlungen zu bringen. Im Gegensatz dazu ließen sich Hunde mit zerstörtem Temporallappen auf Freßtöne dressieren. Kalischer schließt daraus, daß bei Tieren, die das Stirnhirn verloren haben, die Hemmung des Freßtriebes nicht gelingt. Er sieht deshalb bei Hunden im Stirnhirn ein „Hemmungszentrum für den Freßvorgang", dessen Zerstörung die Tiere außerstande setzt „die Willensregungen in Bezug auf den Freßakt abzustufen und zu regulieren" (zit. nach v. Monakow).

An dieser Theorie ist bemerkenswert, daß sie nicht auf etwas Inhaltliches zur Erklärung zurückgreift, sondern den Hauptwert auf die Regulation von Willensmomenten legt, ein Gedankengang, der auch in unseren Untersuchungen an Kranken eine Rolle gespielt hat. Wie wir den Begriff „Hemmung" fassen, darüber wurde früher gesprochen (S. 164). Die Beschränkung der Auffassung für Hunde auf den Freßakt mag uns nicht plausibel erscheinen. Die Störung zeigt sich in Kalischers Versuchen am Freßakt, weil gerade dieser zufällig in den Dressurmechanismus eingefügt ist; sie würde sich aber wahrscheinlich auch an anderen Assoziationsinhalten zeigen, wenn sie andressiert worden wären.

Auch Bianchis[1]) Untersuchungen, die an stirnhirnlosen Affen Unsicher-

---

[1]) Bianchi: Les fonctions des lobes fronteaux. Compte-rendu Congr. intern. de Médecine Budapest 1909. Zit. nach H. Richter.

heit, Mangel des „ton psychique", Automatismus, störrische, illogische Bewegungen, Erschwerung der Erfahrungsbildung, Brutalität geschlechtlicher Äußerung u. a. erweisen, stehen mit unserer Theorie nicht im Widerspruch.

Kehren wir an dieser Stelle zur Betrachtung der heuristischen Grundeinstellung, mit der wir an psychologische Stirnhirnprobleme herangegangen sind, zurück, so können wir (um Extreme herauszugreifen) die Probleme einerseits rein unter dem Gesichtspunkt des „assoziativen Geschehens" und andererseits unter dem Gesichtspunkt der synthetisch-psychologischen Funktionsanalyse mit Hervorhebung eines besonderen Gefühls und Tätigkeitsanteils neben dem Anteil des Gegenstandsbewußtseins betrachten. Für den ersten Standpunkt, der von einem großen Teil der Forscher eingenommen wird, werden in den Beobachtungen an stirnhirnlosen Tieren wie auch an stirnhirnkranken Menschen immer Gegensätzlichkeiten bestehen müssen; es werden sich immer positive und negative Resultate gegenüberstehen, die sich nicht überbrücken lassen und sich daher widersprechen. Unter der von uns angenommenen heuristischen Einstellung gegenüber dem psychologischen Gegenstand überhaupt fallen diese Antinomien weg. Wir haben am stirnhirnkranken Menschen gesehen, daß die inhaltlich-gegenständlichen Vorgänge und Zustände durch die Störung der gemütlichen und tätigkeitsmäßigen Faktoren sich unter bestimmten Umständen gestört erweisen, daß dies aber nicht notwendig der Fall ist. Das Vorliegen einer Störung im inhaltlich-gegenständlichen Situationsanteil läßt nach unseren Untersuchungen also keinen Schluß auf die primäre Störung im inhaltlichen (bzw. im assoziativen) Geschehen selbst zu, das Fehlen einer Störung im Inhaltlich-gegenständlichen (dem assoziativen Geschehen, dem Denken, dem Bewegungsablauf), schließt eine primäre Störung auf anderen Funktionsgebieten nicht aus. Die Einheitlichkeit der Erklärung aller Fälle spricht mithin für die Berechtigung unserer These.

In Anwendung auf die verschiedenen Resultate der Untersuchung am Menschen und Tier trifft das gleiche zu. Wenn Munk am stirnhirnberaubten Macacus keine Spur von psychischer Veränderung sieht, während Ferrier an seinen stirnhirnlosen Affen die oben (S. 183) in kurzem Auszug wiedergegebenen klargefaßten Beobachtungen berichtet, so mag der Widerspruch zum Teil an der Beobachtungsschärfe und der forscherischen Einstellung liegen, zum Teil aber vielleicht daran, daß die beiden Forscher verschiedene Situationen (z. B. in der Versuchs- oder der Spontanbetätigung, im Käfig oder im Freien usw.) als Indikatoren für die psychischen Erscheinungen genommen haben, aus denen sie ihre Schlüsse auf das Vorhandensein oder Fehlen einer Störung gezogen haben. Aber selbst in gleichartigen äußeren Situationen kann es sein, daß beim Vergleich zweier in bezug auf die Größe und Entwicklung der Regio frontalis verschieden organisierter Tiere (z. B. Katze, Hund) sich unter Wirkung der gleichen Dressur auch nach Entfernung ganz homologer Stirnhirnteile trotzdem verschiedene Störungen ergeben. Es kann sein, daß das in der Tierreihe in bezug auf die Frontalgegend niedriger stehende Tier (z. B. die Katze) bei ganz homologer anatomischer Läsion auch eine Störung niedriger stehender emotionaler und aktueller Funktionen zeigt als ein höher organisiertes Tier (z. B. der Hund). Es läßt sich denken, daß eine homologe Schädigung am Stirnhirn beim niederen

Tier mehr die allerniedrigsten Willensfunktionen (z. B. den Impuls) schwächen, während bei einem höher organisierten Tier, wie dem Affen, der homologe Hirnschaden nicht mehr mit einer Beeinträchtigung der niederen Funktionen beantwortet wird. Wenn wir auch weit davon entfernt sind dem höheren Affen etwas zuzusprechen, was der wertenden Stellungnahme oder der Motivation beim Menschen entspricht, so ist doch nicht ausgeschlossen, daß die Gefühlshaltung und die willentliche Einleitung der Fähigkeiten des höheren Affen einen komplizierteren regulatorischen Apparat im psychischen Leben hat als der Organismus der niederen Säugetiere. Die neueren Untersuchungen von W. Köhler an menschenähnlichen Affen lassen solche Annahmen jedenfalls zu[1]). In diesem Falle würde der Umstand, daß die gleiche Dressur beim stirnhirnlosen Hund versagt, beim stirnhirnlosen Affen dagegen nicht, zwar einen Schluß auf die Unwahrscheinlichkeit einer Störung im „assoziativen Geschehen", im Denken, in der „Intelligenz" durch den Stirnhirnschaden ermöglichen; er würde aber nicht den Schluß auf das Fehlen eines Defektes in dem Gebiete der über das allerniedrigste Trieb- und Affektleben herausgehobenen, dem naiven Zuschauer nicht zugänglichen emotionalen und aktuellen psychischen Funktionen der höheren Tiere erlauben. Zur Klärung dieser Fragen sind weitere psychologische Untersuchungen notwendig.

Unsere Erörterungen haben natürlich nur unter der Voraussetzung einen Sinn, daß der anatomischen Homologie der Hirnrinde in der Tierreihe eine Homologie der den Hirnteilen zugeordneten Funktionen entspricht. Es ist ja bekannt, daß bei anderen Organen in der Phylogenie diese Homologie nicht immer vorhanden ist (vgl. Fischblase und Lunge, Urniere und Geschlechtsorgane usw.). Für die Berechtigung der gemachten Voraussetzung einer Homologie am Hirn spricht aber, daß unsere Vergleiche innerhalb der Säugetierreihe bleiben und die Säugetiere nicht nur im Hirnbau, sondern auch innerhalb gewisser Grenzen im psychischen Gehaben Ähnlichkeiten aufweisen. Ferner haben sich für bestimmte Hirnteile (z. B. die sensomotorische Region) weitgehende Übereinstimmungen in der Zuordnung zwischen anatomischem Bezirk und bestimmter Funktion in der Säugetierreihe ergeben. So bestehen für unsere Grundvoraussetzung, daß dem Stirnhirn verschiedener Tiere und des Menschen ein gleichgeartetes Funktionsgebiet zugeordnet ist, begründete Belege.

Macht man also die erwähnte Annahme, so sprechen die tierpsychologischen Untersuchungen, wie sie bisher beschrieben worden sind, zwar gegen die Auffassung, daß das Stirnhirn der Säugetiere ein Zentrum für das assoziative Geschehen, das Denken und die Intelligenz, daß es ein „Denkzentrum" sei, nicht aber gegen eine Stirnhirntheorie, die die Funktion des Stirnhirns im Bereiche der emotionalen und der aktuellen Anteile der bewußten psychischen Situationen sieht. Die scheinbaren Widersprüche der verschiedenen Befunde können nicht nur die letzterwähnten Theorien nicht entkräften, sondern vermögen sie durch Parallele zu den Befunden an stirnhirnkranken Menschen sogar zu beweisen.

---

[1]) Vgl. besonders Köhler, W.: Zur Psychologie des Schimpansen. Psychologische Forschung 1, I. 1921.

Im ganzen kann also gesagt werden, daß tierpsychologische Untersuchungen die von uns aufgestellte Theorie von der Zuordnung der gefühls- und tätigkeitsmäßigen strukturierenden und organisierenden Funktionen im bewußten psychischen Situationsganzen zum organischen Stirnhirn stützen.

Auf die Frage, ob die Tiere überhaupt ein Denken als Grundfunktion der „Intelligenz" haben, kann also weder die anatomische noch die physio-psychologische Erforschung des Stirnhirns und seiner Leistungen eine Antwort geben. Unsere Theorie verträgt sich ebenso mit der Auffassung, daß dem Tier das Relationserfassen als elementare Denkleistung zukomme, wie sie E. R. Jaensch[1]) vertritt, wie mit dem Urteil, daß eine Beziehung von keinem Tier erlebt wird und in diesem elementaren Denkprozeß bereits der Vorsprung des Menschen vor dem Tier besteht[2]). Emotionale und aktuelle Funktionen (Aufmerksamkeit, Impulse usw.), die wir dem Stirnhirn zugeordnet haben, werden dem Tier von keinem Untersucher abgesprochen; über „höhere Willensfunktionen" beim Tier sagt auch unsere Theorie nichts aus.

e) Vergleichen wir nun unbefangen die Theorien, die bisher von den Autoren über die Stirnhirnfunktionen (unter Ausschluß des „Sprachzentrums") gemacht worden sind mit unseren Auffassungen und suchen dabei Schwierigkeiten der Begriffsbestimmung zu beseitigen, so ergeben sich nicht unwesentliche Übereinstimmungen.

1. Die Theorie von Munk und Meynert, daß der Vorsprung, den der Mensch in bezug auf die Stirnhirngröße vor den Tieren habe, auf seinen aufrechten Gang zurückzuführen sei, enthält wohl Berechtigtes. Die Anforderungen an den Stato- und Kinetotonus und die übrigen Funktionen des Gleichgewichtsapparates sind mit dem aufrechten Gang des Menschen gestiegen. Doch ist, wie die Beobachtungen gezeigt haben, die Theorie nicht ausreichend, um alles zu erfassen.

2. Nimmt man in den Begriff der „Intelligenz" die Funktionen der aktiven Aufmerksamkeit, den Willensakt und die gefühlsmäßigen Konstituanten mit herein, so hat die „Intelligenztheorie", wie sie Meynert, Hitzig, Edinger u. a. vertreten, etwas Richtiges an sich, indem sie sich dann auf die Intelligenzleistung bezieht. Sucht man aber in den Begriff der „Intelligenz" — wenn man ihn überhaupt für die Psychologie retten will — nur das spezifische Denken (Relationserfassen, Kombinieren, Abstrahieren, Urteilen, Schließen usw.), das Meinen (intentionalen Akt) und die Fähigkeit zum produktiven Neugestalten unabhängig von ihren Aktivierungen und ihrem gefühlsmäßigen Gehalt, so haben die Untersuchungen an einem großen Krankenmaterial und die Tierversuche keine Stütze für die Zuordnung der „Intelligenz" zum Stirnhirn gegeben.

3. Wenn Flechsig vom Stirnhirn behauptet, daß es „an dem Gefühls- und Willensakte sich vorstellenden Ich beteiligt" sei, so drückt er etwas aus, was auch in unserer Theorie vertreten wird. Man muß da nur von der Ausdrucksweise absehen, die, einer älteren assoziations-psychologischen Einstellung ent-

---

[1]) Jaensch, E. R.: Einige allgemeinere Fragen zur Psychologie und Biologie des Denkens, erläutert an der Lehre vom Vergleich. Leipzig 1920.

[2]) Lindworsky, J. Umrißskizze zu einer theoretischen Psychologie. Zeitschr. f. Psychol. u. Physiol. d. Sinnesorg. Bd. 89. 1922 und an anderen Stellen.

sprechend, alles Psychische in Vorstellungen repräsentiert sieht. Nichtsdestoweniger wird dem Psychologen die Annahme dieses Autors von einem „vorderen Assoziationszentrum im Stirnhirn" nicht annehmbar sein.

4. Die Auffassung von der Zuordnung der „Aufmerksamkeit" zum Stirnhirn, wie sie D. Ferrier vertritt, entspricht durchaus unserer Theorie. Die aktive Aufmerksamkeit ist bei vielen Stirnhirngeschädigten in spezifischer Weise gestört. Allerdings bringt die Aufmerksamkeitstheorie nur einen kleinen Ausschnitt aus dem Bereiche der dem Stirnhirn nach unserer Meinung zuzuweisenden Funktionen.

5. Das Gleiche gilt von der Theorie Wundts, daß das Stirnhirn ein „Apperzeptionszentrum" sei. Wundt nimmt in seinen Apperzeptionsbegriff außer den Festlegungen eines Inhaltes im „Blickfeld des Bewußtseins" auch den aktiven Aufmerksamkeitsvorgang mit hinein, an manchen Stellen seiner Darlegungen auch den Willensimpuls. Auch Gefühlsmomente werden in den Apperzeptionsvorgang mit einbegriffen. Dieser weite Apperzeptionsbegriff enthält also die psychischen Funktionen, die wir nach den Untersuchungen dem Stirnhirn zuordnen. Er begreift aber auch das gegenständliche Erfassen, das Meinen und Denken in sich ein, die nicht als Stirnhirnfunktionen anerkannt werden können. Es erscheint daher nicht zweckmäßig vom Stirnhirn als einem „Apperzeptionszentrum" zu reden.

6. Über die Annahme des Stirnhirns als „Hemmungszentrum" (Ferrier, Kalischer) und über die Auffassung der „Charakterveränderungen" nach Stirnhirnstörung (Leonore Welt) ist früher schon gesprochen worden. Auch diese Theorien enthalten wichtige Feststellungen, ergeben aber keine Grundlage zur Generalisierung.

7. Unter den neuen Auffassungen ist es besonders die „Antriebsschwäche", die von den Autoren als psychische Erscheinungsweise bei Schädigung des Stirnhirns herausgearbeitet worden ist (Forster, Poppelreuter, Kleist). In diesem Begriff ist vieles enthalten, was auch unsere Theorie besagt. Die Reichweite des Begriffes „Antriebsschwäche" geht aber, wie schon besprochen, nicht über die Störungen der „niederen Willensfunktionen" hinaus. Durch die Antriebsschwäche sind weder die emotionalen Störungen noch die krankhaften Erscheinungen bei schizophrenieähnlichen und psychopathieähnlichen usw. Fällen erklärbar. Auch die Betonung der Störung der „höheren Determination" bei Stirnhirnverletzten (Poppelreuter, Schob) und der Zuordnung des „Willens" zum Stirnhirn (Rosenfeld) ist richtig, aber zu eng. Das gleiche gilt auch (selbst wenn wir vom Bewegungsmäßigen absehen und die Begriffe nur klinisch fassen) von der Hyper- und Hypokinese (Kleist), die zwar einen großen Teil der Reaktionsweisen der gefühls- und willensgestörten Stirnhirnkranken umfassen, aber wohl auf die Motivationsstörungen und Störungen der Spontaneitätsfunktionen unserer Ansicht nach nicht angewendet werden können (z. B. bei Hysteriformen, Psychopathieähnlichen, Hebephrenieähnlichen usw.).

So sehen wir denn, daß ein großer Teil der aufgestellten Stirnhirntheorien in die Begriffssphäre hineinfällt, die in dem vorliegenden Zusammenhange für die Erklärung der „Zuordnung" von physischen und psychischen Funktionen zum anatomischen Stirnhirn umrissen wurde. Aber all diese Theorien greifen nur spezielle Abschnitte aus dieser Sphäre heraus, von denen aus eine Verallgemeinerung auf sämtliche Fälle nicht gelingt. Oder aber sie bringen noch Merkmale in die Begriffsbestimmung hinein (z. B. Bewegung, Intelligenz usw.), die den Untersuchungsergebnissen an unseren zahlreichen Krankheitsfällen und denen der Literatur zufolge nicht angenommen werden dürfen[1]).

Die hier vorgetragene Theorie von der Zuordnung einerseits bestimmter Gleichgewichtsfunktionen und andererseits von gefühls- und tätigkeitsmäßigen funktionellen Leistungsanteilen am bewußten psychischen Situationsganzen zum organischen phylogenetisch homologisierbaren Stirnhirn erklärt alle Funktionsstörungen, die von uns und den Autoren beobachtet und analysiert worden sind, schließt nicht zugehörige Funktionsanteile von der Theorie aus und steht auch mit den früheren Untersuchungen am Menschen und am Tier, sowohl was die positiven als was die negativen Resultate betrifft, im Einklang.

f) Schließen wir den Kreis, den wir mit Gall begonnen haben, so besteht einerseits der Fortschritt der Erkenntnisse in der Zuordnung von Stirnhirn und seinen Funktionen seit Gall zunächst in einer genauen anatomischen Festlegung des Stirnhirns durch die cytoarchitektonischen Untersuchungen von Brodmann. Andererseits ist aber in zahlreichen Untersuchungen durch die genauere Erforschung des zentralen Gleichgewichtsapparates und weiterhin durch die psychopathologische Funktionsanalyse der Bereich der physischen und psychischen Funktionen begrifflich herausgearbeitet und schärfer umgrenzt worden. Auf diese Weise sind die empirischen Grundlagen verbessert worden, die die Zuordnung zwischen Organ und Funktion erlauben.

Die Rolle, die dem Stirnhirn im Gesamtgehirn zugewiesen ist, kann also nur unter dem Gesichtspunkt der synthetischen Erfassung der psychischen Leistungszusammenhänge möglich sein. Die vorgetragene Theorie will unter keinen Umständen so verstanden sein, daß das Stirnhirn ein „Zentrum" für Gleichgewichtsfunktionen, ein „Gefühls- und Willenszentrum" darstellt. Insbesondere ist eine räumliche Lokalisierung von Gefühl und Willen im Stirnhirn nicht möglich. Zum normalen Funktionieren dessen, was in der Psychologie als Fühlen und Wollen bezeichnet ist, gehört nicht nur ein intaktes Gehirn, sondern dazu sind noch andere, und zwar ganz spezifisch zugeordnete Organe, z. B. die Drüsen mit innerer Sekretion (Schilddrüse, Hirnanhang, Geschlechtsdrüsen usw.) notwendig. Außerdem sind die stirnhirnlosen Kranken und Tiere keineswegs ohne Gefühl und aktuelle Äußerung. Man kann das von uns gesuchte Zuordnungsverhältnis allgemein nur so ausdrücken, daß zum normalen, der individuellen Anlage entsprechenden Funktionieren der emotionalen und aktuellen Anteile der strukturierten psychischen Gesamtdisposition (insbesondere organisierender und

---

[1]) K. Goldstein (Ref. Jahresvers. dtsch. Nervenärzte Halle 1922) nimmt einen großen den Scheitellappen und Stirnlappen umfassenden Apparat an. Er ist der Ansicht, daß „der Scheitellappen mehr das Material, das, was den Inhalt unserer Kenntnisse und Handlungen ausmacht, das Stirnhirn mehr ihre Formung" liefert. Was diese „Formung" betrifft, so kann unsere Theorie mit dieser Anschauung teilweise übereinstimmen. Wertung und Motivation usw. geben „Formungen" für das Gegenständliche ab. (Vgl. die Auffassung F. Kruegers von den Gefühlen als „Komplexqualitäten".) Es gibt aber im Sprachlichen, im Gedächtnis, Denken auch „Formungen" von Inhalten und Gegenständen, die dem Stirnhirn nach den bisherigen Beobachtungen nicht zugeordnet werden können.

regulatorischer Art) ein Intaktsein des Stirnhirns gehört. Ebenso ist das Stirnhirn in das Funktionssystem der Aufrechterhaltung des Stand- und Bewegungstonus des Körpers eingeschaltet.

Der Vorsprung, den der Mensch in der Phylogenie in bezug auf Größe und anatomische Differenzierung des Stirnhirns hat, ist dann wohl verständlich, wenn an der Parallelität zwischen Hirnentwicklung und funktionaler Beanspruchung festgehalten wird. Fürs erste bedingt ein differenzierteres Arbeiten inhaltlich-gegenständlicher Funktionen ein entsprechend komplizierteres Anspielen emotionaler und aktueller Funktionen. Ohne daß man also die inhaltlich-gegenständlichen Funktionen selbst dem Stirnhirn zuordnet, zwingt ihre Zuordnung zu weiter hinten gelegenen Hirnteilen bei zunehmender Entwicklung dieser hinteren Hirnteile und ihrer Funktionen auch zur Annahme eines komplizierter gebauten und größeren Stirnhirns. Aber darüber hinaus sind doch beim Menschen die Funktionen des Gemütes und der Tätigkeit selbst unabhängig von ihrer Beziehung zum inhaltlich-gegenständlichen Situationsanteil differenzierter als beim Tier. Die Abstufbarkeit der Stimmungen und Affekte, die Systeme der Wertungen, die ausgeglichenen Register der Motivationen und der Spontaneitätsfunktionen sind beim Menschen wohl zum größten Teil neu erworben.

Die vorgetragene Theorie ist nicht abschließend, sondern kann nur der Beginn einer neuen Problematik sein. Die weitere Diskussion der Fragen, insbesondere aber weitere Beobachtungen und Untersuchungen am Menschen und am Tier werden das schwierige Problem der Stirnhirnfunktionen noch weiter zu klären haben. Was wir an unseren pathologischen Fällen als gestörte „Funktionen" bezeichnet haben, sind immer noch nichts Elementares, sondern bedürfen weiterer Zerspaltung. „Impuls", „Wertung", „Motivation" usw. sind immer Funktionsgruppen, keine Einzelfunktionen. Sie bergen in sich noch eine Menge ungeklärter Gesetzlichkeiten. Auch das physische Hirngeschehen wird in seinen Gesetzen weiterer Untersuchungen bedürfen. Mit dem Fortschreiten der uns mit unserer bisherigen primitiven Methodik noch nicht erreichbaren Erkenntnisse über die Art und das Zusammenspiel der Funktionen wird vielleicht eine zunehmende Klärung derjenigen psychischen Kontexte auf kausal-empirischem Wege möglich werden, zu deren Deutung wir heute noch intuitiven Verstehens bedürfen: auch auf dem Gebiete der Hirnpathologie.

So hat uns die Bearbeitung der Frage der Stirnhirnfunktionen mehr Probleme aufgegeben, als sie uns gelöst hat. Das ist aber das Schicksal allen wissenschaftlichen Arbeitens. Wir möchten unsere Betrachtungen mit dem beschließen, was Th. Lipps seinen Schülern in der Vorlesung gelehrt hat, nämlich, daß ein Problem nicht da sei, um gelöst zu werden, sondern um den Gegenstand der Erforschung unter Schaffung neuer Probleme einer zunehmenden erkenntnismäßigen Vertiefung zuzuführen.

Autorenverzeichnis.

Monographien aus dem Gesamtgebiete der Neurologie und Psychiatrie

Herausgegeben von O. Foerster-Breslau und K. Wilmanns-Heidelberg

Die Bezieher der „Zeitschrift für die gesamte Neurologie und Psychiatrie" sowie die des „Zentralblattes für die gesamte Neurologie und Psychiatrie" haben das Recht, die Monographien zu einem dem Ladenpreise gegenüber um 10% ermäßigten Vorzugspreis zu beziehen.